"博学而笃志,切问而近思。"
《论语》

博晓古今,可立一家之说;
学贯中西,或成经国之才。

复旦博学·复旦博学·复旦博学·复旦博学·复旦博学·复旦博学

基础医学本科核心课程系列教材

总主编：汤其群

法医学

（第二版）

Forensic Medicine

主　编　沈忆文

副主编　陈　龙　姜　宴　谢建辉

编　者（按姓氏笔画排序）

　　　　李立亮　李备栩　沈忆文　沈　敏
　　　　陈　龙　周月琴　周怀谷　饶渝兰
　　　　姜　宴　贺　盟　徐红梅　谢建辉

复旦大学出版社

基础医学本科核心课程系列教材
编写委员会名单

总主编　汤其群

顾　问　郭慕依　查锡良　鲁映青　左　伋　钱睿哲

编　委（按姓氏笔画排序）

王　锦　左　伋　孙凤艳　朱虹光　汤其群　张红旗

张志刚　李文生　沈忆文　陆利民　陈　红　陈思锋

周国民　袁正宏　钱睿哲　黄志力　储以微　程训佳

秘　书　曾文姣

序 言

医学是人类繁衍与社会发展的曙光，在社会发展的各个阶段具有重要的意义，尤其是在科学鼎新、重视公民生活质量和生存价值的今天，更能体现她的尊严与崇高。

医学的世界博大而精深，学科广泛，学理严谨；技术精致，关系密切。大凡医学院校必有基础医学的传承而显现特色。复旦大学基础医学院的前身分别为上海第一医学院基础医学部和上海医科大学基础医学院，诞生至今已整60年。沐浴历史沧桑，无论校名更迭，复旦大学基础医学素以"师资雄厚，基础扎实"的风范在国内外医学界树有声望，尤其是基础医学各二级学科自编重视基础理论和实验操作、密切联系临床医学的本科生教材，一直是基础医学院的特色传统。每当校友返校或相聚之时，回忆起在基础医学院所使用的教材及教师严谨、认真授课的情景，都印象深刻。这一传统为培养一批又一批视野开阔、基础理论扎实和实验技能过硬的医学本科生起到关键作用。

21世纪是一个知识爆炸、高度信息化的时代，互联网技术日益丰富，如何改革和精简课程，以适应新时代知识传授的特点和当代大学生学习模式的转变，日益成为当代医学教育关注的核心问题之一。复旦大学基础医学院自2014年起在全院范围内，通过聘请具有丰富教学经验和教材编写经验的全国知名教授为顾问、以各学科带头人和骨干教师为主编和编写人员，在全面审视和分析当代医学本科学生基础阶段必备的知识点、知识面的基础上，实施基础医学"主干课程建设"项目，其目的是传承和发扬基础医学院的特色传统，进一步提高基础医学教学的质量。

在保持传统特色、协调好基础医学各二级学科和部分临床学科的基础上，在全院范围内组织编写涵盖临床医学、基础医学、公共卫生、药学、护理学等专业学习的医学基础知识的教材，这在基础医学院历史上还是首次。我们对教材编写提出统一要求，即做到内容新颖、语言简练、结合临床；编写格式规范化，图表力求创新；去除陈旧的知识和概念，凡涉及临床学科的教材，如《系统解剖学》《病理学》《生理学》《病理生理学》《药理学》《法医学》等，均须聘请相关临床专家进行审阅等。

  由于编写时间匆促，这套系列教材一定会存在一些不足和遗憾，希望同道们不吝指教和批评，在使用过程中多提宝贵意见，以便再版时完善提高。

2015 年 8 月

第二版前言

随着社会发展、文明进步,法律以及各种法制、法规的健全,公民对人身安全和自身权益也愈加关注。研究和解决法律及其实施过程中涉及医学专业问题的法医学学科获得了比以往更广泛的关注,同时司法实践也对临床医生提出了更高的要求。临床专业学生将来要从事临床工作,可能会面对容易引起各种医疗纠纷的情况,因而学习和掌握相关的法医学知识,对他们将来更好地服务伤(患)者大有裨益。

复旦大学基础医学院(原上海医科大学基础医学院)法医学系为临床医学专业开设法医学必修课程 30 余年,深受学生好评。作为复旦大学基础医学院"博学·基础医学本科核心课程系列教材"中的一本,《法医学》第一版于 2015 年出版。本教材为第二版,在延续第一版贯彻"紧跟科学前沿、言简意赅、通俗易懂、密切联系临床"原则基础上,保留法医学知识的系统性、连续性和先进性,重点介绍具有法医学特色的知识点以及与临床医学密切相关的法医学知识,如医学证据的保留,虐待、诈病(伤)、造作病(伤)的诊断与鉴别诊断,继续保留部分章节(如猝死、医疗纠纷等)的案例以助学生理解。另外,第二版与第一版的知识体系有效衔接,并更新了相关法律、法规及鉴定标准,进一步强化医疗损害相关内容。相信通过对本教材的学习,临床医学专业学生将进一步全面提高综合素质和社会适应能力,更好地服务伤(患)者、服务社会。

通过 5 年的教材使用和教学实践,教师及学生们对第一版教材提出了宝贵意见,谨此一并致谢!对博士后林俊毅等所做的辛勤的校对工作表示感谢!

限于我们的知识水平和经验,本教材难免有欠缺之处,敬请广大读者批评和指正,以便今后更正、提高。

沈忆文

2020 年 12 月 15 日

目 录

第一章 绪论 ··· **1**
　第一节　概述 ··· 1
　第二节　法医学简史 ··· 6
　第三节　法医学鉴定 ··· 9
　第四节　临床医学生学习法医学的意义 ··············· 13

第二章 死亡 ··· **17**
　第一节　概述 ··· 17
　第二节　死后变化 ··· 23
　第三节　死亡时间推断 ····································· 33

第三章 机械性损伤 ·· **37**
　第一节　概述 ··· 37
　第二节　机械性损伤的常见类型及表现 ··············· 41
　第三节　常见机械性损伤的特点及临床实践 ········ 49
　第四节　机械性损伤的法医学鉴定 ····················· 56

第四章 机械性窒息与溺死 ······························· **63**
　第一节　概述 ··· 63
　第二节　压迫颈项部导致的机械性窒息 ··············· 67
　第三节　压迫胸腹部导致的机械性窒息 ··············· 74
　第四节　堵塞呼吸道导致的机械性窒息 ··············· 75
　第五节　溺死 ··· 76
　第六节　特殊类型的机械性窒息 ························ 80

第五章 其他物理性损伤 ... 83
第一节 烧伤与烧死 ... 83
第二节 中暑 ... 89
第三节 冻伤与冻死 ... 91
第四节 电流损伤 ... 93
第五节 雷电损伤 ... 99
第六节 气压损伤及辐射损伤 ... 101

第六章 猝死 ... 104
第一节 概述 ... 104
第二节 引起猝死的常见疾病 ... 109
第三节 原因不明性猝死 ... 120

第七章 虐待与杀婴 ... 122
第一节 虐待 ... 122
第二节 杀婴 ... 126

第八章 性侵害及异常性行为 ... 131
第一节 性侵害的分类 ... 131
第二节 性侵害的医学检查 ... 132
第三节 性侵害的法医学鉴定及临床实践 ... 134
第四节 异常性行为 ... 136

第九章 常见人身损害的法医学鉴定 ... 138
第一节 概述 ... 138
第二节 损伤程度鉴定 ... 140
第三节 伤残程度鉴定 ... 142
第四节 法医精神病鉴定 ... 145

第十章 医疗纠纷与医疗事故 ... 149
第一节 概述 ... 150
第二节 医疗事故的类型及常见原因 ... 154
第三节 医疗事故的法律责任 ... 159
第四节 医疗纠纷的防范与处置 ... 161
第五节 非法行医、非法行医罪及非法进行节育手术罪 ... 166

第十一章　中毒 ·· **168**
　　第一节　概述 ·· 168
　　第二节　中毒的法医学鉴定及临床实践 ············ 172
　　第三节　常见毒物中毒 ······························ 178

第十二章　生物学检材的检验 ························ **198**
　　第一节　生物学检材的一般检验 ··················· 198
　　第二节　生物学检材的 DNA 检验 ················· 209

中英文名词对照索引 ································· **223**

主要参考文献 ·· **228**

第一章 绪 论

随着社会的进步与发展,公民对自身权益的维护也愈加关注,尤其是生命健康权。现实生活中,无论是日常工作、生活还是学习中都可能会发生人身伤害,甚至死亡的事件,公平公正地解决此类事件有赖于客观、科学的证据。作为研究和解决司法实践中涉及医学问题的法医学学科也得到广泛关注,同时,司法实践对临床医生也提出了更高的要求。

第一节 概 述

一、法医学的概念及分支学科

法医学(forensic medicine,or legal medicine)是研究人体的死亡、损伤及个人识别等相关问题,并为司法实践提供科学证据的医学科学。作为一门独立的学科,法医学有其独特的研究对象、研究目的、研究方法和需要解决的问题。如针对尸体,主要分析死亡原因、死亡性质、死亡时间、外伤或疾病等与死因的关系等;针对活体的损伤,主要分析损伤原因、损伤性质、形态特征、损伤程度及预后等。

随着科学技术的不断进步和发展,现代法医学逐渐建立了具有不同研究对象、范围和技术方法的多个分支学科。

(一)法医病理学

法医病理学(forensic pathology)是研究与法律有关的人身伤亡发生、发展规律的法医学分支学科。暴力性死亡、涉及医疗损害诉讼的死亡、自然性死亡中的部分猝死等涉及一些法律、法规问题,需要法医运用法医病理学理论与技术,通过相关检验对这些死亡情况做出科学的鉴定意见,为司法、行政部门解决问题提供科学依据。

1. 研究对象 法医病理学研究和检验的对象是尸体及组织器官,通过尸体检验及实验室检查结果明确死因、推断死亡时间及死亡方式等。

2. 研究内容

(1)死亡的发生发展过程、表现及影响因素。

(2)死亡的机制,呼吸功能、心功能、脑功能不可逆丧失的条件。

(3)死后变化:不同原因死亡尸体的病理组织学变化特征、各种生物学活性物质表达特点。

(4)死后尸体物理性与化学性变化的规律及其法医学意义。

(5)死亡与损伤、中毒和疾病的关系等。

(6) 其他：如推断损伤时间、致伤物等。

3. 法医病理学需解决的问题

(1) 确定死亡原因(cause of death，COD)：死亡原因的判断(死因鉴定)主要是鉴别暴力死或非暴力死。法医必须通过全面系统的尸体解剖，必要时借助实验室检验结果，方能明确死因。在某些特殊情况下，如尸体已经处理或尸骨不全、白骨化等，根据实验室检查结果，结合案情，综合分析死前经过表现(临床病历记载)等，仅能得出分析性意见。

(2) 判断死亡方式(manner of death，MOD)：暴力死的死亡方式可分为自杀、他杀及意外。死亡方式的确定可为公安局、检察院、法院(简称公检法)等司法部门侦查、审理案件提供必要的依据。法医根据尸体检查所见，结合案情及现场勘查等情况，必要时需进行事件模拟再现，经过严密推理分析，方可得出准确的鉴定意见。有时，尽管进行了充分的检验及细致调查，部分案例的死亡方式可能仍无法确定。

(3) 推断死亡时间：死亡时间是指人死之后到尸体检验时所经过的时间。通过对死亡时间的推断，有助于刑侦人员分析案情及判断犯罪嫌疑人是否有作案时间，缩小侦查范围。

(4) 推断损伤时间：损伤时间是指从受伤到死亡的时间。损伤时间推断的意义在于：①确定案发时间，查明案件性质，缩小侦查范围；②鉴别生前伤或死后伤。

(5) 推断致伤物：致伤物是指造成人体损伤的物体。致伤物推断主要是根据对损伤的形态特征的分析来完成的。致伤物的使用可能有职业或生活习惯特点，可以反映出犯罪嫌疑人的某些特征；在多名犯罪嫌疑人施加暴力的情况下，可造成不同部位的损伤，对致命伤的致伤物推断认定可以为法庭审理案件时对责任程度的认定与量刑提供依据。因此，推断、认定致伤物对判断致死方式、揭露犯罪过程、认定犯罪嫌疑人都具有非常重要的意义。

(6) 个人识别(personal identification)：确定某尸体的身份称为个人识别。对来历不明、高度腐败的尸体，飞机或轮船失事、矿井瓦斯爆炸或火灾等外表毁损严重的群体性事件尸体，首先必须弄清尸体是谁，即查明身源。

法医病理学的个人识别主要是通过分析个人的生理学、病理学特征来实现的。如尸体的身高、体重、性别、容貌特征、体表的斑痕、疾病状况，以及衣着和配饰等。对碎尸案、白骨化尸体等需通过骨骼特征进行性别、年龄推断(结合法医人类学方法)。有时必须结合遗传物质检验(结合法医物证学方法)结果才能确定身源。

(7) 医疗事故(medical negligence, or medical malpractice)的鉴定：目前医疗事故的防范和处理日益引起社会的普遍关注。法医参与医疗事故(损害)鉴定的情况有：①由医学会组织的技术鉴定，在患者死因不明和需要确定患者伤残等级的情况下，按规定应有法医参加；②对于死亡病例，法医接受委托，通过尸体解剖查明死因；③人民法院受理的医疗纠纷或医疗损害人身伤害赔偿诉讼，为了解是否有诊疗过失及诊疗过失与损害后果之间的因果关系和参与度等技术问题，人民法院可委托法医进行法医学司法鉴定。

（二）法医物证学

法医物证学(science of medicolegal physical evidence)是对涉及法律问题的生物学检材进行检验，解决个人识别和亲权鉴定(identification in disputed paternity)问题的法医学分支学科。

1. 研究对象 法医物证学研究和检验的对象是源于人体的生物学检材(各种人体成分及人体分泌物与排泄物),如血液(血痕)、精液(斑)、阴道液(斑)、唾液(斑)、毛发、牙齿及骨骼等。物证的生物学检材可存在于案发现场和犯罪嫌疑人、被害人及受伤物体上。

2. 研究内容 法医物证学的鉴定方法主要是血清学、免疫学、生物化学及分子生物学方法。牙齿及骨骼的鉴定需应用牙科学及人类学的方法,所以法医物证学又包括法医血清学、法医牙科学及法医人类学。法医物证学在国外又被称为法医遗传学(forensic genetics)、法医血清学(forensic serology)、法医血液遗传学(forensic haemogenetics)和法医生物学(forensic biology)。法医物证学的名称目前国内外尚未统一,我国习惯称为法医物证学是基于对证据属性的一种理解,而国外的名称则反映了对该分支学科任务的认识和完成任务所应用的技术方法的变化发展过程。

3. 法医物证学需解决的问题

(1) 亲权鉴定:是指应用医学、生物学和人类学的方法检测遗传标记,并依据遗传学理论进行分析,从而对被检者之间是否存在生物学亲缘关系所做的科学判定。亲权鉴定在婚生或非婚生子女抚育责任或财产继承,产科医院调错婴儿的纠错,强奸致孕案罪犯的认定,碎尸案中的身源认定,失散亲人的寻找等涉及刑事、民事及需行政部门解决的有关问题中提供医学证据。

(2) 个人识别:是指经过检测判定被检生物学检材属于哪个个体。法医物证学的个人识别是依靠对生物学检材与关系人遗传标记的检测结果对比来实现的。遗传标记的型别不同可以排除同一性;遗传标记的型别相同不能排除同一性;足够的遗传标记的型别相同则可以肯定同一性。

在现场或被害人身上提取的生物学检材的检测结果与犯罪嫌疑人具有同一性时,可为案件的侦破、犯罪嫌疑人的确定提供有力的证据。不具有同一性时,可解除嫌疑,保护有关人员的合法权益,避免发生冤案、错案。

广义的法医物证学还包括:①法医人类学,主要是通过对骨骼、毛发的形态学检查,确定其所属个体的种属、性别、年龄、身高及民族等;②法医牙科学,以牙齿为检测对象,通过形态学与排列结构检查和(或)与既往牙齿检查治疗记录的对比,确定其所属个体的年龄、性别或个人特征。

(三) 法医临床学

法医临床学(forensic clinical medicine)是应用临床医学和法医学的理论和技术,研究并解决与法律有关的人体伤、残及其他生理、病理状态等问题的法医学分支学科。

1. 研究对象 法医临床学研究的对象为活体。

2. 研究内容 损伤程度及伤残等级评定的原则及评判依据。通过对损伤所致机体生理和病理状态产生的机制、发生发展过程及各种临床辅助检查结果的分析,研究损伤的性质、损伤的程度、劳动能力、性功能及其他生理、病理状态与损伤的关系。

3. 法医临床学需解决的问题

(1) 损伤程度鉴定:损伤程度鉴定为刑事案件的审理与量刑、民事案件的审理与赔偿额度的确定提供医学依据。

(2) **劳动能力及伤残等级鉴定**：是指与损伤或疾病等有关的劳动能力及伤残等级鉴定。劳动能力鉴定为法庭判决或保险公司处理伤害案件或疾病所致劳动能力障碍的赔偿提供依据，也为正确处理工伤事故等造成劳动能力障碍的福利待遇问题提供依据。在我国，目前伤残等级鉴定由于致残情况不同，评残依据也各异。

(3) **其他**：一些生理、病理状态，如有无怀孕、生育功能及性功能等。

（四）法医毒理学

法医毒理学（forensic toxicology）是指研究与法律有关的由毒物所致机体生理、病理损害过程的法医学分支学科。通过对毒物在体内的代谢过程、造成机体器质性损害和功能障碍的机制及病理改变、临床表现特点的研究和分析，对是否中毒、毒物的性质、毒物进入体内的途径、代谢及是否中毒致死等出具鉴定意见；同时要阐明毒物的量与中毒或死亡的关系。

1. **研究对象** 法医毒理学研究和检验的对象为人体及组织器官。
2. **研究内容** 毒物在人体的毒理机制及临床表现、体内代谢及分布情况、中毒表现及死后变化、死后再分布及影响因素等。
3. **法医毒理学需解决的问题** 包括：①毒物入体途径；②中毒浓度及致死浓度、中毒与死亡的关系等。

（五）法医毒物分析

法医毒物分析（forensic toxicological analysis）是指研究与法律有关的毒物的分离提取、定性、定量的法医学分支学科。

1. **研究对象** 法医毒物分析研究和检测的对象主要为人体生物学检材。
2. **研究内容** 各种化学物质的提取、分离及检测。
3. **法医毒物分析需解决的问题** 包括：①检材中是否含有毒物或其代谢衍生物（定性）；②检材中毒物或其代谢衍生物的含量（定量）等。

机体中毒后器官组织的病理学改变缺乏特征性，因此，疑为中毒死的尸体不能单纯依据尸体解剖病理学形态改变得出鉴定意见，而是应根据死者的临床症状、尸体检验及实验室检查结果进行综合分析。

（六）法医精神病学

法医精神病学（forensic psychiatry）是指研究与法律有关的人类精神疾病和精神状态的法医学分支学科。

1. **研究对象** 法医精神病学研究及工作对象为人类活体。
2. **研究内容** 刑事责任能力及法定民事能力的判断原则。
3. **法医精神病学需解决的问题** 包括：①被检者精神是否正常；②如果不正常，患什么类型的精神病；③被检者虽然有精神病，但在事件发生时是否处于病态支配中；④被检者对其行为有无理解和控制的能力等。

（七）法医人类学

法医人类学（forensic anthropology）是指运用基础医学、体质人类学及其他相关学科的理论和方法,研究并解决司法实践中涉及的人类的种族、性别、年龄、身高及面貌等个人特征的识别和鉴定。

法医人类学主要研究对象包括尸体、活体、骨骼、牙齿、毛发等,其中骨骼是最重要的研究对象。研究方法主要是根据骨骼形态学特征,对骨骼检材及样本的形态进行比对,推定骨骼所属人体的种属、种族、年龄、性别、身高等。

随着现代科学技术的发展,如DNA技术、计算机技术、扫描电镜等,法医人类学的鉴定技术也得到飞速发展。

(八) 其他分支学科

法医学其他分支学科包括法医昆虫学(forensic entomology)、法医牙科学(forensic dentistry)、法医植被学等,分别应用在死亡时间推断、案发现场认定及个人识别方面。

二、法医学的任务

法医学的主要任务是为侦查犯罪、审理民事/刑事案件提供医学证据,为医药卫生立法提供科学依据,通过科学研究促进医学发展。

1. 为刑事案件的侦查、审理提供医学证据 法医学的基本任务是遵循法律程序,应用法医学及其他自然科学的理论和技术,对人体及组织器官、生物学检材和其他材料进行鉴定、检验,为刑事案件的侦查、审理提供医学证据。例如,对非正常死亡尸体进行检验,确定死亡原因、推断死亡方式、重建被害人的死亡过程等,为刑事案件侦查提供线索,为审判提供医学证据。

2. 为群体性事件的处理提供医学依据 对群体性中毒,多人遇难的火灾、空难、海难等意外事故,以及地震、泥石流等自然灾害事故,法医通过尸体检验等方法协助调查,明确事故原因,澄清事故性质,为妥善解决群体性事件、预防及事后紧急处置等提供科学依据。

3. 通过科学研究促进医学发展 临床诊疗工作中,难免会出现医疗纠纷,通过医疗损害鉴定,明确致死、致残等损害后果的原因及其参与度(责任大小),既可以增强医务工作者的责任心,也可以提高诊疗水平,达到防止医疗损害发生的目的。同时,法医学独特的技术方法用于医学课题研究,有助于开拓新的学科领域。例如,在意外伤害人身保险赔付、健康保险和医疗保险的合理赔付中,法医发挥着重要作用,并在法医学实践中促进了赔偿医学、移植医学等新学科的发展。

4. 为医药卫生实践与立法提供科学依据 通过法医学鉴定实践,如对涉及医疗死亡/残疾案例的鉴定,法医学可以向卫生行政机构提出建议,并参与相关立法及技术规范的制定,促进医药卫生立法,提高医疗质量,改善人民健康环境。

三、法医学与医学及其他学科的关系

法医学作为一门实践性强、为法律服务的学科,与医学及其他学科关系密切。法医工作者需要有扎实的基础医学、临床医学理论和技术,也需要具有生物学、化学及心理学等自然科学和社会科学知识。在实践工作中,法医应用解剖学、病理学、生理学理论与技术进行尸体解剖,明确死因;应用人类学、解剖学等的理论与技术鉴别个体的种属、性别、年龄、身高等;应用分析化学、药物代谢动力学和毒理学等知识和技术对疑为中毒死亡的尸体进行鉴定;应用临床医学各科知识判断被鉴定人的损伤及伤残情况;应用心理学、精神病学等知识对疑为精神病患者进行精神状态、法定能力及精神损害的鉴定。

(一) 法医学与医学

法医学与医学有着密不可分的关系,相应地,法医与临床医生也有着千丝万缕的联系。法医病理学尸体解剖采用的方法与病理解剖学的方法基本相同,但两者的目的有明显差异。如病理解剖学工作者在进行枪弹伤致死的尸体解剖时,着眼于受损器官的病理学改变和死因确定,而法医学工作者则不仅限于此。后者既要确定死因和受损伤的各器官,还要推断射击距离、方向和角度,分析枪弹创射入口的火药和金属颗粒的化学成分,判断弹头的类型,为追查犯罪嫌疑人使用的枪支提供科学依据。因此,在确定死亡原因和损伤程度方面,病理学和法医病理学这两门学科是一致的,但在为司法审判或刑事侦查提供医学证据方面,两者又有显著的不同。

医学的进步丰富了法医学的研究内容和鉴定技术及方法,提高了法医学研究水平和鉴定质量及效率。同时,法医学的发展也进一步丰富了医学的内容,如法医学通过对猝死机制的研究,探讨其诱发因素等,有利于临床上预防猝死的发生;通过对医疗损害案件的鉴定,阐明各类医疗损害发生的可能原因,有利于提高临床诊疗质量,避免医疗损害的发生。

(二) 法医学与法学

法医学是为法律服务的,其诞生及发展源于法律及法律科学的需要,是法学和法律发展到一定阶段的产物。因此,法医学的理论研究和司法实践离不开法学和法律的引领及指导。法学是指研究法律这一特定社会现象及其发展规律的科学,其最终目的是研究如何规范和解决社会实践中的具体问题,调整各种社会关系,规范人们的社会行为,引导人们去实现社会的规范有序。在人类社会活动中,涉及医学、生物学内容的法律事件时有发生,有刑事案件,也有民事案件,法医学正是为依法处理这些事件提供科学的理论和技术。法医学鉴定属于证据学范畴,证明案件真实情况的一切事实都是证据,而法医学鉴定人对涉及刑事、民事、行政诉讼案件中的尸体、活体、生物学检材及文证等进行检验判断得出的鉴定意见在我国的刑事诉讼法、民事诉讼法及行政诉讼法中都被规定为一种独立的证据形式。因此,法医学鉴定对各类诉讼案件的解决具有重要意义。另外,法医学鉴定对于非诉讼案件的处理也有重要作用,如仲裁、调解等。因此,法医学在法律实现其公平、正义的社会价值的过程中发挥着重要功能,对法学的发展也起到支撑作用。

第二节 法医学简史

纵观世界法医学史,法医学的形成有两大体系:一是以尸表检查为基础建立的古代法医学体系,发源于中国,盛行于中国、朝鲜、日本等亚洲各国;二是随着自然科学的兴起而发展形成的现代法医学体系,发源于欧洲,普及于全世界。

一、中国法医学简史

我国法医学萌芽于战国时期(公元前475—前221)。1975年12月湖北省云梦县出土的《睡虎地秦墓竹简》,又称《睡虎地秦简》《云梦秦简》,包括《法律答问》和《封诊式》等。其中《法律答问》记录甚多涉及刑事和民事的案例,规定了对不同程度的损伤处以不同程度惩处的原则。《封诊式》内容包括审讯、犯人历史调查、查封、抓捕、自首、惩办和勘验,其中介绍勘验的内容丰富,包括活体检验、首级检验、尸体检验、现场检验和法兽医学检验,如缢沟的特征"不周项"等。

汉唐时期(公元前206—公元907)的《唐律疏议》是我国保存最完整、最早的封建法典,其中明确规定了尸体、受伤者及诈病者为检验对象,明确了损伤的定义即"见血为伤",将致伤物分为手足、他物和兵刃,为处罚提出损伤程度的分类;提出确定致命伤及进行死因鉴定的重要性。这些医学检验制度作为历朝历代的检验制度一直沿用到清代。《素问·玉版论要篇》提出死亡的两个主征,即"脉短、气绝";东汉灵帝(168—189年在位)时期蔡邕注释《礼记(月令)》"命理瞻伤,察创,视折,审断。决狱讼,必端平"时明确了不同损伤程度,即"皮曰伤,肉曰创,骨曰折,骨肉皆绝曰断",据此判断案件。《疑狱集》记载,三国吴末(253—280),张举以猪为实验动物,提出烧死与死后焚尸的初步鉴别方法:烧死者口内有灰,焚尸者口内无灰。

宋代刊刻的《验尸格目》和《检验正背人形图》说明,在宋代法医学检验制度已基本形成。宋理宗淳祐七年,我国伟大的法医学家宋慈(1186—1249)博采前人经验,结合自己的实践,撰写成五卷《洗冤集录》(1247)。该书系统地阐述了我国古代法医学研究的范围、对象和方法,对尸体现象、损伤、窒息、中毒、个人识别、现场勘查、尸体检查等主要内容均有涉及。中外法医学者公认它是现存最早的法医学专著。该书先后被译成朝鲜、法、英、荷、日、德、俄等文字出版,在世界法医学发展史上有着极其重要的地位。一般认为中国法医学的形成时间以《洗冤集录》问世年代为标志。

元代颁发的《检验法式》(1304)以图标的形式记载尸表检验结果,简明扼要,是现存最古老的验尸正式文件。该文件一直被沿用至清代初年(17世纪)。

明代建立了从活体损伤检查到尸体检验的程序。

清代编撰的《律例馆校正洗冤录》统一了尸体检验及其结论的制定标准;《大清律例》规定了件作的定额、招募、学习、考试、待遇及奖惩等。

1912年民国时期,我国《刑事诉讼律》中记载,第一百二十条"遇有横死人或疑为横死之尸体应速行检验",第一百二十一条"检验得挖掘坟墓,解剖尸体,并实验其余必要部分"。1913年颁布的《解剖规则》第二条规定"警官及检察官对于尸体非解剖不能确知其致命之由者,指派医士执行解剖"。这些意味着为查明死因,法律准许进行尸体解剖。尸体解剖的开展成为我国古代法医学和现代法医学的分水岭,标志着我国开始跨入现代法医学阶段。1915年,北京医学专门学校开设了裁判医学(法医学)课程。我国现代法医学奠基人林几教授(1897—1951)于 1931 年在北平大学医学院首建法医学科,正式受理各地法院送检的法医学案件并培养法医学人才。1934 年他创办了我国第一本法医学杂志《法医月刊》。

1950 年,我国卫生部颁布《解剖尸体暂行规则》,规定了法医学尸体解剖的对象、目的和原则。同年,卫生部成立医学教材编审委员会,设有法医学组。1951 年,卫生部委托南京中央大学医学院开办第一届法医师资进修班,为全国各高等医学院校开设法医学课程培养了第一批师资。1954 年,卫生部制定并公布我国第一部法医学必修课程教学大纲。1956 年,苏联波波夫的《法医学》翻译本出版,并由卫生部指定为高等医学院校试用教材。1959 年,上海第一医学院法医学教授(国家二级教授)陈康颐主编《法医学》,由人民卫生出版社出版,这是第一部由中国法医学教师编著的法医学教材。从此,我国众多高等医学院校配备了法医学师资,建立了法医学教研室或病理解剖学教研室内的法医学教学组,制订法医学教学大纲,开设法医学必修课。

1979 年,卫生部指定部分医学院招收法医学本科生。1980 年,我国第一个地方法医学会——沈阳法医学会成立,同时创办学会刊物《法医通讯》。1983 年 10 月底,教育部、卫生部、公安部、最高人民检察院、最高人民法院、司法部在山西太原晋祠召开了法医学专业教育座谈会(简称"晋祠会议"),这次会议是我国法医学专业教育发展的转折点。次年,部分高等医学院校增设法医学专业,招收法医学专业本科生,为公检法司及医学院校等机构培养法医学专业人才。1985 年,教育部全国法医学专业教育指导委员会成立。同年 10 月,中国法医学会成立。1986 年,《中国法医学杂志》创刊。20 世纪 80 年代以来,我国法医学教育及司法鉴定实践取得了令人瞩目的发展和成绩,先后出版了数十部法医学专著及教材,并开始法医学研究生培养。

二、国外法医学简史

欧洲各国法医学的萌芽较早。公元前 44 年,罗马恺撒大帝遇刺身亡,为查明死因,由内科医生安提斯提乌斯(Antistius)检查其尸体,发现在 23 个创口中,胸部第 1、2 肋间的刺创是唯一致命伤。这只是私人行为,并不是出于执法部门的要求,因此不能认为是真正意义上的法医鉴定。

1249 年,意大利外科医生吕卡(Hugo de Luca)为博洛尼亚(Bologna)地方法院签署医学证明;1302 年,在博洛尼亚,德瓦里尼亚(Bartolomeo de Varignana)医生应法院要求对一名疑为中毒死尸体进行了解剖。德意志帝国查里(Charles)五世于 1532 年颁布的《加洛林刑事法典》(Constitutio Criminalis Carolina)与法医学鉴定有关的内容是,规定了凡审理杀人、中毒、堕胎、杀婴、医疗事故、诈病等方面的案件必须有医生参加,并允许医生进行解剖。

1500 年,加伦(Galen)描述了死胎和活产新生儿肺组织的不同;1561 年,松嫩卡尔布(Sonnenkalb)介绍了肺浮扬试验以判断新生儿系活产或死产。该试验目前仍是初步鉴别新生儿活产或死产的经典方法。被誉为欧洲法医学奠基人之一的法国外科医生巴雷(Ambrose Parè)于 1575 年撰写了《法庭报告》(Reports In Court)一书,书中对损伤及其法医学意义,生前伤和死后伤的鉴别,杀婴、窒息婴儿肺部的改变等都有重要论述,并做了第一例升汞中毒的鉴定。1598年，意大利医生菲德利斯（Fortunato Fidelis）发表《医生关系论》，这是欧洲第一部法医学著作。1642年，德国莱比锡首开法医学讲座。1782年，柏林创办第一本法医学杂志（*Magazine fur die Gerichtliche Arzeneikundeund Medicinische Polizei*）。欧洲医学之父扎基亚斯（Paulus Zacchias，1584—1659）既精通医学，又熟悉法律，经常参与解决法律中有关医学的问题。他撰写的《法医学问题》是17世纪最著名的法医学著作。

18世纪是欧洲早期法医学繁荣发展的时期，德国和法国的医学家，特别是外科学家和解剖学家对法医学的形成与发展作出了重要贡献。这一时期的特征是：①建立了准许尸体解剖制度；②起源于意大利、法国、德国的医学鉴定人制度几乎遍及欧洲大陆各国；③有许多法医学著作和一些法医学期刊出版，为总结医学鉴定经验和交流研究成果提供了平台；④一些大学开设法医学讲座，18世纪末开始设置法医学教授职位。

三、法医学的发展及展望

19—20世纪以来，随着科学不断发展与进步，法医学借助现代科学技术，如细胞学、生物学、组织化学、免疫组织化学、分子生物学、分析化学、影像学等学科的理论与技术，不断应用于法医学理论、科学研究及司法鉴定实践，使法医学各分支学科得到飞速发展。在法医病理学方面，对尸体现象的形成机制研究、心肌缺血早期诊断、死亡（损伤）时间推断、生前伤与死后伤鉴别及损伤形成机制等的研究水平不断提高。1985年，英国莱斯特（Leicester）大学的杰弗里（Alec Jeffrey）教授首次应用DNA技术进行亲子鉴定，为法医物证学的发展开创新纪元。1995年，英国率先建立DNA基因库，对识别犯罪嫌疑人发挥重要作用。随着计算机断层成像（CT）、磁共振成像（MRI）等放射影像学技术的发展，虚拟解剖学逐渐在死因鉴定方面发挥作用；同时，随着放射影像学技术与计算机技术的有机组合，数字化诊断技术在损伤机制方面的研究越来越深入。

第三节　法医学鉴定

法医学鉴定是指法医应用法医学理论与技术，以人体及来源于人体的生物学检材等为鉴定对象，解决与法律有关的人身伤亡、生理或病理状态及其他专门性问题并做出判断性意见的科学活动。法医学鉴定必须符合诉讼法及相关法律、法规的规定。

一、鉴定及鉴定人的概念

广义的鉴定是指有专门知识和经验的人对其所擅长的专门性问题做出科学判断的过程。狭义的鉴定是指在诉讼过程中，司法机关指派或聘请具有专门知识的人就案件中的专门性问题做出判断性结论的科学活动。《中华人民共和国刑事诉讼法》（以下简称《刑事诉讼法》）第一百四十六条规定："为了查明案情，需要解决案件中某些专门性问题的时候，应当指派、聘请有专门知识的人进行鉴定。"《中华人民共和国民事诉讼法》（以下简称《民事诉讼法》)与《中华人民共和国行政诉讼法》(以下简称《行政诉讼法》)对鉴定做出了与刑事诉讼法相类似的规定。

鉴定人是指具有专业知识和技能，接受委托并针对专门性问题进行鉴定的人。司法鉴定人是指运用科学技术或者专门知识对诉讼涉及的专门性问题进行鉴别和判断并提出鉴定意见的人。涉及医学专门问题的鉴定就是法医学鉴定。法医学鉴定的对象包括尸体、活体和各种生物性物证，以及刑事案件中的现场勘查、刑事和民事案件中的文证审查等。

法医鉴定人是指受司法机关的指派或聘请，用自己的专门知识对案件中的医学问题进行鉴定活动的人。目前，我国的法医鉴定人有两种：司法机关内设置的从事法医学鉴定的人员；在司法行政管理部门注册，取得了执业资格和鉴定资格，在司法鉴定机构从业的人员。不论是哪一种鉴定人，都必须具备以下基本条件。

1. 具有专业知识和技能 鉴定人必须具有解决专门性问题的专门知识和技能，能够对案件中的专门性问题出具科学的鉴定意见。

2. 保持中立 鉴定人与案件没有利害关系，能够客观公正地进行鉴定。如果鉴定人是案件当事人或是当事人的近亲属，或有其他利害关系，或存在其他法定回避的情况时，鉴定人应主动要求回避。

3. 对鉴定意见负责 鉴定人必须是自然人，机构不能充当鉴定人。鉴定人因个人具有专门知识和技能，以个人名义参加诉讼活动，鉴定意见由鉴定人负责。鉴定意见除加盖鉴定机构的鉴定专用章外，必须有鉴定人签名。

二、法医学鉴定的原则及程序

（一）鉴定原则

1. 依法鉴定 法医学鉴定必须依法进行。属于刑事案件的，应由案件的受理机关，如公安局、检察院、法院等委托；民事或行政诉讼案件，由法院、企事业机构或个人委托。

2. 客观鉴定 鉴定人应保证鉴定意见的科学性和公正性，尊重客观事实，坚持实事求是的原则，廉洁奉公，鉴定过程中不应受外界因素的干扰，鉴定的技术和方法规范、标准，符合科学原理，鉴定意见要有充分的科学依据。

3. 独立鉴定 鉴定权属于鉴定机构，由鉴定人独立行使。鉴定人得出的鉴定意见，不受任何部门、团体或上级机关(机构)的约束、影响。鉴定意见由鉴定人个人负责。当多人进行的鉴定出现鉴定意见不统一时，鉴定人有权保留自己的意见。

4. 保密原则 鉴定人不能泄露受理鉴定所涉及的案情和有关人员的个人隐私，无权将鉴定意见告知委托方以外的任何机构和个人。

法医学鉴定为诉讼服务，具有时效性，鉴定人应在规定时间或约定时间内出具鉴定文书。

（二）鉴定程序

1. 鉴定的委托与受理 法医学鉴定应由公安局、检察院和法院等司法机关、企事业单位及个人等提出委托，出具鉴定委托书或委托合同(协议书)，明确委托的目的和鉴定要求，受理机构审查送检资料后决定接受委托的，与委托方签订委托合同或协议，注明鉴定费用、鉴定期限等事项。鉴定机构决定受理的,委派鉴定人受理鉴定。

2. 了解案情 鉴定人明确鉴定委托事由后,审阅/检查委托方提供的检材(案情、伤者病史资料等),听取委托方介绍。如果需要,可要求询问当事人,详细了解案发经过、了解损伤部位、伤后诊治情况等。

3. 检查 按科学的检查方法及技术对被鉴定人/检材进行检查,实时记录;对正在进行临床治疗的伤者的检查,应先取得其主治医生的同意。

在实际鉴定工作中,一般检查有时不能满足鉴定工作的需要,而需进行实验室检查和其他特殊检查。如在形态学方面的各类影像学检查,功能学方面的各种电生理学检查、智商测定,检测方面的 DNA 技术及分析化学技术等。通过综合分析检查/检测结果,明确死因、损伤程度、伤残程度及是否中毒等。

4. 现场勘查 对一些损伤机制或损伤性质进行判断时,有必要与委托方共同进行现场勘查,或在现场进行案件的"重建",有助于出具正确的鉴定意见。

5. 制作鉴定文书 根据委托方提供的材料,结合检查结果,针对委托要求进行分析说明并最后出具鉴定意见,以鉴定文书的形式提交委托方。

三、法医学鉴定文书

鉴定人接受委托后,经过检验检测,对案件中的专门性问题得出鉴定意见。这种鉴定意见是鉴定人在分析研究案件的有关材料之后,对案件中的特定问题所做出的判断,或通过检验检测得出的数据。所以,鉴定意见是鉴定人提供的判断性意见或检测结果,其书面表现形式为鉴定意见书。

(一) 法医学鉴定意见书的内容

法医学鉴定意见书一般包括:①委托方情况;②委托要求;③提供鉴定的材料;④鉴定的时间、地点及在场人员;⑤鉴定采用的技术方法或标准;⑥分析论证;⑦鉴定意见;⑧鉴定机构及鉴定人盖章签名。

鉴定人得出的判断性鉴定意见,使专门性问题得到解决,其与案件事实的联系就能被人们认识和了解。这既是鉴定意见作为证据所具有的证明作用,也是鉴定人对法官判明案情所起的实际辅助作用。但鉴定意见是否正确,能否被采信作为认定案件事实的根据,只能通过法庭审查或经过法庭质证后判断。因此,既不可将证人与鉴定人等同对待,也不能把鉴定人看作"科学的法官",更不能把鉴定意见看作"科学的判决"。

(二) 法医学鉴定的类型

就某案例而言,委托方提供有关材料后,针对委托要求,鉴定人对被鉴定人或生物学检材进行检查检验,结合案情、临床病史资料等综合分析,得出的鉴定意见是初次鉴定。绝大部分鉴定为初次鉴定。除了初次鉴定,还有以下鉴定类型。

1. 补充鉴定 对于案件处理过程中发现的新问题、委托方提供了新材料,或被鉴定人的伤(病)情出现变化,要求对原鉴定进行复验、修正内容、回答新问题或补充鉴定意见者,称为补充鉴定。

根据中华人民共和国司法部令第一百三十二号《司法鉴定程序通则》第三十条规定,下列情况可以进行补充鉴定:①原委托鉴定事项有遗漏的;②委托人就原委托鉴定事项提供新的鉴定材料的;③其他需要补充鉴定的情况。补充鉴定是原委托鉴定的组成部分,应当由原司法鉴定人进行。

2. 重新鉴定 委托方、案件当事人或辩护人对原鉴定意见或补充鉴定意见有异议,将原案材料及被鉴定人另行委托其他鉴定人进行的鉴定,称为再鉴定,或称为重新鉴定。重新鉴定可由其他鉴定机构完成,也可由原鉴定机构的其他鉴定人进行。重新鉴定机构的资质应不低于原鉴定机构,鉴定人中至少有一名具有高级职称。

根据《司法鉴定程序通则》第三十一条规定,有下列情况可以进行重新鉴定:①原司法鉴定人不具有从事委托鉴定事项执业资格的;②原司法鉴定机构超出登记的业务范围组织鉴定的;③原司法鉴定人应当回避没有回避的;④办案机关认为需要重新鉴定的;⑤法律规定的其他情形。

同时,该通则第三十二条对重新鉴定的机构及鉴定人进行了规定:①重新鉴定应当委托原司法鉴定机构以外的其他司法鉴定机构进行;②因特殊原因,委托人也可以委托原司法鉴定机构进行,但原司法鉴定机构应当指定原司法鉴定人以外的其他符合条件的司法鉴定人进行。接受重新鉴定委托的司法鉴定机构的资质条件应当不低于原司法鉴定机构,进行重新鉴定的司法鉴定人中应当至少有一名具有相关专业高级专业技术职称。

四、鉴定人的权利与义务

(一)鉴定人的义务

根据《司法鉴定人登记管理办法》第二十二条规定,鉴定人应当履行下列义务。

(1)受所在司法鉴定机构指派按照规定时限独立完成鉴定工作,并出具鉴定意见。

(2)对鉴定意见负责。

(3)依法回避。司法鉴定人具有下列情形之一的,应当自行回避;不自行回避的,委托人、当事人及利害关系人有权要求其回避:①是本案的当事人,或者是当事人近亲属;②本人或者其近亲属与本案有利害关系;③担任过本案的证人、勘验人、辩护人、诉讼代理人;④与本案当事人有其他关系可能影响司法鉴定公正的。

(4)妥善保管送鉴的鉴材、样本和资料。

(5)保守在执业活动中知悉的国家秘密、商业秘密和个人隐私。

(6)依法出庭作证,回答与鉴定有关的询问。

(7)自觉接受司法行政机关的管理、监督和检查。

(8)参加司法鉴定岗前培训和继续教育。

(9)法律、法规规定的其他义务。

(二)鉴定人的权利

根据《司法鉴定人登记管理办法》第二十一条规定,鉴定人享有下列权利。

(1)了解、查阅与鉴定事项有关的情况和资料,询问与鉴定事项有关的当事人、证人等。

(2) 要求委托方无偿提供鉴定所需要的鉴材、样本。
(3) 进行鉴定所必需的检验、检查和模拟实验。
(4) 拒绝接受不合法、不具备鉴定条件或者超出登记的执业类别的鉴定委托。
(5) 拒绝解决、回答与鉴定无关的问题。
(6) 鉴定意见不一致时,保留不同意见。
(7) 接受岗前培训和继续教育。
(8) 获得合法报酬。
(9) 法律、法规规定的其他权利。

五、鉴定人出庭作证

法医学鉴定人出庭质证是指人民法院根据诉讼的需要,依法通知与案件鉴定有关的法医学鉴定人到庭,向法庭说明鉴定意见,阐明鉴定依据,回答案件当事人/代理人及法官的与案件鉴定有关的问题。我国刑事诉讼法、民事诉讼法与行政诉讼法规定,证明案件真实情况的一切事实都是证据。证据必须查证属实,才能作为认定事实的根据。法医学鉴定文书作为上述三大法规定的证据之一的"鉴定意见",不享有当然的证据效力。

新修订的《刑事诉讼法》和《民事诉讼法》对鉴定人出庭作证均有明确规定,如《刑事诉讼法》第一百九十二条规定:公诉人、当事人或者辩护人、诉讼代理人对鉴定意见有异议,人民法院认为鉴定人有必要出庭的,鉴定人应当出庭作证。经人民法院通知,鉴定人拒不出庭作证的,鉴定意见不得作为定案的根据。又如《民事诉讼法》第七十八条规定:当事人对鉴定意见有异议或者人民法院认为鉴定人有必要出庭的,鉴定人应当出庭作证。经人民法院通知,鉴定人拒不出庭作证的,鉴定意见不得作为认定事实的根据;支付鉴定费用的当事人可以要求返还鉴定费用。第七十九条规定:当事人可以申请人民法院通知有专门知识的人出庭,就鉴定人做出的鉴定意见或者专业问题提出意见。该条款表明具有专业知识的人(法医、临床医生等)可以被诉讼当事方聘请在法庭上就某些专业性问题与法医鉴定人对质。

第四节 临床医学生学习法医学的意义

临床医生与其他公民一样,必须按社会建立的管理规则(国家的法律)工作和生活。医生不仅工作在法律框架之下,许多法律还是为医生特定的,如我国的《执业医师法》《药品管理法》《医疗纠纷预防和处理条例》以及《医疗事故处理条例》等。因此,医生不仅需要熟悉国家的法律,更需要熟悉管理医学实践的法规。临床医生在执业过程中会自觉或不自觉地卷入一些法律活动,如:①作为被告,被告的案由主要与医生的医疗活动有关,如患者及其家属因医疗纠纷提起的医疗损害赔偿;②作为证人,医生提供信息或意见作为证据帮助案件审理,不论是我国的刑事诉讼法、民事诉讼法、还是行政诉讼法,医生提供的证据类型主要分为两类,即证人证言或鉴定意见。因此,临床医学生更需要了解法律及其实施过程中可能涉及的医学问题及其解决办法,学习法医学知识,对其今后的临床实践有重要意义。

一、医学证据的保全

机械性损伤不仅是法医经常鉴定的项目,也是临床各科医生,尤其是外科医生在诊疗工作中经常检查和处理的内容。随着我国法制建设的加强及公民个人对健康权、生命权的保障意识不断提高,无论何种原因造成的损伤,均有可能涉及刑事或民事诉讼、保险理赔及调解赔偿等,需要进行法医学鉴定。通过学习法医学,临床医生了解到法医学鉴定内容及依据等知识,在临床实践中,进行规范性病史记录及有关物证的保全等可以为法医学鉴定和公安机关刑事侦查提供重要线索。

(一)病史记录及物证保全

科学的法医学鉴定和准确的临床诊断需要对损伤进行全面、细致的检查,法医根据伤(患)者的临床病史资料了解其伤(病)情,再结合体格检查进行鉴定。因此,掌握详细无误的临床病史资料是开展科学准确的法医学鉴定的基础。

当外力或其他致伤因素导致人体器质性或功能性损伤时,伤(患)者首先要去医院接受诊治。在临床诊治过程中形成的各种病史资料,如门(急)诊病史记录、病程记录、化验单、手术记录、出院小结等,都将成为重要的医学原始书证,在日后的法医学鉴定中有着极其重要的作用。尤其是在某些情况下,如伤(患)者死亡未经解剖已火化、损伤痊愈不能判断原有伤情时,这些临床原始书证可能是与案件有关的唯一证明材料,对损伤程度鉴定、死因分析、案件侦破等起到关键作用。临床医生检查记录的损伤是最原始的,而经过临床处理的损伤会发生形态改变或生命体征改变。所以,临床医生在处理损伤之前要及时记录一些经积极处置后无法准确认定的症状或体征,如意识状态、休克、呼吸困难、血尿、创的形态等。医生应仔细检查、详细准确记录每一处损伤及其特点,如损伤部位、形态、颜色、分布等,有条件时最好能在损伤处理之前拍照固定。手术记录应详细、准确描述术中所见损伤情况及损伤周边情况,有无慢性病变等,这些均有助于法医认定损伤及分析损伤与疾病的关系等。有时即使是不需要处置的轻微损伤也要详细检查和记录,因为这些损伤可能对法医学鉴定时认定损伤非常重要。就诊时伤(患)者向医生反映的主观症状一般比较真实,因此一些主观症状,如肌力等级、感觉障碍程度、疼痛、视力和(或)听力下降等,也要及时、客观地记录,并注意是否存在伪装现象。病历记录的内容必须客观、真实,否则记录的医生将承担相应的法律责任。

此外,进行诊治时还应该保留相关物证,如创内异物、伤者沾有血迹的衣物等,并及时交与警方。对疑为中毒的患者应注意保留其呕吐(洗胃)物、随患者一起送检的食物及容器等,以备送交毒物检验。有时,临床医生会首先进入案发现场对被害人实施抢救措施,医生应了解和应用法医学知识,对现场各种原始痕迹进行有效保护并保全重要物证。

(二)常见的医学证据

目前,与临床医生关系最密切的医学证据有验伤通知书及死亡证明。

验伤通知书是被害人报案后由公安机关发出的验伤文件,由接诊医生填写,具有法律效力,可作为证据在法庭使用。

死亡证明（certification of death）是一份证明死者死亡的法律文件。这是国家的人口户籍管理和世界卫生组织（World Health Organization，WHO）死亡原因统计的需要，具有重要的法律效力，可作为办理户籍注销、尸体安葬和死因统计，以及终止死者行为能力和责任能力的依据，还可作为涉及死者的刑事、民事等案件审理的证据。临床医生应重视和珍视出具死亡证明的权利。一般情况下，医生出具死亡证明必须满足以下要求：①是死者的经治医生，至少在死者死前2周内诊治过死者；②明确死于疾病，无暴力性或者无可能涉及法律的其他情况。相反，在下列情况下，医生应拒绝开具死亡证明，并有义务向公安机关报案，或者动员当事者报案：①涉及刑事、民事、事故、自杀等案件；②死因可疑或事件性质不确定；③猝死，对死因有争议；④其他任何不是死于自然性疾病的情况。

二、死亡的确认

死亡是法医学重要的研究内容。作为临床医生，准确判断个体死亡是决定有无必要实施抢救措施的前提。因此，临床医生学习法医学，理解死亡的概念、熟悉尸体现象等有利于指导临床实践和与患者家属的沟通等。如医生熟悉尸斑形成的机制及现象，可以向死者家属解释，消除其"死者生前曾遭受暴力击打"的疑虑；对遭受电击或"溺死"而尚未出现尸体现象者进行积极有效的抢救，可以避免由于其生命活动微弱（假死）误判死亡而贻误抢救时机的事故。

三、诈病（伤）与造作病（伤）的识别

临床实践中，伤（患）者就诊时一般都真实客观地介绍自己的伤（病）情，积极配合医生的诊治，争取早日康复。但也有一些刑事或民事案件的当事人，为了达到某些个人目的，如获取更多赔偿、逃避某种义务等，谎称有损伤或患有某种疾病，夸大（或隐匿）其伤（病）情，即诈病（伤）（simulation）。诈病多见于伤害案件的被害人。也有人为了达到某种目的，自己或授意他人对自己造成伤害，即造作伤（artificial injury）。因此，学习了法医学，临床医生在接诊时，尤其是可能涉及刑事、民事案件的当事人时，不应仅仅记录伤（患）者的主诉，而应提高警惕，仔细检查，结合实验室检查，去伪存真，判断其表现是否符合常见伤（病）的发展变化规律。

（一）诈病（伤）

法医学鉴定实践中，常见的诈病（伤）有疼痛、使用扩瞳药散瞳、假称视力或听力下降、伪装精神病、伪装瘫痪、伪装失语等。

诈病（伤）的一般特点：①多选择一般方法不易检查鉴别的损伤（疾病）进行伪装；②症状混乱而矛盾；③不正常的伤（病）程；④诈病常与损伤联系在一起，如头部较轻微损伤后伪装成瘫痪、耳聋、失明、失语等严重损伤表现；⑤体格检查不配合。

（二）造作病（伤）

造作病（伤）中以机械性损伤最常见，其中又以锐器切割最多见。

造作伤的特点：①造作伤的部位显而易见，利手可达，如颈部、胸腹部前侧、四肢等；②与目的相符，如为了骗取见义勇为、与犯罪嫌疑人搏斗受伤的荣誉，会在两前臂造成一些抵抗

伤；③损伤程度较轻，不毁容、不致命；④有试切痕（hesitation mark），如是锐器切割伤，则损伤数目多，形态、大小常较一致，排列整齐，方向一致，密度大，创口随体表生理弧度而弯曲。临床医生在实践中应注意这些现象。

四、医疗纠纷的预防及处置

临床医生面对的是伤（患）者，如果诊治过程中出现了不良后果，由于伤（患）者及其家属对医学及自身疾患缺乏了解或理解偏差等原因，不可避免地会引发医疗纠纷。通过学习法医学有关医疗纠纷中医疗事故鉴定的知识，掌握医疗纠纷、医疗事故、医疗损害的概念，熟悉易于引发医疗纠纷及医疗损害的常见原因，既可以增强临床医生的责任心，也可以不断提高临床医疗水平，并达到有效地防止医疗损害发生的目的。因此，临床医生科学、规范、负责地对待临床工作，是实行救死扶伤、维护患者的基本权益及保护自身合法权益不受侵犯的基本保证，规范合理的诊疗也是医生规避医疗纠纷的保证。

医学生通过学习有关医疗纠纷的法医学鉴定内容后，对发生医疗纠纷后如何处置及解决有一定了解，有助于及时妥善解决医疗纠纷。

另外，在劳动和社会保险领域内，疾病保险、意外伤害保险和医疗保险等均与临床实践有着十分密切的关系。临床诊断与治疗的证明材料是保险公司理赔的最重要的依据。如对带病投保、自伤诈保、损伤或疾病的程度、预后估计、治疗的合理性、医药费用的理赔等问题，有时需经法医鉴定提供鉴定意见作为理赔依据。因此，医疗保险对医疗费用支付项目有规定，医生应重视国家基本医疗保险药品目录，否则也易引起纠纷。

五、参与鉴定

法医学鉴定实践中，在解决与医学有关的专门性问题时，除了专业的法医鉴定人以外，临床医生也可以受聘作为顾问就某些专业性较强的医学问题协助鉴定，如眼科医生协助鉴定视功能损害程度、妇产科医生检查妇女的生育能力或妊娠状态、外科医生就损伤的程度和预后进行评估、儿科医生确定新生儿的发育成熟程度等；或受聘为专家证人在法庭上就某些医学专业问题参与质证。因此，作为临床医生，应掌握以下技能以备不时之需：①了解和掌握法医学的基本知识、基本理论与基本技术。因为法医和临床医生看待损伤或疾病的角度有所不同，如对机械性损伤的患者，临床医生要解决诊断、治疗、护理与康复的问题，而法医学鉴定除需诊断是否有外伤外，还要分析损伤的原因、机制、程度、时间及推断致伤物等。②掌握司法鉴定的程序、规则，依法、规范地从事鉴定相关工作。③掌握相关的法律知识并具有较高的心理素质，完成出庭作证任务。

（沈忆文）

第二章 死 亡

生老病死是自然规律。研究死亡(death)与研究生命及疾病一样,均有利于疾病的防治、健康的维护、生命的延续及社会的稳定。法医死亡学(forensic thanatology)是研究死亡的概念、过程、种类、原因、机制、方式、征象和死后变化,以及利用死后变化推断死亡时间等;是法医学分支学科法医病理学的重要研究内容,也是区别于其他学科的重要内容之一。医务工作者了解和掌握死亡学(thanatology)的基本理论和知识,对于正确处理和抢救濒死期患者,准确进行死亡诊断和死亡讨论,对死者的死因进行正确分析,提高医疗技术水平和医疗服务质量,预防和减少医疗纠纷的发生,都具有重要意义。在欧美国家,临床医生在必要时要充当专家证人的角色,因此掌握死亡学的内容对于担任专家证人也是有所裨益的。

第一节 概 述

生命体征(vital sign)是评价生命活动质量的重要征象,包括体温、脉搏、呼吸、血压等。这些体征是判断个体是否处于存活状态及是否正常的具体指标。一般情况下,生命体征出现异常,提示个体的生命活动有障碍。临床上对生命体征的测量是进行疾病诊断的基本前提条件。

一、死亡的相关概念

脑、心、肺被看作是人体最主要的生命器官。这些器官的正常功能是维持人体生命活动的基础;其中脑又是人体器官中最为重要的生命中枢,它控制着全身所有器官的活动。死亡则是指个体生命功能的永久终结。

传统观念认为,人类个体死亡是指呼吸和心跳停止,并按照呼吸和心跳停止的先后顺序分为呼吸性死亡和心性死亡。由于现代科学技术的发展、临床抢救复苏技术的有效应用、人工器官技术的进展以及器官移植伦理要求,脑死亡的概念开始冲击着传统观念,并日益受到重视。

(一)心性死亡

心性死亡(cardiac death)是指因心脏疾病或损伤导致心脏功能严重障碍或衰竭所引起的心脏停搏早于呼吸停止的个体死亡,病因包括心外膜、心肌、心内膜、冠状动脉系统和传导系统的各种病变、损伤等。原发性心脏停搏(primary cardiac arrest)是指心脏突然停止有效搏动,主要表现为心搏骤停、心室颤动(ventricular fibrillation)、心脏无收缩,又称心跳停止

（asystole）、室性濒死节律等。

（二）呼吸性死亡

呼吸性死亡（respiratory death）是指因呼吸系统尤其是肺的疾病或损伤导致其功能严重障碍或衰竭所引起的呼吸停止先于心脏停搏的个体死亡，也称肺性死亡（pulmonary death）。

在法医学实践中，呼吸性死亡最主要的原因是肺或呼吸系统的严重损伤或疾病、机械性窒息、阻碍呼吸功能的毒物（如一氧化碳、氰化物、亚硝酸盐等）中毒及所有能引起呼吸中枢、呼吸肌麻痹的因素。

（三）脑死亡

脑死亡（brain death）是指大脑、小脑和脑干等全脑功能不可逆转的永久性丧失。在此情况下不论脑外其他器官功能是否存在，均可宣告人的个体死亡。脑死亡可以分为原发性脑死亡（primary brain death）与继发性脑死亡（secondary brain death）。

原发性脑死亡是指由原发性脑病变（如脑部肿瘤、脑炎等）或颅脑损伤引起的脑死亡。各种暴力造成的严重颅脑损伤而引起的死亡多为原发性脑死亡。继发性脑死亡是指继心、肺等脑外器官的原发性病变或损伤所导致，由脑外器官病变引起脑内缺血缺氧所引起的脑死亡。

呼吸机脑（respiratory brain）是指患者的脑功能完全不可逆地丧失（即脑死亡）后，在呼吸机长期支持下所发生的脑改变。呼吸机脑的脑组织呈暗灰色，淤血、弥漫性肿胀，伴有脑疝形成，脑实质软化呈粥状，小脑和脑干软化，小脑扁桃体可通过枕骨大孔脱落入脊髓腔内，有时可观察到蛛网膜下隙片状、灶性出血。组织学检查发现，脑组织缺乏白细胞浸润等生活反应（vital reaction）。因此，呼吸机脑是死后自溶改变。

根据脑死亡的定义，全球已经对脑死亡提出了30余种诊断标准，目前比较公认的有3种标准，即哈佛标准（1968年）、英联邦皇家学院标准（1976年）和美国"协助组"标准（1977年）。我国卫生部也曾组织专家制定了脑死亡标准，但至目前尚未正式立法。综合以上3种标准，其共同点如下：

（1）脑昏迷不可逆转：对刺激完全无反应，即使最疼痛的刺激也引不出反应。

（2）无自主性呼吸：观察1 h，撤去人工呼吸机3 min无自主呼吸。

（3）无反射：包括瞳孔散大、固定、对光反射消失；转动患者头部或向其耳内灌注冰水也无眼球运动反应；无眨眼运动；无姿势性活动（去大脑现象）；无吞咽、咀嚼、发声；无角膜反射和咽反射；通常无腱反射。

（4）平直脑电图：即等电位脑电图，记录至少持续10 min。

（5）脑循环停止：脑血管造影和放射性核素检查证明脑血流停止，是确诊脑死亡最可靠的指征，尤其是在颅内病变或损害性质不明、诊断不清及有药物作用或中毒可疑时。

上述各试验在12～24 h后还需要重复一次，并且必须排除低温（32.2℃以下）、中枢神经抑制剂如巴比妥酸盐类中毒等情况后，以上结果才有意义。

必须注意的是，脑死亡与持续性植物状态（persistent vegetative state，又称去大脑皮质状态，俗称植物人）并非同一概念，不能混淆。持续性植物状态是指由于神经中枢的高级部位大脑皮质功能丧失,使患者意识障碍或呈昏迷状态,而神经中枢的中心部位(皮质下核和脑干)的功能如呼吸、体温调节、消化吸收、分泌排泄及心跳和血液循环等依然存在的一种病理状态。这样的患者,只要护理得当,可长期生存。

另外一个问题是关于安乐死(euthanasia)。让遭受不治之症痛苦折磨的人安详无痛苦地死去是安乐死的本意。一般将安乐死分为主动与被动两类:主动安乐死又称为积极的安乐死,是指医生或他人通过采取某种措施(如给予毒药)加速患者死亡;被动安乐死又称为消极的安乐死,是指停止或放弃治疗措施,让患者自行死亡。安乐死的施行条件:①对象必须是身患不治之症而又受痛苦折磨的患者,所患疾病确实是现代医学所不能医治的;②患者自知无治疗希望,又遭受病痛的折磨和煎熬,致使患者的唯一愿望就是请求医生以一种易于接受的方式及早结束其痛苦的生命;③对安乐死的请求应是在患者意识清楚能表明意愿时由患者本人提出;④为确实保证不治之症的诊断和安乐死的施行,应由5~7名高级医学专家组成安乐死小组,对临床各科的不治之症和安乐死进行会诊、研究、鉴定,并责成有关医生执行安乐死措施(目前仅限于相关立法的国家和地区)。目前全球仅部分国家或地区立法通过安乐死,我国目前仍未有相关法律出台。

二、死亡的过程与假死

(一) 死亡过程

一般来说,死亡是一个逐渐演变的过程,个体之间死亡过程也长短不一,比如心脏发生突然破裂或延髓受到破坏性损伤者可以立即死亡;而有些慢性疾病患者的死亡是一个逐渐发展的过程,其经过一般可分为3期。

1. **濒死期**　濒死期(agonal stage)又称临终期(terminal stage),是临床死亡前主要生命器官功能极度衰弱,逐渐趋向停止的时期。主要特点是脑干以上部分的中枢功能抑制或减弱而脑干功能仍然存在,但由于高位中枢的调节和控制功能下降而呈紊乱状态。临床主要表现为:首先出现意识障碍乃至意识丧失;其次是呼吸障碍,心跳和血压变化表现为心跳减弱和血压下降;最后因呼吸及循环功能障碍、缺氧、无氧代谢增强、酸性产物堆积而出现酸中毒及水盐代谢障碍。濒死期越长,代谢障碍和酸中毒越重。同时,由于能量产生减少,中枢神经系统和呼吸及循环功能更加恶化,尤其是脑中枢抑制加深波及脑干,进而发展到临床死亡期。一般慢性疾病死亡者濒死期多较长,而严重颅脑损伤、心脏刺创、氰化物中毒等致命伤死亡者濒死期短或完全缺如,可直接进入临床死亡期。

2. **临床死亡期**　临床死亡(clinical death)是指人的躯体死亡,又称躯体性死亡,即符合临床判定死亡标准而判定为死亡,包括心性死亡、呼吸性死亡及脑死亡。此时虽然作为个体已经进入死亡,但全身各器官组织的细胞并未全部死亡,有些细胞可存活相当长时间。

3. **生物学死亡期**　生物学死亡(biological death)是死亡过程的最后阶段,也称细胞性死亡,即组成机体的细胞的功能永久性丧失,失去对外界刺激发生反应的能力。该过程是由临床死亡期发展而来,是一个渐进的过程,已进入生物学死亡期的器官不能用于器官移植。有些对缺血缺氧耐受性强的组织器官,如皮肤、肌肉、结缔组织等还有生命功能,并对刺激可发生反应，称为超生反应（supravital reaction）。超生反应的存在表明人死亡后经过的时间不长，是生物学死亡期的早期。到生物学死亡期的晚期，全身所有的组织细胞相继死亡，超生反应消失，并伴随尸体现象的发生、发展。

但在医学实践中，人的个体死亡过程往往并不像上述划分得那样清楚，比如呼吸和心跳的停止一般都是相继发生的，并没有明确的时间间隔。

（二）假死

临床上，判断患者死亡的主要依据是患者的生命体征，如瞳孔对光反射、呼吸、血压、脉搏等，更重要的是依据心电图、血氧饱和度等客观指标，并结合临床基础疾病来进行判断。无自主呼吸、心跳停止、脉搏消失和瞳孔散大者即为死亡。但在某些情况下，人的血液循环、呼吸和脑的功能活动高度受抑制，生命活动处于极度微弱状态，用一般的临床检查方法查不出生命指征，从外表上看好像人已经死亡，但实际上人还活着，这种状态称为假死（apparent death）。处于假死状态的人经过及时有效的抢救，有的甚至不经过任何处理也能自然地复苏。但是，即使复苏过来，如果导致假死的原因未去除，大部分人仍会在短时间内死亡。

1. 假死的原因　假死是中枢神经系统及呼吸、心跳功能高度受抑制的结果，常见的原因包括：①扼颈、勒颈、缢颈、溺水等机械性窒息，尤其是新生儿窒息；②中枢神经抑制性药物中毒，如催眠药、麻醉药、鸦片、吗啡等，也包括一氧化碳中毒；③身体降温，包括人工降温、低温治疗、低温麻醉及身体寒冷、冷冻；④严重晕厥、电休克、脑震荡、脑出血、癫痫发作、强烈精神刺激、日射病、热射病；⑤霍乱或砷中毒所致剧烈腹泻和脱水、产后大出血、营养障碍及尿毒症等。小儿尤其是新生儿、早产儿，大脑对缺氧的耐受性差，容易出现假死。假死的人经抢救后，脑、心、肺功能可以恢复，此时可出现吞咽运动，继之出现下颌运动，随着呼吸和心跳恢复正常，脑和神经活动也逐渐恢复正常。

2. 假死的诊断与鉴别诊断　当死亡状态不能确定或怀疑假死时，可做以下检查来帮助诊断。

（1）眼底检查：用检眼镜观察视网膜血管，见有血流，说明仍有循环存在，并未死亡。

（2）线扎指头：用线结扎指头数分钟，如指头变青紫、肿胀，说明有动脉血流，并有生命存在。

（3）荧光色素钠试验：将荧光色素钠（5 g/100 ml）从静脉注入，0.5 h 后，若见结膜黄染，说明有血液循环存在，经皮下或肌内注射的效果一样。此外，用 1% 荧光色素钠点眼，结膜及巩膜立即黄染，若 2～5 min 内颜色消退则系假死；若经 24 h 颜色不消退则为真死。

（4）瞳孔变形试验：压迫眼球，瞳孔随即变形，如果是假死，解除压力后瞳孔可恢复圆形。

（5）X 线透视：用 X 线做胸部透视，可见到假死者的心脏搏动。

（6）心电图检查：可见到假死者心脏的生物电反应。

（7）检查微弱呼吸：将听诊器持续置胸前上部或相当于喉头处，即使微小气流亦可查出。如缺少医疗器械及药物，也可采用鼻孔前摆放镜面、纤维来探测是否存在微弱的呼吸。

三、死亡原因及死亡方式

目前对死亡原因的定义及分类依据《国际疾病与相关健康问题统计分类》(*International Statistical Classification of Diseases and Related Health Problems*, ICD)进行。ICD 是依据疾病与许多征兆、症状、异常、不适、社会环境及外伤等所做出的系列分类,并用编码的方法来表示的系统。ICD 已有 120 多年的发展历史,早在 1891 年为了对死亡进行统一登记,国际统计研究所组织了一个对死亡原因分类的委员会并开展工作。1893 年,该委员会主席雅克·贝迪永(Jacques Bertillon)提出了一个分类方法——国际死亡原因编目,此即为第一版。以后基本上每 10 年修订 1 次。1940 年,第六次修订由 WHO 承担。WHO 首次引入了疾病分类,并强调继续保持用病因分类的思想。1994 年的第十次修订版在世界上得到了广泛的应用,这就是目前全球通用的 ICD-10,启用于 1999 年。ICD 对死亡原因的定义是:所有导致或促进死亡的疾病、病态情况或损伤及任何造成这类损伤的事故或暴力情况。该定义的目的在于保证所有相关信息得以记录,而填写人不得自行选入或摒弃相关情况。该定义不包括症状、体征和临死方式。当只有一个死亡原因被记录时,则选择这个原因制表。当不止一个死亡原因被记录时,应以"根本死因"的概念为基础填写相关信息。根本死因被定义为:直接导致死亡的一系列病态事件中最早的那个疾病或损伤,或者造成致命损伤的那个事故或暴力情况。

死亡证明书通常由临床医生或法医填写并签名,医生应当熟悉并掌握如何分析"直接导致死亡的原因(疾病或损伤)",并结合死者生前情况,按照顺序填写可能引起这个原因的任何更早的原因。

结合 ICD 的定义与分类,法医学家提出了具有司法实践价值的死因分析理论体系。

死因是指各种直接导致或间接促进死亡的疾病或损伤,即导致死亡发生的疾病、暴力或衰老等因素。人的死因有时简单明确,有时却很复杂,需要经过详细的法医学检查,并加以综合分析,分清原因的主次及相互关系,称为死因分析。死因分析、鉴定是法医病理学的核心内容,关系到当事人(死者或嫌疑人)的名誉,甚至罪与非罪,必须在认真检查、掌握大量资料的基础上,分析论证,得出正确的死因意见,为民事案件的调处,刑事案件的侦查、审理提供科学证据。要特别注意避免把死因与死亡机制、死亡方式混淆,如不能将心、肺、肝、肾等器官的衰竭当作根本死因。分析疾病或损伤致死的机制,对认识伤、病的危害及挽救生命都有重要意义。

全面正确的死因分析,首先要了解个体死亡判定的情况(时间、地点、采用的方法),继而查明致死的病变和损伤、死亡机制,进而分析其死亡原因,即分析各种致命因素的先后、主次、相互关系,分清根本死因、直接死因、辅助死因、死亡诱因、联合死因等,并尽量明确死亡性质和死亡方式。

(一) 死因分类

一个具体的死亡案例中,导致死亡的疾病或损伤可能只有 1 种,也可能有几种,必须具体分析。

1. 根本死因 根本死因(primary cause of death)是指引起死亡的初始原因,即引起死亡的原发性自然性疾病或暴力(注意暴力的广义性)。在自然性疾病致死案例中,主要死因与主要疾病一致,如恶性肿瘤、冠心病、高血压病、主动脉夹层、空洞性肺结核病等。在暴力性死亡中,如机械性损伤、机械性窒息、雷电击伤、高/低温损伤、外源性毒物中毒等引起的死亡,根本死因是指该项暴力。它可以通过某种机制或损伤后继发性病变而致死,如高坠可立即因颅脑损伤或创伤性休克而死亡,也可当时未死亡,但遗留持续植物生存状态一段时间后因继发性肺炎而死亡,则高坠为根本死因。

2. 直接死因 直接死因(immediate cause of death)是指根本死因的致命性并发症,不是一种独立的疾病或损伤,如刀刺伤引起的失血性休克,开放性颅脑损伤合并的严重感染,胃溃疡破裂引起的弥漫性腹膜炎,甘露醇中毒引起的急性肾衰竭等。如果根本死因不经过中间环节而直接引起死亡,则该死因既是根本死因,也是直接死因,如全颅崩裂。根本死因和直接死因不是主次关系,而是因果关系,是一个序列性事件。如果是死于原发损伤、疾病或中毒的并发症或合并症,在填写诊断时,要把这些并发症或合并症写在直接死因项内,而把原发性损伤、疾病或中毒写在根本死因项内。如前述高坠后未立即死亡的案例,高坠是根本死因,而肺炎是直接死因。

3. 辅助死因 辅助死因(contributory cause of death)是指主要死因之外的自然性疾病或损伤,它们本身不会致命,与根本死因无任何关系,但在死亡过程中起到辅助作用。辅助死因可以是某种原先就有的疾病,或者合并存在一定程度的外伤等。例如,肝硬化脾大患者,被人用拳击打腹部后脾破裂死亡,脾破裂造成的失血性休克是根本死因,拳击是辅助死因。但如无证据表明有较大外力直接作用于腹背部,或仅有轻微外力作用于腹背部时,该外力则可能是诱因,需结合具体案情,综合分析。

4. 死亡诱因 死亡诱因(inducing cause of death)是指诱发身体原有潜在疾病恶化而引起死亡的因素,包括各种精神情绪因素、劳累过度、吸烟、外伤、大量饮酒、性交、过度饱食、饥饿、寒冷等。这些因素对健康人一般不会致命,但对某些重要器官有潜在性病变的人,却能诱发疾病恶化而引起死亡。对于确认的死亡诱因,常常能从案情调查中发现在时间上与其后发生的死亡相隔时间较短,在逻辑上则与其后发生的死亡存在一定的因果关系。如冠心病患者可因疲劳、剧烈运动、情绪激动、过冷/过热、饮酒等原因诱发冠心病急性发作而死亡,冠心病是根本死因,上述因素则是死亡诱因。

5. 合并死因 合并死因(combined cause of death)又称联合死因,一般是指2种或2种以上难以区分主次的死因在同一案例中联合在一起引起死亡而共同构成死因,包括病与病联合致死、病与暴力联合致死、暴力与暴力联合致死。其中病与暴力联合致死最容易引起法律纠纷,需要慎重对待。暴力与暴力联合致死可以再细分为下列几种情况:①性质和程度相同的几种损伤联合在一起构成死因;②两种性质各异的严重损伤,此时要判定损伤的相互关系,一定要根据损伤程度、部位、对生命功能危害大小、损伤发生的先后(先因后果)等综合分析判定;③在受到一个可致命的损伤后,濒死之际又受到另一致命伤而死亡。

(二) 死亡方式

暴力死如何得以实现,称为死亡方式,司法部门习惯称为案件性质或死亡性质。死亡方式的鉴定是法医学工作者的重要任务之一,是制订刑事侦查方向、认定罪与非罪的重要依据,对民事调解、灾害赔偿同样也具有重要意义。

暴力性死亡(violent death)或非正常死亡(abnormal death),是指由某种或几种外来的作用力或有害因素导致的死亡。暴力因素既可以是他人施加的,也可以是自己实施的,或因某种意外造成;可以是故意的,也可以是非故意的或是意外造成的。通常暴力性死亡的死亡方式有以下几种。

1. 自杀死 自杀死(suicidal death)是指蓄意地对自己施加暴力手段终止自己生命的死亡。

2. 他杀死 他杀死(homicidal death)是指违背他人意愿,用暴力手段剥夺他人生命的行为而引起的死亡。实际情况又可分以下几种。

(1) 非法他杀死(death from murder):是指故意杀人,即通常所说的谋杀,在法医学实践中最常见。这种他杀违反了法律的规定,也没有司法机关的授权,属于非法剥夺他人生命。故意伤害致人死亡也属于此种类型,但量刑时比故意杀人致人死亡要轻。

(2) 合法他杀死(death from justifiable homicide):是指在法律允许范围内的他杀。比如,按照法律规定对死刑犯执行死刑;为了保护自己的生命而进行的正当防卫;在追捕在逃杀人犯的过程中犯人持枪拒捕而将其当场击毙;以及越狱逃跑的囚犯在鸣枪警告后仍不听劝阻而击毙囚犯的情况都属于合法他杀死。法律允许的合法堕胎和引产而引起的胎儿死亡也属于此类。

(3) 过失伤害死(manslaughter):是指不是故意伤害,而是由于过失原因或处置不当,最后在客观上造成了他人的死亡。在法医学实践中见到的有家庭纠纷、玩笑打斗等导致的死亡。这种致死与非法他杀死的根本区别在于不是以杀人为目的,但行为有过失,客观造成的后果和主观动机不一致。关于医疗事故造成的死亡,《中华人民共和国刑法》(以下简称《刑法》)第三百三十五条也有相关规定:"医务人员由于严重不负责任,造成就诊人死亡或者严重损害就诊人身体健康的,处三年以下有期徒刑或者拘役。"

3. 意外死 意外死(accidental death)是指未曾预料到的、非故意的行为所造成的死亡。意外死一般包括以下几种:灾害死,意外事件死,自伤、自残致死。

在众多的暴力性死亡中,以物理和化学因素所引起的死亡为主,尤其是机械性损伤、机械性窒息及毒物中毒引起的死亡最为多见。但也不能忽视生物或生物活性物质所致的暴力性死亡,如毒蛇咬人致死及注射肾上腺素或胰岛素故意杀人致死的案例也偶有发生,鉴定难度大。除此之外,少数案件因种种原因无法对死亡性质进行归类。

第二节 死后变化

人死后因受物理、化学和生物学等各种内、外因素的作用,在尸体上发生的各种变化称为死后变化(postmortem change)。这些死后变化使尸体表面和内部器官组织呈现出与活体不同的各种征象，故又称为尸体现象（postmortem phenomena）。死后变化的发生、发展有一定的时间规律，但亦受很多因素的影响，从而加速或减慢，甚至暂时终止其发生和发展。在自然环境下的尸体，一般按照死后 24 h 为界限，把尸体变化划分为早期尸体变化（early postmortem change）和晚期尸体变化（late postmortem change）。大部分死后变化或尸体现象是尸体随着死后时间的延长而自发形成的，但也有一些死后变化是由外界因素所致。其中，由某些人为因素引起的现象称死后人为现象（postmortem artifact）。此外，还有不同的动物、昆虫和自然环境因素造成的尸体毁坏，这属于广义的死后变化。掌握死后变化的发生、发展、变化的特点及规律，对死后变化与生前损伤和疾病的鉴别、确证死亡、推断死亡时间、推测死亡原因、分析死亡性质及死后移尸等有重要意义。

一、早期死后变化

早期死后变化是指人死后 24 h 以内发生的变化，但死后变化从发生、发展到最后消失是一个完整的连续过程，故早期、晚期死后变化不可能被截然分开，不同的内、外部环境条件都可能影响到各种尸体变化的出现、发展及消失时间。早期死后变化包括超生反应、肌肉松弛、皮革样化、角膜混浊、尸冷、尸斑、尸僵、尸体痉挛、内脏器官血液坠积、自溶和自家消化。

（一）超生反应

生物个体死亡后，其器官、组织和细胞在短时间内仍保持某些活动功能或对刺激发生一定反应的能力称为超生反应。如人死后数小时内仍可见到肠蠕动，心肌、血管平滑肌对药物或机械性刺激仍有收缩反应；死后约 4 h 内，瞳孔对注入结膜囊的药物如阿托品或毒扁豆碱（依色林）有散瞳或缩瞳反应；死后约 6 h 内，骨骼肌在机械性刺激下可收缩；死后约 30 h 内，精囊内的精子仍有活动能力。应注意将人死后发生的超生反应与人活着时的正常反应相鉴别。超生反应在法医学上可以用来推断死亡时间。

（二）肌肉松弛

人死后肌张力消失，肌肉变软，称为肌肉松弛（muscular flaccidity）。尸体发生肌肉松弛后肌肉呈弛缓状态，表现为瞳孔散大、眼微睁、口微开、面部表情消失、沟纹变浅，肢体变软，关节易屈曲，括约肌松弛使大、小便和精液外溢。肌肉松弛是最早出现的尸体现象。它几乎与死亡同时甚至在濒死期已经发生，待尸僵发生后即自行消失。但也有的尸体肌肉松弛不明显或缺如，例如死后迅即发生尸体痉挛者。发生肌肉松弛的尸体因皮肤和肌肉失去弹性和张力，在受压部位可形成反映接触物体表面形态的特征性压痕，且不易消失而保留一段时间。

（三）皮革样化

尸表皮肤较薄的局部因水分迅速蒸发、干燥变硬而呈蜡黄色、黄褐色或深褐色的羊皮纸样的变化称为皮革样化（parchment-like transformation），也称局部干燥（local desiccation）。皮革样化常见于表皮剥脱区、索沟、烫伤面等损伤处，可使损伤更明显；也可见于口唇，阴囊，大、小阴唇等皮肤较薄的部位，必须与损伤进行区分。婴幼儿尸体颈项部的皮肤皱褶也易发生皮革样化,不可误认为是机械性窒息的痕迹。死后不久发生的某些损伤如表皮剥脱等也可发生皮革样斑,但其颜色较浅。

(四) 角膜混浊

人死后角膜的透明度逐渐减低,直至完全不能透视瞳孔,呈灰白色外观,称角膜混浊(postmortem turbidity of cornea)。一般认为角膜混浊的形成及其进展可能与黏多糖和水的含量有关。人死后不久,黏多糖和水的含量几乎未发生变化时,角膜清晰透明;随后因黏多糖的水合作用受阻,水分增加,角膜开始混浊,并随水分的增多而加重,直至完全不透明。角膜混浊与角膜的 pH 值、离子含量和蛋白质的变化等因素也有关。角膜周围的温度越高,越容易发生混浊。

由于角膜混浊一般是随死后经过时间(time since death,TSD)的延长而逐渐明显,故角膜混浊的程度可作为推测死亡时间的参考。死后 5～6 h,角膜上可出现白色小点;以后斑点逐渐扩大,至 10～12 h 发展成云片状,但尚可透视瞳孔,为轻度混浊;死后 15～24 h,呈云雾状、半透明,但仍可透视瞳孔,为中度混浊;至 48 h 以后或者更长时间,不能透视瞳孔,为高度混浊。

(五) 尸冷

人死后,因新陈代谢停止、不再产生热量,尸体原有热量不断散发,使尸温逐渐下降至环境温度,或低于环境温度,称尸冷(algor mortis, or cooling of the body)。

1. 影响因素 由于尸体内的热量要先传到体表,继而经对流、辐射和传导等方式逐渐散发,故任何会影响热交换的因素均可影响尸冷的发生、发展。尸体存放的外部环境因素(衣着服饰、气温、相对湿度、通风状况等)和尸体本身因素(年龄、体形胖瘦和死因等)的影响较大。

2. 法医学意义 尸温是推断 TSD 的重要依据之一。法医学尸体检验时,通常以测直肠温度(肛温)或肝表面温度代表尸体体内温度。春秋季节室温(16～18℃)时,一般经过 3～4 h 后尸体的手掌、颜面等裸露部位的温度与环境温度一致,经过 24 h 后直肠温度与室温一致。中等身材的成年人尸体(体重 65～76 kg),在 16～18℃室温时,死后 10 h 内尸体温度平均每小时下降 1℃,此后平均每小时下降 0.5℃。尸体温度降到与周围环境温度相等一般约需 24 h。如气温超过 40℃,则尸冷不发生;而在冰天雪地环境中的尸体,约经 1 h 尸温可以降至与环境温度相一致。在实践工作中,单纯依靠尸体温度推测死亡时间往往误差较大,需充分结合案情进行分析。

(六) 尸斑

机体死亡后,血液循环停止,尸体血液因重力作用而坠积于尸体低下部位未受压迫的血管中,并在该处皮肤表面呈现边缘不清的有色斑痕称为尸斑(livor mortis, or cadaveric lividity)。尸斑是具有重要法医学意义的早期死后变化之一,易与生前皮下出血相混淆,实践工作中常因死者家属把尸体上条片状或小块的早期尸斑误认为是损伤所致而导致纠纷。

1. 尸斑的发展 尸斑常自死后 1～2 h 开始出现,但因环境温度和死因等因素的影响,有的早在死后半小时或迟至 6～8 h 才开始出现。如在寒冷环境中,尸斑的发生、发展较一般气温条件下缓慢;大失血的尸体,尸斑出现晚而弱;死亡过程长且伴有心力衰竭者,尸斑在濒

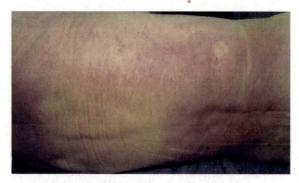

图 2-1 腰部沉降期尸斑(指压稍褪色)

死期就可开始出现。根据尸斑的发生、发展过程和形态特征,大致分为3期。

(1) 沉降期尸斑:一般是指自尸斑开始出现至死后 12 h 以内的尸斑。尸斑开始时呈散在的小块或条纹状,经 3~6 h 融合成片状,颜色逐渐加深呈紫红色,周围边界模糊不清。此期尸斑的特点是因下坠的血液局限于血管内,用手指按压尸斑(以按压的手指指甲变色为度)可以暂时褪色(图2-1),移去手指又重新出现;切开尸斑处的皮肤,可见血液从血管断面流出,容易用纱布擦去,且边擦边流出。死后约 6 h 内,如改变尸体的位置,则原已形成的尸斑可逐渐消失,而在新的低下部位重新出现尸斑,这种现象称为尸斑的转移;在死亡 6 h 以后再改变尸体的体位时,则原有的尸斑不再完全消失,而在新的低下部位又可出现尸斑,此称两侧性尸斑。

(2) 扩散期尸斑:一般是指死后 12~24 h 的尸斑。此期血管周围的组织液渗透入血管内促进红细胞溶血,血浆被稀释并被血红蛋白染色后,又向血管外渗出,即为扩散期。尸斑的颜色进一步加深、范围扩大,呈紫红色、大片状。用手指按压仅稍微褪色;改变尸体的体位后原有尸斑不会消失,新的低下部位也不易形成尸斑;有的在体位改变较长时间后,新的尸斑虽可出现,但颜色甚淡。切开尸斑处皮肤,可见血管断面有血滴缓慢流出,自组织间隙中有浅黄色或淡红色液体滴出。

(3) 浸润期尸斑:一般是指死亡 24 h 以后的尸斑。被血红蛋白染色的液体不仅渗入组织间隙,而且浸染组织细胞,使之着红色,称为浸润期尸斑。此期尸斑完全固定,无论直接按压或改变体位,原尸斑不再褪色或消失,也不能形成新尸斑。切开尸斑处皮肤,切面呈暗紫色或紫红色,无血液从血管断面流出。此期持续时间较长,有时尸体实际上已开始腐败。

2. 尸斑的分布 尸斑出现于尸体低下部位的未受压处,具体部位与尸体姿势有关。仰卧位的尸体,尸斑常见于枕、项、背、腰、臀及四肢低下部位未受压处,也可见于肩部和躯干的两侧面。俯卧位时,则在颜面、颈、胸、腹及四肢的低下部位未受压处。悬垂或直立位(如缢死尸体)时,尸斑见于腹、腰部裤带的上缘区、双上肢的腕关节以下部位、双下肢的足部。水中尸体因受冷水的刺激,体表毛细血管收缩,或因溺死者血液被稀释,故尸斑多不明显,或呈淡红色微弱的尸斑;如尸体随水流翻动、体位不固定,则尸斑不易形成。静止水中尸体的尸斑分布与上述仰卧或俯卧位尸体尸斑的位置一致。

3. 尸斑的颜色 主要取决于血红蛋白及其衍生物的颜色。人死后血中氧合血红蛋白转变成还原血红蛋白,呈暗红色,透过皮肤呈暗紫红色。氰化物中毒的尸体,由于血中氰化血红蛋白形成,尸斑呈鲜红色。一氧化碳中毒的尸体,因血液中有碳氧血红蛋白(carboxyhemoglobin,HbCO),尸斑呈较特殊的樱红色(图2-2)。氯酸钾、亚硝酸盐等中毒死者，因形成正铁血红蛋白，尸斑呈灰褐色。尸斑的颜色还受死者种族、死因、死亡时间和环境温度等多种因素的影响。如在尸斑的发展过程中，尸体经历的时间越长，坠积的血液越多，颜色越深。

4. 影响因素 影响尸斑的因素包括尸体内在因素（如死者种族、死因、死亡时间和临死时的姿势等，其中尤以死因关系密切）和外界环境因素（主要是尸体所处的环境和温度）。如急性死亡（猝死、急性中毒死亡、机械性窒息死亡）的尸体，因血液不凝、易于沉积，故尸斑出现早、程度重，一般为暗红色，甚至紫红色。

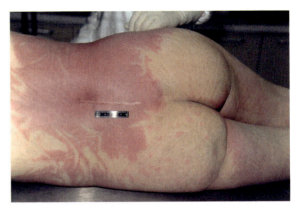

图 2-2 一氧化碳中毒尸斑呈樱红色

5. 法医学意义 尸斑是最早出现的死亡征象之一。尸斑出现即可确证死亡。根据尸斑的发展情况可大致推测死亡时间。尸斑的颜色有时可提示其死因。根据尸斑的位置和分布情况可推测死亡时的体位及死后尸体位置有无变动。尸斑能提示停尸物体接触面的表面形状。如发现两侧性尸斑常提示尸体被移动。法医学鉴定及临床实践中应注意鉴别尸斑与皮下出血。

（七）尸僵

人死后，肌肉松弛出现之后，各肌群逐渐僵硬并将关节固定的现象称为尸僵（rigor mortis, or cadaveric rigidity）。

1. 尸僵发生的时间 尸僵一般自死后 1～3 h 开始，先在一些小肌群出现；4～6 h 发展到全身；12～15 h 达到高峰，全身关节僵硬；24～48 h 开始缓解；3～7 d 完全缓解。在尸僵的发展过程中，在死后 4～6 h 内，如人为地将已形成的尸僵破坏，很快又可重新发生，这种现象称为再僵直。但强度较原尸僵为弱。在 6～8 h 以后破坏尸僵，则不易形成新的尸僵。由于尸僵受多种因素的影响，故其发生、发展直到缓解均有较大的时间差别。有的可早在死后 30 min，或晚至 6～8 h 才出现尸僵。冬季尸僵可持续 72 h 或更久，而夏季仅 36～48 h 即可完全缓解。

2. 尸僵形成的顺序 尸僵形成的顺序与肌群的大小有关，小者出现早，大者出现较迟。一般分为上行型和下行型两型，以后者多见，原因和机制尚不清楚。上行型尸僵从下肢开始，逐渐向上发展至头面部。下行型尸僵自下颌和颈部关节周围的小肌群开始，逐渐向下扩展到全身。尸僵缓解和消失的顺序常与发生的顺序相同。

3. 尸僵形成的机制 至今尚未完全明了，有几种不同学说。有学者认为尸僵的形成与肌肉中的乳酸和神经因素等有关，目前多认为尸僵的发生与肌肉内残存三磷酸腺苷（ATP）的消耗有关。

4. 影响因素 影响尸僵的因素包括个体因素（如年龄、体型和死亡原因）和外界因素（主要是环境温度）。身体健康、肌肉发达的死者，尸僵出现迟、程度较强、缓解慢。婴幼儿、老人、体弱者的尸僵发生快、强度弱、持续时间短。外伤和部分疾病引起的急性死亡的健康成年人死者，尸僵发生迟、程度强；慢性消耗性疾病死者，尸僵发生早而弱。环境温度高，尸僵发生早、缓解快；环境温度低，尸僵出现迟、持续久。但室外低温条件下被冷冻或冰冻的尸体，以及人工冷藏或冷冻的尸体的僵硬则主要是冻结所致。

5. 法医学意义　尸僵是死亡的确证。尸僵出现的时间、顺序、范围和强度有助于推测死亡原因；根据尸僵固定下来的尸体姿势，有助于分析死者死亡时的状态和有无移尸。

（八）尸体痉挛

死后肌肉未经松弛阶段，立即发生僵直，使尸体保持着死时的动作和姿态，称为尸体痉挛（cadaveric spasm, or instantaneous rigor）。它是一种特殊的尸僵现象，较少见。其形成机制目前不完全清楚。死前有剧烈的肌肉运动，或精神处于高度兴奋或紧张状态，是发生尸体痉挛的重要条件。尸体痉挛一般是局部性的，如溺死者手中紧抓水草或其他物体。由于尸体痉挛可保存着死者生前最后时刻全身或身体局部某些肌群的收缩状态，故对分析案情性质具有重要意义。

（九）内脏器官血液坠积

死后血液坠积也发生于尸体的内脏器官。内脏器官内的血液因自身重力而坠积于这些器官的低下部位的血管内，使这些器官内的血量分布不均，上部少而下部多，称为内脏器官血液坠积（visceral hypostasis）。内脏器官的血液坠积有时容易与生前病变（如淤血、出血等）相混淆，特别是肺的血液坠积，应注意鉴别。尸检取材、阅读病理切片和进行病理诊断时必须考虑到血液坠积的影响。

（十）自溶和自家消化

人死后，组织、细胞因受细胞自身固有的各种酶的作用而发生结构破坏、溶解，使组织变软甚至液化，称为自溶（autolysis）。其形成机制是死后组织细胞失去生活功能，生物膜自稳功能丧失，造成膜结构破坏而释放出其中的各种酶类，如组织蛋白水解酶、水解核酸和多糖的酶等，使蛋白质和核酸等高分子化合物及糖蛋白、糖脂等复合物逐渐降解，组织细胞的形态被破坏，直至完全溶解、液化。各种不同组织所含的某些特殊的酶类均可参与自溶作用。如胰腺的消化酶促进胰腺自溶的发生和发展。此外，器官、组织中存在的细菌对自溶的发生和发展可有一定的促进作用。如肠黏膜自溶时，肠腔内存在的多种细菌可参与作用，使自溶发展更迅速。

除自溶外，人死后胃、肠壁组织因受消化液的作用而溶解液化称为自家消化（autodigestion）。胃的自家消化多见于胃体部的胃黏膜，其程度不一、大小不等；程度较重者，可致胃壁穿孔，胃液及胃内容物流入腹腔，进一步造成肠壁、膈肌或食管下段等邻近组织被胃液消化。因自家消化导致的胃、肠穿孔应与腐蚀性和溃疡病变相鉴别。

由于人体各器官组织的结构和功能不同，故死后自溶发生的先后不一，程度各异，而且同一器官的不同部位出现自溶的先后次序也有差别。再加上不同内、外因素的影响，以及肝、肾、脾等实质器官尸解后是否被切开再固定或取小材固定等原因，各器官组织自溶的顺序及程度又有所不同。但一般来说，含消化酶类的器官较其他器官自溶快，与外界相通的器官组织较内部器官组织自溶早;同一器官内实质较间质的自溶早而重。在相同条件下,肠黏膜、胰腺和胆囊黏膜的自溶发生最早,胃黏膜、肾近曲小管上皮细胞、脾、肝和肾上腺等次之,皮肤和结缔组织自溶较慢。

不同器官组织自溶的发展情况有助于推测 TSD,目前研究较多的有 DNA 降解、RNA 降解与死亡时间的关系。尸体检验时,要注意鉴别组织、细胞的自溶与变性、坏死等生前病变。另外,由于自溶的发展,死者生前的一些损伤和病变也必将随着时间推移而发生变化,影响尸检诊断。如急性坏死性胰腺炎或急性出血性坏死性胰腺炎,因其主要病变在于胰腺的坏死和炎症细胞浸润,但由于胰腺本身富含各种酶而容易发生自溶,加速了炎症细胞的自溶,使其难以确诊。因此,人死后应尽早进行尸检,并妥善切取检材,固定组织标本,以利于做出正确的诊断和鉴定意见。

二、晚期死后变化

晚期死后变化一般是指死亡 24 h 以后尸体的变化。根据尸体保存是否完整,晚期死后变化分为毁坏型和保存型两类。

毁坏型死后变化(destructive postmortem change)是指尸体因受多种内外因素的影响,软组织和内部器官发生不同程度的死后变化而被部分或完全破坏,包括腐败、霉尸、白骨化和动物对尸体的破坏等。

人工埋葬或野外自然存留的尸体大多数因腐败、软组织崩解消失而白骨化,直至数十、数百年或上千年后骨骼也逐渐风化无存。如尸体受某些内外因素的影响,腐败过程中断,软组织免于崩解破坏而被不同程度地保留下来,称为保存型尸体(preserved corpse),包括干尸、尸蜡、泥炭鞣尸和浸软儿等。

(一) 腐败

蛋白质因细菌的作用而逐渐分解和消失的过程称为腐败(putrefaction)。实际上尸体分解过程中各种细菌滋生,不仅分解蛋白质,也分解了脂肪和碳水化合物。脂肪被细菌分解为脂肪酸和甘油,称为酸败(rancidification)。碳水化合物分解为单糖、醇或直至二氧化碳和水,称为酵解(fermentation)。法医学中所说的腐败是上述 3 种分解的统称。

引起尸体腐败的细菌,初期主要是大肠埃希菌、肠球菌及大肠腐败杆菌等肠道内的细菌,以及空气或土壤中的葡萄球菌、变形杆菌、枯草杆菌和梭形芽胞杆菌等外来细菌参与腐败过程。

腐败是一个逐渐发展的过程,其发生的早晚和发展的快慢受多种因素影响,因此形态表现也各不相同。主要有:尸臭、尸绿、腐败气体和水泡、死后循环、腐败静脉网、泡沫器官、巨人观、死后呕吐等。

1. 尸臭 人死后 3~6 h,肠管内的腐败细菌开始产生以硫化氢和胺类为主的腐败气体,并从口、鼻和肛门排出,具有特殊的腐败气味,称为尸臭(odor of putrefaction)。

2. 尸绿 腐败气体中的硫化氢与血红蛋白生成硫化血红蛋白,透过皮肤呈绿色,称为尸绿(greenish discoloration on cadaver)。尸绿通常在死后 24 h 开始出现,最初多见于右下腹部,因为回盲部细菌多、腐败快而早。随着腐败的进展,尸绿逐渐扩展到全腹壁,最后波及全身。局部尸绿有时易被误认为是外伤性皮下出血。

3. 腐败气体、气泡和水泡 某些腐败细菌能产生大量腐败气体,使各器官组织胀气,特别是胃和肠道,致胃、肠壁变薄,腹部膨胀。窜入表皮与真皮之间的腐败气体,形成大小不等的气泡,称为皮下腐败气泡。逐步融合生成大的腐败气泡,且数量越来越多。当气泡内含有腐败液体时,称为腐败水泡。至3～4 d时,腐败气泡溃破,表皮剥脱,裸露出污垢暗红色的真皮。

4. 死后循环 尸体血管内产生的腐败气体压迫血液使之流动,称为死后循环(postmortem circulation)。

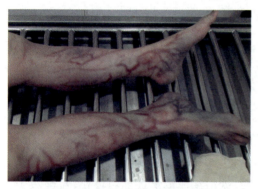

图2-3 双小腿腐败静脉网形成

5. 腐败静脉网 尸体内脏器官及血管中的血液受腐败气体的压迫,流向体表,使皮下静脉扩张,充满腐败血液,在体表呈现暗红色或污绿色树枝状血管网,称为腐败静脉网(putrefactive venous network)。一般在死后2～4 d出现,早期多见于腹部和上胸部,其次是肩部、上臂和大腿,后逐渐扩展至全身(图2-3)。腹壁的腐败静脉网应注意与门脉高压时侧支循环建立后出现的腹壁浅静脉曲张相鉴别。

6. 泡沫器官 腐败气体使尸体发生腐败的器官形成大小不等的海绵样空泡,称为泡沫器官(foaming organ)。多见于肝、脾、肾等实质器官和左心室壁,在切面易于观察。病理切片上可见到大小不等的细小空泡,组织结构难以辨认。

7. 巨人观 尸体腐败扩展到全身时,尸体软组织内充满腐败气体,使整个尸体膨胀,体积变大,面目全非,称为巨人观(bloated cadaver)。表现为颜面膨大,眼球突出,口唇外翻,舌尖外露,颈部变粗,胸、腹部显著膨胀隆起,阴茎、阴囊高度肿胀,皮肤呈污绿色,腐败静脉网多见,皮下组织和肌肉呈气肿状,四肢增粗,有的手和足的皮肤可呈手套和袜状脱落。容貌难以辨认。

8. 死后呕吐 死后胃内容物因受腐败气体的压迫,从食管经口、鼻排出,称为死后呕吐。有时这种反流的胃内容物可进入气管和支气管,易被误认为是呕吐物误吸引起的窒息死亡,值得注意。当腹腔内的腐败气体使膈肌上升而压迫肺时,可使积聚在气管、支气管腔内的腐败血性液体自口、鼻溢出,称为死后口、鼻血性液体流出。要注意将此与急性中毒、损伤或某些疾病所致的出血相鉴别。

腐败的发生和发展同样受尸体本身和外界环境的多种因素影响。凡有利于腐败细菌滋长的因素均能加速尸体的腐败(如高温、高湿、肥胖、生前患感染性疾病等);反之,则减缓腐败的发生和发展。

腐败的法医学意义在于,可根据尸体腐败的发生、发展程度推测死后经过的大致时间;

同时,要正确认识各种腐败现象,避免将其误诊为生前疾病和损伤。因此,要尽早检验尸体,采取措施防止腐败的发生和发展。

(二) 霉尸

尸体处于适宜真菌生长的环境条件下,在裸露的局部或全身表面出现一层白色或灰绿色霉斑、霉丝,称为霉尸(molded cadaver)。冷藏时间较久的尸体容易形成霉尸。

霉斑开始多见于颜面部的眼、鼻、口唇及周围,颈部和腹股沟等处,以后逐渐向全身扩散;有时内脏器官组织也可形成霉斑。

根据霉尸可推测尸体所处的环境条件,有助于分析案情;认识霉尸变化,注意与某些损伤和疾病相鉴别。

(三) 白骨化

尸体软组织经腐败后完全溶解消失,毛发、指(趾)甲脱落,最后仅剩下骨骼,称为白骨化(skeletonized remains)。尸体发生白骨化的时间主要受所处环境的影响,如温度、相对湿度及埋葬处土壤的情况等。在旷野地面的尸体较土葬尸体的白骨化要快得多。暴露于空气中的成人尸体白骨化,在夏季需2~4周以上,春秋季需5~6周,冬季则需数月以上。埋于泥土中的尸体,一般3~4年发生白骨化。大约10年后骨骼才会脱脂干燥。动物对尸体的破坏可加速尸体白骨化的形成,如夏天因动物、昆虫的侵蚀,有的尸体不到2周就可发生白骨化。

白骨化虽可破坏尸体软组织和器官的病变与损伤,但尸骨上的损伤痕迹有些可长期保存。某些毒物(如重金属毒物)在骨髓或骨质内可长久保存,仍可用作某些毒物中毒的化验检材。死后白骨化时间不长的骨髓可用于硅藻检查和DNA检验。骨骼在个人识别方面具有重要意义。根据骨骼的结构特征,可推测死者的性别、年龄和种族。颅骨则可用于颅像重合。

(四) 干尸

当尸体处在干燥、高温、通风条件良好的环境中,或尸体周围有吸水物(如石灰、香灰等)时,尸体水分迅速丧失,不适于腐败细菌滋长繁殖而不发生腐败,以干枯状态保存下来,称为干尸。一般情况下,成人干尸形成需2~3个月,婴幼儿仅2周即可形成。

干尸的外形干瘪,体积缩小,体重明显减轻,可比生前减轻70%以上;皮肤和软组织干燥、皱缩、变硬,呈灰色、浅棕色或暗褐色;内脏器官也会发生干燥、变硬、包膜皱缩、体积缩小。

干尸可能保持生前的某些损伤,如索沟、刺创、骨折等,对追查尸源、揭露犯罪、分析死因和判断案情性质具有一定意义。干尸还可能保持某些个人特征,有助于进行个人识别。另外,干尸可能保持生前的某些病变,如动脉粥样硬化、风湿小结、结核结节、寄生虫卵等,有助于分析死者生前健康状况和死亡原因。

(五) 尸蜡

埋于湿土或浸于水中的尸体,皮下脂肪组织因皂化或氢化作用,形成灰白色或黄白色蜡样物质而被保存,称为尸蜡(adipocere)。尸蜡较少见,多为局部性,全身性尸蜡罕见。尸蜡一般为呈灰白色或黄白色较坚实的脂蜡样物,触之有油腻感,可以压陷,但脆而易碎、可燃。尸蜡可能保存死者某些生前损伤痕迹,如索沟、扼痕和骨折等,对分析死因、揭露犯罪和判断案件性质有一定意义,并有助于进行个人识别、查找尸源。尸蜡的形成需要一定的时间,故根据尸蜡的形成状况,有助于推测 TSD。

(六) 泥炭鞣尸

处于酸性土壤或泥炭沼泽中的尸体,因鞣酸和多种腐殖酸等酸性物质的作用,腐败停止发展,皮肤鞣化,骨骼脱钙,变成体积小、重量轻、易弯曲的柔软尸体,称为泥炭鞣尸(cadaver tanned in peat bog),又称软尸。泥炭鞣尸是一种罕见的保存型尸体,也可保持死者某些生前损伤的痕迹,对分析死因和案件性质有一定的参考意义。

(七) 浸软儿

妊娠 8 周以上的死胎未能完全被溶解吸收亦未排出母体外,滞留于子宫腔内,浸泡于无菌的羊水中,变得小而软,称为浸软儿。浸软儿较少见。浸软儿是死胎,死后已在子宫腔内一段时间,在此期间母体受伤不是引起胎儿死亡的原因或诱因,在法医学鉴定分析外伤在胎儿死亡中的作用时值得注意。

三、其他死后变化

人死后,除了形成上述的早期、晚期尸体变化外,会发生一些化学和生物化学变化,还可能遭受一些外在因素(如动物、昆虫、自然环境等)及人为因素的作用,使尸体受到不同程度的破坏。这些破坏也会不同程度地加速死后变化的发展,同时也会对生前损伤、疾病,甚至死亡原因的分析和判断产生影响。

(一) 死后化学变化

人死后,尸体各种组织、细胞和体液因持续分解而发生的一些化学和生物化学变化,称为死后化学变化(postmortem chemical change)。研究死后化学变化的学科称为尸体化学(postmortem chemistry)。这些化学变化,与前述的肉眼和镜下能观察到的各种形态变化一样,是死后变化的重要组成部分。随着科学的发展、检验技术的进步和各种新型仪器设备的应用,死后化学变化的研究及其相关成分的检验与分析越来越受到重视,其应用也越来越广泛。

死后化学变化的检测方法包括化学、生物化学、组织化学、酶组织化学、免疫组织化学和分子生物学等方法。通常可以作为死后化学、死后生物化学检材的包括血液、尿液、心包液、脑脊液、眼玻璃体液,偶尔由于采取检材的限制或检测一些特殊指标也有将关节液、骨髓液、胆汁作为检测对象。

死后化学变化研究与检测的主要目的是推测 TSD,同时还有助于分析死亡原因和判断死者生前的疾病或损伤情况。如糖尿病猝死,需检测血糖、酮体,帮助确认死亡原因。

(二) 动物对尸体的毁坏

毁坏尸体的常见动物主要是鼠、犬、豺狼、鸟类、水族动物等。动物对尸体的毁坏易被误认为是生前损伤,导致损伤性质和死亡原因的判断错误。

绝大多数昆虫都可对尸体造成不同程度的损害,其中主要是双翅目的蝇、膜翅目的蚂蚁和鞘翅目的甲虫等。昆虫在法医学中的作用和地位越来越受到重视,已形成一门新的学科,即法医昆虫学。其主要目的是推测 TSD,并为侦查破案提供线索。

(三) 其他自然环境因素对尸体的毁坏

除了动物对尸体的毁坏外,其他自然环境因素对尸体的毁坏虽然不是很常见,但值得注意。其中大部分实际上是不同环境条件下对尸体造成的损伤和破坏,应注意与生前损伤和疾病的病变相鉴别。如江河水中漂流的尸体,除被水族动物破坏外,还可与岩石、桥墩及树木等水中物体碰撞致伤,或是被船舶的螺旋桨损伤,甚至造成肢体断离。

(四) 死后人为现象

人死后,一些人为因素的作用可在尸体上造成各种改变或征象,称为死后人为现象。有时容易误将其判断为生前损伤或病理变化。常见的死后人为现象有以下几种。

1. 抢救过程中的人为现象 危重伤病员死亡时,包括死亡前短时间内,在医护人员对其进行抢救的过程中,常会造成一些人为损伤。这种损伤容易被误认为是生前伤害,从而导致案件性质的判断错误;又易被误认为是医疗失误而发生医疗纠纷。其中有一些在抢救过程中造成的人为现象应与医源性损伤相鉴别,如胸外心脏按压、人工呼吸有时可造成肋骨或胸骨骨折、胃内容物反流进入呼吸道。这些情况极易导致对死因产生争议,检验时应详细了解案情,结合损伤的具体情况进行判断。

2. 变动尸体体位时的人为现象 搬动尸体使尸体处于头低足高体位时,可造成部分胃内容物反流进入呼吸道,易被误诊为胃内容物吸入而致窒息死亡。搬动尸体时还可致尸体表面黏附其他附着物,特别是与死因和案件本身无关的黏附物,应仔细鉴别。搬动尸体时有时还会因操作失误造成体表的擦伤、挫伤,甚至相应部位骨折。

3. 尸检过程中的人为现象 在尸检过程中由于操作失误或不规范而导致结构破坏,如切开胸、腹壁时致心、肺及肝、胃、肠和膀胱等器官组织的划伤,取出颈部器官时用力过猛造成的舌骨骨折等,需注意不要误认为是生前损伤。

死后人为现象在法医病理学实践工作中较常见,造成正常组织形态结构的损伤和破坏,影响观察与诊断,进而导致错误的鉴定意见。因此,正确认识和鉴别这些死后人为现象极为重要,同时应尽量避免或减少人为现象对尸体的影响。

第三节 死亡时间推断

死亡时间(time of death)在法医学上是指 TSD,或称死后间隔时间(postmortem interval,PMI),即检验尸体时距死亡发生时的时间间隔。死亡时间推断(estimation of time since death)是法医学死亡鉴定中首先要解决的重点和难点问题,也是法医学死亡研究的热点问题之一。关于死亡时间推断,中外学者提出了许多研究方法或学说,但这一问题迄今尚未得到很好地解决,目前仍主要根据各种尸体变化大致推断死亡时间。常用的各种方法简述如下。

一、根据早期尸体变化推断死亡时间

机体死亡后所出现的各种尸体变化在时间上具有一定的规律性,可用于死亡时间的推断,特别是早期尸体出现的变化(如尸冷、尸斑、尸僵、角膜混浊程度等),可综合应用以推断死亡时间(表2-1)。

表2-1 根据早期尸体变化推断死亡时间

项目	尸体变化	TSD
尸斑	开始出现	0.5～2 h
	出现,指压能褪色(以按压者指甲变色为度)	0.5～4 h
	开始融合	3～12 h
	固定,强力压迫后颜色可减退	12～24 h
	指压不褪色	24 h 后
尸僵	开始出现	1～4 h
	用力破坏后能重新发生	6～8 h
	全身肌肉强硬达到高峰	6～15 h
尸温(10 h内)	每小时下降	1℃(环境16～18℃)
		0.4℃(环境26～31℃)
		不降(环境>35℃)
		1 h内完全冷却(冰雪条件下)
(10 h后)	每小时下降	0.5℃
角膜改变	轻度混浊	6～12 h
	混浊加重,瞳孔可见,表面有小皱褶	18～24 h
	完全混浊,瞳孔不可见,似与晶状体粘连	48 h

二、根据晚期尸体变化推断死亡时间

在法医学实践中常遇到 TSD 较长的案例,尸体已出现腐败,腐败过程的动态变化规律也可用于推断死亡时间。一般情况下,死后24～48 h,尸体右下腹皮肤出现污绿色斑迹(尸绿)。死后3～4 d,腐败血液沿着静脉丛形成树枝状污绿色的腐败静脉网。死后5～7 d,由于细菌不断生长繁殖,产生大量腐败气体充满各种体腔和组织间隙致尸体体积增大、膨胀、眼球突出、舌伸出,皮肤呈污绿色,形成所谓的腐败巨人观。根据晚期尸体变化推断死亡时间见表2-2。

表2-2 根据晚期尸体变化推断死亡时间

晚期尸体现象	推断死亡时间
右下腹部呈青绿色,皮肤出现轻度腐败静脉网	2 d 左右
尸表出现腐败气泡、水泡	2～3 d
眼睑遮盖部分角膜肿胀,形成乳白色斑块,其余部分干燥,变棕黄色,羊皮纸样(动物实验)	3 d
眼球腐败,轻度突出,角膜重度混浊	4 d
腐败充分发展	1个月,或更长
皮下脂肪尸蜡化开始(水中)	最早1～2个月,高温2～3周
皮下脂肪尸蜡化完成(水中)	最早(高温)2～3周,一般2～4个月

续　表

晚期尸体现象	推断死亡时间
面部表面某些肌肉尸蜡化	6个月
深部肌肉尸蜡化	1年以上
成人四肢尸蜡化	3～6个月
全身尸蜡化（潮湿的土中）	约4年或更长
尸体干化（木乃伊）	最早1个月以内，一般3个月或以上
地面上尸体白骨化	新生儿数周，成年人数月至1年
土中尸体白骨化，软组织消失	3～5年
土中尸体的韧带和软骨消失	5年或以上
骨骼上的脂肪消失	5～10年
骨骼开始风化	10～15年
骨组织毁坏、脆弱	数十年

三、根据尸体昆虫生长规律推断死亡时间

运用法医昆虫学研究的成果和技术方法推断死亡时间已被证明是一种有效的方法。暴露于野外的尸体，仅数分钟蝇类即可到达，不同蝇类到达尸体的先后时间有区别。夏季，蝇类1 h左右可在眼角、口角、外耳道、肛门及体表损伤处产卵；孵化出的蛆可吐出含有蛋白溶解酶的液体，消化、破坏尸体软组织。成年人尸体经3～4周，婴儿尸体只需6～8 d，蛆可吃尽软组织。

昆虫有自身的生长规律。春秋季节，蛆每日生长约0.1 cm，10～12 d变成蛹，4周成蝇。气温在30℃以上时，蛆每日生长0.24～0.3 cm，4～5 d成蛹，2周成蝇。因此，夏季若在尸体旁边看到蛹壳，说明尸体至少暴露2周，在春秋季则已经暴露大约4周。

四、根据胃、肠内容物消化程度推断死亡时间

食物在胃内停留的时间和食糜及食物残渣通过小肠的时间有一定的生理规律，根据这种规律性变化，可以推断死者死亡时距最后一次进餐的时间，从而大致可推断死亡时间。一般认为：胃内充满食物呈原始状态而没有消化时，为进食后不久死亡；胃内容物大部分移向十二指肠，并有相当程度的消化时，为进食后2～3 h死亡；胃内空虚或仅有少量消化物，十二指肠内含有消化物或食物残渣时，为进食后4～5 h死亡；胃和十二指肠内均已空虚，为进食后6 h以上死亡。对于死亡前长时间未进食的，根据食糜在肠道下行的情况可进一步做出推断。

但应该注意的是，食物在胃肠内的消化和排空，受许多因素的影响，包括食物种类和性状、进食的量、进食习惯、胃肠功能状态和健康状况、个人的精神状态、药物和饮酒的影响等。一般来说，流体食物比固体食物排空快，小颗粒食物比大块食物排空快，碳水化合物比蛋白质排空快，蛋白质又比脂肪排空快。小儿由于爱吃零食，推断时要注意结合案情。在根据胃肠内容物的消化程度推断死亡时间时，应充分考虑这些影响因素。

五、根据现场情况推断死亡时间

推断死亡时间也需要参照现场的一些情况进行综合判断。现场的一些遗留物,如报纸、杂志、摔坏的钟表、印有日期的食品包装袋等,都可以为死亡时间划定一个大致的界限。在野外,还可以根据现场折断的植物及其生长规律大致推断死亡时间。

六、其他推断死亡时间的方法

目前开展研究的其他推断死亡时间的方法包括根据死后化学变化推断死亡时间,如玻璃体液中钠、钾离子的改变与死亡时间存在一定的规律,死后组织细胞内 DNA、RNA 的降解也具有一定规律性,可根据 DNA、RNA 检测推断早期死亡时间。近年来,一些光谱及组学技术,如磁共振波谱技术、傅立叶变换红外光谱仪(FTIR 光谱仪)、红外光谱技术、代谢组学研究技术,也被应用到死亡时间推断的研究中。

迄今为止,有关死亡时间推断的研究方法较多,但大多数还处于实验室研究或理论阶段,与实际应用还有一定的差距。目前在法医学实践中,仍主要依据死后尸体变化(尸体现象)发生的规律来粗略推断死亡时间。因此,遇到需要推断死亡时间的案例,一定要详细检查和记录尸温及环境温度、尸斑、尸僵程度、角膜混浊程度、胃内容物量及消化程度、膀胱尿量等,根据这些参数进行综合分析,并结合现场勘查,以便更为准确地推断死亡时间。

(贺　盟)

第三章 机械性损伤

广义的损伤指物理、化学或生物性因素所致人体组织器官结构破坏、功能障碍或代谢异常。损伤是机体对外界刺激做出的反应。根据致伤因素不同,分为机械性损伤、物理性损伤、化学性损伤及生物学损伤(感染)等,这些损伤在法医学鉴定及临床实践中均常见。法医学鉴定中尤以机械性损伤最为常见。

第一节 概　述

一、机械性损伤的概念及分类

(一) 概念

凡由机械性暴力造成的机体组织结构破坏或功能障碍称机械性损伤(mechanical injury)。机械性损伤是常见暴力性伤害死亡的原因之一,同时也多见于活体损伤。

机械性损伤在法医学鉴定实践中很常见,及时、正确地检验和鉴定,可为侦查和审判提供线索和证据;在临床上也很常见,及时、准确地诊断与治疗关乎伤者生命及康复。

(二) 分类

1. 按致伤物的性状分类

(1) 钝器伤:徒手伤、咬伤、棍棒伤、砖石伤、挤压伤和高坠伤等。

(2) 锐器伤:切创、砍创、刺创、剪创。

(3) 火器伤:枪弹创、霰弹创、爆炸伤。

2. 按损伤性质分类

(1) 自杀伤:受伤者自己采用机械性暴力加害自身引起的损伤。

(2) 他杀伤:受伤者被他人采用机械性暴力加害引起的损伤。

(3) 意外或灾害伤:自然界灾害或非故意的人为暴力引起的损伤。

3. 按损伤时间分类

(1) 生前伤:活体遭受机械性暴力形成的损伤。

(2) 濒死伤:生命终末期遭受机械性暴力形成的损伤。

(3) 死后伤:死后人体遭受机械性暴力形成的损伤。

法医学鉴定实践及临床实践中机械性损伤常综合以上分类命名。

二、机械性损伤的形成机制及影响因素

机械性损伤形成的基本方式：①运动的致伤物击打静止的人体，如用棍棒击打处于相对静止状态的人体；②运动的人体撞击静止的物体，如人体摔跌撞击地面、被人摁住头部撞击墙壁等；③运动的致伤物与运动的人体相撞，如行驶中的机动车撞击行人。机械性损伤形成机制可应用物理学和生物学的有关知识来解释。

（一）影响机械力作用的物理学因素

致伤物运动所产生的动能或形成的损伤力大小取决于致伤物的质量（m）、运动的速度（v）和作用时间（t）。根据力学原理：①$F=ma$。F 为作用力，a 为加速度 $[a=(v_t-v_0)/t$（v_0 为初始速度，v_t 为当前速度，t 为作用时间）]。表示致伤物的质量和加速度越大，作用力越大，则所形成的损伤就越严重。②$Ek=1/2mv^2$。Ek 为物体具有的动能。表示致伤物的质量和运动的速度对致伤物具有的动能的影响。③$Ep=mgh$ 和 $v=2gh$。Ep 为物体具有的势能，g 为重力加速度，h 为高度。高坠的躯体或致伤物离地面越高，势能和速度越大，则造成的损伤越严重。④$P=F/S$。P 为压强，F 为作用力，S 为作用面积。表示作用力相同情况下，作用面积越小，则压强越大。故锋利尖端或刃缘的锐器，容易穿破组织造成深部组织损伤。⑤$P=m_2v_2-m_1v_1=Ft$。P 为动量，m_2、v_2 为致伤物的质量和速度，m_1、v_1 为人体的质量和速度，F 为作用力，t 为受力时间。可解释致伤物和人体之间的运动状态和方向对损伤发生的影响。在动量相同时，若致伤物与人体呈同向运动，则因受打击部位的顺向移动作用，受力时间延长，使力的强度减小，损伤较轻；反之，若两者呈相向运动，则损伤较重。⑥力的矢量分解法则。斜向打击时，由于能量斜向散失，形成的损伤比垂直打击为轻。组织损伤过程中能量的转移亦符合能量守恒定律。

（二）人体组织器官的结构特性和反应性

人体组织均具有反应性、弹性和收缩性这些共性。生物力学研究证实，人体各种组织具有不同的抗压力、抗拉力、抗冲撞力和抗剪应力。人体松弛皮肤可拉长 40%，具有较大的弹性和韧性，故能抵抗较大强度的机械暴力；但不同部位皮肤厚度、角化程度、皮纹方向和皮下组织结构不同，因而各处皮肤形成的损伤可不同。一般而言，头皮对颅脑具有很强的保护作用，约有 35% 作用于头部的暴力强度被头皮吸收，以避免对颅骨和脑的损害。肌腱能伸延 1~2 倍，肌腱的韧性和骨骼的硬度较大，故能抵抗较大的暴力。骨组织具有一定程度的弹性和可塑性，只有当暴力强度超过骨的弹性限度时，方可造成骨折。人体颅骨和胸廓对脑和胸腔器官均起到良好的保护作用，在一定程度上可防止或减轻外来暴力对脑、心脏和肺等重要器官的损害。机体不同的组织器官的成分及其结构不同，其弹性、韧性和张力亦不相同，对暴力的作用和反应也不同。肝、脾、肾等实质器官较空腔器官易破裂。有时，打击腹部，受击部位的局部皮肤可无明显损伤或只有轻微损伤，而内部器官则可发生破裂。同样强度的力分别作用于空胃或饱胃，其后果也不一致，作用于饱胃，易导致胃破裂；作用于空胃，则胃不一定破裂。

此外，机体健康状态、年龄及某些疾病等因素也影响组织对外力的耐受性。如青年人的组织弹性和韧性均比老年人的强；肿大的肝、脾易发生破裂；骨质疏松患者易发生骨折；血液病患者易发生出血等。

三、机械性损伤的基本形态

法医学主要研究机械性损伤时机体的解剖结构和生理功能的改变及其严重程度。组织的形态和功能紧密关联,不可分割。根据损伤的主要表现不同,可分为以形态、结构改变为主的损伤和以功能改变为主的损伤两大类。

(一)以形态、结构改变为主的损伤

以组织器官形态、结构改变为主的损伤包括:擦伤、挫伤、创、骨折、内脏破裂和肢体断离等。

1. 擦伤 擦伤(abrasion)是指表面粗糙的致伤物与体表摩擦致表皮的一部分或全部剥脱、翻卷和缺损(图3-1),又称表皮剥脱。擦伤多发生于遭钝器打击、坠落、交通事故等情况。擦伤可发生在体表的任何部位,但以突出部位多见,如额部、鼻尖等部位。其大小不等,形态各异,有条状、片状或两者并存。有时残留有表皮碎屑或游离皮瓣,可借以推断暴力作用方向:游离缘为力的起始端,附着缘为终止端。擦伤颜色可呈浅棕色、暗棕色、浅红色或暗红色,取决于血液溢出的多少及伤后或死后经过时间。仅伤及表皮时,

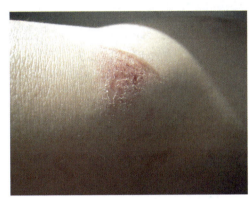

图3-1 摔跌致膝部擦伤
膝前区片状表皮剥脱、翻卷

只有体液渗出,干燥结痂,呈黄色或浅棕色。当伤及真皮层时,可见血液渗出,可有血管扩张、出血及白细胞浸润等炎性反应。擦伤表面渗出的组织液和血液混合,覆盖创面,形成痂皮,数日后痂皮脱落,创面愈合,一般不留瘢痕。表皮脱落极少继发感染。其愈合过程,可作为推断损伤经过时间的依据之一:伤后3~6 h,可见真皮内毛细血管扩张,形成血管网;12~24 h结痂;3 d左右从痂皮的周边开始剥离;5~7 d完全脱落。

擦伤在死后也可以形成,如搬运尸体过程中碰擦粗糙物。

根据致伤物运动方向及其作用机制的不同,可将擦伤分为以下4种类型。

(1)抓痕(scratches or finger nail abrasion):是指由指甲或有尖头的硬物抓擦或划过皮肤表面形成的损伤。在扼颈时抓痕多见于面颈部。性犯罪案件中抓痕常在被害人的外阴、乳房或股内侧等部位。虐待儿童的抓痕多见于上肢前臂。

(2)擦痕(grazes or brush abrasion):是指由体表与粗糙物体或地面摩擦而形成的损伤。多分布在人体较突出部位,如额部、鼻尖等,呈片状、条状,或片状中带细条状,表面可附着接触物的沙粒、泥土等。

(3)撞痕(impact or crushing abrasion):是指致伤物以几乎垂直于体表的方向撞击体表使致伤物陷入皮肤时其边缘形成的擦伤。此损伤多见于车辆撞击或坠落伤,有时在皮肤上留有特殊印痕,称印痕状擦伤(patterned abrasion)。

(4)压擦痕(fiction or pressure abrasion):是指由表面粗糙的物体,在压迫皮肤的同时,与皮肤表面相摩擦而形成的损伤。压擦痕不仅可伤及表皮、真皮及皮下组织,也因受压而致

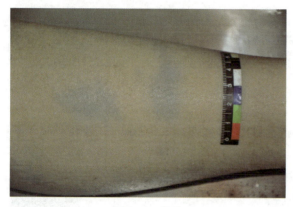

图 3-2 挫伤
小腿前侧局部皮内出血呈青紫色

真皮乳头变扁平、血管受压、局部缺血。压擦痕常见于缢吊、咬伤等。

2. 挫伤 挫伤(contusion or bruise)是指由致伤物作用于皮肤,造成皮内或皮下血管破裂引起皮内或皮下出血为主要改变的闭合性损伤(图 3-2)。挫伤可伴有不同程度的表皮剥脱、局部肿胀和炎症反应。损伤的大小、形态及出血程度,因作用力大小及局部组织特点而异。眼眶周围、面颊部、乳房、股内侧、会阴等处皮下组织疏松、血管丰富,受力后血管易发生破裂、出血,且出血量多、分布范围较广。而手掌、脚掌等部位的皮下组织致密、组织间隙小,受力后皮下出血量少,分布较局限。

挫伤也可发生在内部器官,如脑、心、脾、肺、肝、肾、肠系膜或肌肉,表现为点片状出血。挫伤常见于钝器打击、坠落伤、交通事故伤,也可见于枪弹伤。挫伤作为一种生活反应,表明局部生前遭受钝性暴力,其颜色变化有助于推断损伤时间。

3. 创 创(wound)是指由较强大的暴力致皮肤全层和皮下组织,甚至肌肉直至内脏器官破裂的开放性损伤。钝器打击形成者称挫裂创;锐器砍切造成者称锐器创,如切创、刺创、砍创、剪创;枪弹头形成者称枪弹创。无论为何种致伤物形成的创,皆由创口、创缘、创角、创壁、创底和创腔(创道)六部分组成。组织破裂形成的皮肤及深部组织裂口称创口;创口周边皮肤的边缘称创缘;因组织收缩在创口下形成的空腔称创腔;创腔周围的组织断面称创壁;创腔深部未破裂组织称创底;创缘皮肤交界形成的夹角称创角。除圆形创口(如枪弹创)外,一般 1 个创口至少有 2 个创缘、2 个创角。创腔内创壁之间未完全断裂的血管、神经、肌肉等结缔组织称组织间桥(tissue bridge)。这是钝器创和锐器创的区别。

4. 骨折 由机械性暴力造成骨组织解剖结构的完整性和连续性的破坏称骨折(fracture)。根据是否与创并存,分为开放性骨折和闭合性骨折。根据外力作用方式和形成机制,可分为直接骨折和间接骨折。根据骨折的严重程度和形态可分为线性骨折(图 3-3)、凹陷性骨折、穿孔性骨折和粉碎性骨折。法医学鉴定实践中最常见的是颅骨骨折,其次为肋骨骨折、四肢骨骨折、脊椎骨骨折和骨盆骨折。

骨折多见于高坠、交通或灾害事故。老年人骨质疏松,受力时容易发生骨折。此外,一些骨骼疾病亦可造成

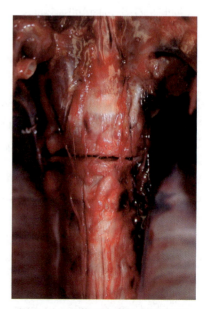

图 3-3 颈椎线性骨折(道路交通损伤)

病理性骨折。

5. 内脏破裂 内脏破裂（rupture of viscera）是由外力所致人体内脏器官解剖学完整性的破坏。斗殴、高坠、交通事故或灾害案件中均可出现内脏破裂者。内脏破裂可见于实质器官或空腔器官。实质器官破裂是指器官包膜和实质部分被破坏，常见于脑、心、肺、肝、脾、肾。空腔器官破裂多见于胃、肠和子宫。内脏破裂均可导致严重并发症，如出血、感染、低血容量性休克、创伤性休克等，直至死亡。有基础疾病的内脏器官较健康器官更易破裂；充满食物的胃较空虚的胃更易破裂。内脏破裂是机械性损伤的常见死因之一。

6. 肢体断离 肢体断离（amputation）是指由巨大暴力的作用，使人体各部遭受到严重的破坏和断离。肢体断离多见于交通事故、爆炸、建筑物倒塌、高坠等，也见于死后碎尸。

对离断尸体各段应做个人同一认定。交通事故和爆炸案件等涉及多人死亡时，做个人同一认定有一定难度。

（二）以功能改变为主的损伤

以功能改变为主的损伤是指以引起重要生理功能急剧变化为主的损伤，而无明显的形态学改变。主要有以下两种。

1. 神经源性休克 神经源性休克（neurogenic shock）是指机体某些部位的神经末梢对机械性暴力的作用非常敏感，受到打击时，可引起严重的反射性自主神经功能紊乱，出现休克，严重者可迅速死亡。人体的太阳神经丛、喉返神经分布区、颈动脉窦区、外阴部和肛门直肠部等属此类敏感区，也称触发区（trigger region）。对此种情况，应结合详尽的案情调查，了解死者临终症状，并进行全面的尸体剖验和其他实验室检查，以排除其他可能的死因。此外，强烈的疼痛或高位脊髓损伤可通过抑制心血管运动中枢或阻断交感缩血管神经反射，引起休克、循环衰竭或心搏骤停，导致死亡。

2. 震荡伤 震荡伤（concussive injury）是指由猛烈的变速性外力作用于头部、上颈部或心前区而引起的脑震荡、脊髓震荡、心脏震荡和肺震荡等。这类损伤的形态学改变较轻微，常规组织学检查仅见散在的小灶性出血，神经纤维或心肌纤维牵拉性损伤，间质淤血、水肿等。脑震荡系较轻的弥漫性轴索损伤。震荡伤可影响生命中枢的活动，或导致心肌电生理活动异常，引起神经源性休克、心源性休克或心搏骤停，导致死亡。胸部震荡可引起外力性心肌梗死。

第二节 机械性损伤的常见类型及表现

法医学鉴定实践中，机械性损伤的类型按致伤物分为钝器伤、锐器伤和火器伤。在我国，火器伤较少见，钝器及锐器所致损伤多见。

一、钝器伤

钝器伤在法医学鉴定实践中常见，造成的损伤形态各异。

(一) 钝器伤的概念及特点

由无锋利刃缘和尖端的钝器打击人体造成的损伤称钝器伤(blunt instrument injury)。常见的钝器有棍棒、砖石、竹竿、斧背、锄头背、枪管或枪柄等各种日常所见的物体和工具。脚踢、拳击、手扭和咬等徒手形成的损伤，亦属钝器伤。钝器伤常见的表现为擦伤、挫伤、挫裂创、咬伤、挤压伤、骨折，有时钝器亦可造成内脏破裂及肢体断离等。

钝器伤的共性：①可以造成各种形态的损伤，如擦伤、挫伤、骨折、挫裂创、内脏破裂及肢体断离等；②各种损伤可以同时存在；③损伤表现表里不一，如外轻内重或外重内轻。

临床上应注意外轻内重的钝器伤，有时体表仅表现为轻微的擦伤或挫伤，而胸腹腔内器官可能已发生破裂而危及生命。这在交通事故、高坠等意外事件中较常见。因此，不能因为伤者仅表现有轻微擦伤或挫伤而掉以轻心，而应密切注意观察其生命体征，叮嘱伤者或其陪同人员，一旦出现任何不适，应及时就诊，以免贻误伤情造成严重后果。

(二) 常见的钝器伤

1. 徒手伤 徒手伤(bare hands injury)是指以手、足和身体等部位作为致伤物造成的损伤。常见于斗殴或虐待案件，损伤严重程度不一。拳击或足踢伤的程度取决于出手(足)的速度、加害人的体力、加害人训练与否、着力部位及受害人的体位与体格。徒手伤轻者仅有表皮剥脱或皮下出血；严重者可导致颅内出血、胸腹腔内脏器官损伤而死亡。拳击胸部，可导致心或肺震荡、破裂，肋骨骨折。足踢或拳击腹上区，可导致肝、脾破裂。拳击头部可致脑震荡、颅骨骨折、颅内出血。拳击某些敏感区域可引起神经源性休克而死亡。

2. 咬伤 咬伤(bite injury)是指由人或动物的上、下齿列在人体上咬合造成的损伤。人类的切牙和尖牙较锐利，咬合时上、下牙列紧压皮肤，在被害人的皮肤上形成两列相对的弧形挫伤，常伴有表皮剥脱。其形态可反映上、下牙列的咬合特征。咬合力强大时，可将体表突出部位组织咬断离，如耳郭、鼻尖、舌头或乳头。仔细观察创口可发现，创缘有齿列的特征。

3. 棍棒伤 棍棒伤(stick injury)是指以棍棒或条形硬物等致伤物造成的损伤。棍棒种类繁多，有木质、金属、竹片、藤条、塑胶管等。棍棒形状亦较多，如圆柱形、扁圆柱形、方柱形及不规则形等。棍棒伤的形态也多种多样，既可表现为长条挫伤，周围伴有擦伤；也可为多种形态的挫裂创。力量较大时，尚可造成骨折或内脏破裂。若棍棒快速有力击打在躯干、肢体等皮下组织较厚的部位，常形成中间苍白、两边平行的暗红色条状镶边形挫伤带，俗称"竹打中空"。这是由于打击瞬间使着力区皮下血管突然压闭，血液向两边分流，两侧血管内压剧增，加之局部组织变形移动并牵扯两边血管，造成血管破裂出血所致。中间苍白区宽度反映棍棒类致伤物的接触面特点。

用棍棒插入人体造成的创伤称捅创(poking wound, or blunt penetrating injury)，多为经腹壁捅入腹腔，亦有由阴道或肛门捅入盆腔或腹腔者。捅创属一种特殊类型的挫裂创，创口不规则，创缘伴擦伤、挫伤，并可造成不同程度的内脏损伤。

4. 砖石伤 砖石伤(brick-stone injury)是指由砖石打击造成的损伤。砖石伤可分为砖块伤(brick injury)和石头伤。砖块伤是指由砖块的平面或棱边、棱角打击所造成的损伤，较为多见。砖块的种类很多，砖块伤多为贴近打击或投掷所造成，常伤及头面部，造成形态较复杂的损伤。石头伤常由山石和鹅卵石造成。山石表面凹凸不平,有不规则的棱边和棱角及不同形状的打击面,可造成形态较复杂的损伤。由于打击面和力量不同,砖石伤的严重程度差别甚大,轻者为挫伤,重者可造成挫裂创,并伴有骨折。损伤形态可因砖块、石块的形态和打击面不同而异。如以砖块的棱边打击可造成条状挫裂创,以其棱角打击可造成三角形或直角形挫裂创,以其较平的表面打击则造成较大面积的擦伤和挫伤,以其粗糙面打击可造成较集中的平行擦伤和挫裂创。鹅卵石表面较光滑,多造成局部擦伤、挫伤和骨折。砖石伤多见于他杀或灾害事故。

5. 挤压伤 挤压伤(crush injury)是指由巨大或沉重的物体压迫或撞击机体而造成皮肤和深部组织的广泛损伤。挤压伤多见于交通事故、踩踏事件、矿井垮塌或地震所致房屋倒塌等灾害事故,也可见于长时间的拷打。挤压伤可有擦伤、挫伤、挫裂伤;皮下可有大面积肌肉和软组织损伤;严重者可有骨折和内脏器官破裂,甚至导致肢体断离。

胸腹部挤压伤可引起窒息,伴有骨折或大面积皮下组织损伤时可形成脂肪栓塞。被害人可在受伤当时死亡。有的存活一段时间,常出现挤压综合征(crush syndrome)。挤压综合征系因大面积肌肉等软组织挫伤,血浆大量渗出,有效循环血容量减少,致使肾急性缺血,同时损伤的肌细胞释放大量肌红蛋白、钾离子及多种毒性代谢产物入血,经肾小球过滤后在肾小管特别是远曲小管内形成管型,阻塞肾小管,导致以急性肾衰竭、高血钾为主要表现的症候群。挤压综合征可见于受虐待儿童,或软组织广泛挫伤或受重物长时间挤压者。

临床上,对挤压伤及大面积挫伤伤者应注意其生命体征变化,监测其肾功能、尿量,防止出现挤压综合征。

二、锐器伤

(一) 锐器伤的概念及特点

具有锋利的刃口或尖端的器具,如刀、斧、匕首、剑、刺刀、剪刀、玻璃碎片等致伤物所致的损伤称锐器伤(sharp instrument injury)。锐器伤一般为开放性损伤。锐器通过切、砍、刺、剪等方式造成人体皮肤及深部组织器官相应的切创、砍创、刺创及剪创。

锐器伤的形态学特征有:①皮肤及皮下组织解剖学的完整性遭到破坏,形成开放性创口。②创口哆开,出血较多。创口哆开的形态取决于创口周围皮肤、结缔组织和皮下肌纤维走向。当创口与纤维平行时,创口呈裂隙状,垂直时呈梭形,斜向成角时呈斜方形。③创缘光滑,创壁整齐,创底较深,创角较尖锐。④创壁之间无组织间桥。⑤常伤及深部的组织和器官。

(二) 常见的锐器伤

1. 切创 切创(incised wound)是指由具有锋利刃缘的锐器压迫皮肤的同时沿刃口的长轴方向移动,切割皮肤及皮下组织而形成的创。切创特点是创口长,创腔呈舟状,创壁光滑,无组织间桥,创角锐,常伴有拖刀的划痕(图3-4)。

切器的种类甚多,刃缘的长短不一,重量和大小悬殊。轻薄的无柄切器有刀片、玻璃等。这类锐器不便施加压力,造成的创腔较浅,常切断皮下浅表血管、肌肉和神经等。而较大的

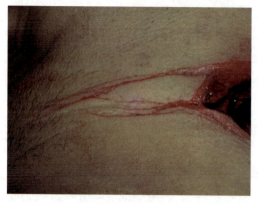

图 3-4 切创拖刀痕
颈部切创，创角浅表拖刀痕

有柄切器，如匕首、菜刀等，易于用力，造成创腔较深，甚至伤及骨骼，可在骨质上形成切痕或缺损。创口长度与切器的刃缘长短无关，而取决于刃锋在切割时移动的距离。

切创多见于自杀，他杀较少见。自杀时，切创多分布在颈部、腕部、肘部或腹股沟部。这些部位血管较表浅，易达到切断血管的目的，一般为自杀者的手所能达到的部位。

2. 砍创 砍创（chop wound）是指由具有一定的重量便于挥动的锐器以刃缘砍击人体形成的创。锐器砍击人体时，强大的作用力向纵深传递，除伤及皮肤、皮下组织、器官外，常损坏其下的骨组织。砍创的特点是组织损害严重，常可在砍创部位下的骨组织表面留下砍痕或引起舟状或穿孔性骨折。砍创常呈梭形哆开，创壁平滑，无组织间桥，创底较平，有时出血较多。较薄的砍器形成的砍创，创缘整齐，表皮剥脱少见；较厚的砍器，创缘周围一侧可伴有表皮剥脱、挫伤。如刃缘全部砍入时，创口长度与砍器刃缘的长度相等，两创角较钝，刃缘牵引移动的作用不明显；非垂直砍击时，创口的长度则小于砍器刃缘，一侧创角较钝，另一侧较锐，创腔呈三角形；砍击时，若砍器沿刃缘长轴拖拉切割，创口长度就可大于砍器刃缘的长度，称砍切创。

砍创多见于他杀，创多分布在被害人的头面部，常伴有颅骨骨折、颅内出血、脑挫伤或脑挫裂伤，也见于四肢、胸、背等部位。砍创用于自杀少见，创多集中在一定部位，即自杀者本人力所能及的部位。

3. 刺创 刺创（stab wound）是指由锐器的尖端沿纵轴方向刺入体内所致的损伤。常见的刺器可分为：①有刃刺器，一般由尖、刃、背及柄组成。根据刃的数量可分为单刃刺器、双刃刺器或多刃刺器；②无刃刺器，一般长而有尖端但无刃，尖端有的呈圆锥形、锥形，有的呈扁平形如螺丝刀，也有规则的如棍棒断端等。

刺创由刺入口、刺创管和刺出口组成。由长矛、具有尖端的铁杆等所致的典型刺创，具有刺入口、刺创管和刺出口，称贯通性刺创；由匕首、小刀等所致的刺创，因刺器短，一般仅有刺入口和刺创管，无刺出口，称盲管刺创。盲管刺创较贯通性刺创多见。刺创可发生在身体的任何部位，其中以腹、胸、颈部刺创常见。

刺创的特点有：①口小腔深，体表损伤轻，内脏器官或大血管的损坏严重，甚至可危及生命；②体腔内脏的出血量比创口部出血量多；③刺入口周围常伴有擦伤、挫伤；④有时刺入口形态可反映刺器的形状，并留有刺器柄的形态。

刺创多见于他杀，自杀少见，偶见于意外工伤、交通事故。自杀刺创，常在自杀者便利手能及的部位，如胸部、心前区，创口多为1个。若有多个亦比较集中，现场可发现刺器。他杀时，刺创可在身体任何部位，常为多个且较分散。致命伤常在胸腹部。头部刺创可伤及颅骨和脑组织。

临床上,对于口小腔深的刺创应高度注意是否有内脏器官受损或体腔内大血管破裂。必要的 B 超和 CT 检查或腹腔穿刺有助于明确诊断,可避免严重不良后果的发生。

切创、砍创和刺创的鉴别见表 3-1。

表 3-1 切创、砍创和刺创的鉴别

项目	切 创	砍 创	刺 创
成伤方式	多见于自杀,他杀少见	多见于他杀	他杀多见,意外事故次之
位置	颈、腕和腹股沟处的多为自杀;手掌部的切割创多为抵抗伤	他杀伤全身分布,以头面部和四肢多见;自杀伤以自杀者利手能及的部位多见	他杀多见于胸、腹部;自杀多见于腹部;意外事故则全身各处可见
创口	长度可大于切器刃缘长度	长度一般等于或小于砍器刃缘长度	长度取决于刺器入体部分的最大截面直径
创角	两个创角都非常尖锐	创角可锐可钝,可伴有撕裂痕	创角数量及形态取决于刺器种类
创腔	一般较浅	一般较深	多较深,常伤及内脏
出血	外出血多	外出血较多	内出血较多
骨折	一般无骨折,偶见浅表切划痕	常有骨折,骨折缝中可有砍器残片	一般无骨折

4. 剪创 剪创(scissoring wound)是指由剪刀刃缘和尖端造成的人体组织损伤。法医学鉴定实践中剪创较少见。剪刀两刃皆具有尖端和刃口,当其作为凶器损伤人体时,其作用力包括沿剪刀中轴向前冲刺的力和两刃从根部向尖端合拢时的夹切(剪)力两种力。根据这两种力配合程度的不同及被剪部位的解剖组织学特点,剪创可分为两种。

(1) 剪刺创:剪刀双叶合拢后的横断面呈不规则菱形,刺入人体形成的刺入口特征与其横断面的形态相吻合。如双叶片分开后仅一叶片刺入,则具有单刃刺器刺创的特征。如两叶片张开同时刺入则形成一对相邻的刺创,略呈错位的"八"字形。

(2) 剪切创:剪切时,剪刀双刃合拢可造成"V"形皮瓣的创;若双刃张开垂直刺入后两刃再合拢剪切,创口接近直线,在创缘和创壁中部可见对应的小皱褶;两刃未完全合拢,则形成一对类三角形创口。如果夹剪乳头、阴茎、鼻尖等突出细小部位,可将该处组织完全剪断,形成剪断创,剪断创的创面较平整,但仔细检查,仍可发现创面不是一个而是两个平面,创缘有小夹角存在。

致命性剪创多见于他杀,自杀较少见,意外事故罕见。他杀死者损伤的数目常较多,大小形态较相似。特征性的剪刺创有助于推断凶器的类型及大小。自杀死者常用剪刀在便利部位剪断股动脉、桡动脉或颈部大血管,导致大失血而死亡。

三、火器伤

火器伤我国相对少见,偶见于故意伤害及意外事故。火器伤常较严重。

(一) 火器伤的概念及特点

火药引爆或火药引爆的各种武器所致的人体损伤,统称为火器伤(firearm injury)。本节中介绍枪弹创(bullet wound)、霰弹创(shotgun wound)及爆炸伤(explosion injury)。

（二）常见的火器伤

1. 枪弹创 枪弹创是指由发射的弹头击中人体所致的创。枪弹创的形态特征与枪弹类型、射击距离和角度、组织的结构等均有关。典型枪弹创为贯通性枪弹创，由射入口(entrance of bullet)、射创管(canal of bullet)和射出口(exit of bullet)3部分组成。非典型枪弹创包括：①盲管枪弹创(blind tract gunshot wound)，指无射出口的枪弹创。②沟状枪弹创，指弹头沿人体表面擦过而形成的枪弹创；③反弹枪弹创(ricochet gunshot wound)，指弹头碰到坚硬物体，反弹击中人体而形成的枪弹创，其射入口因弹头变形、变向，失去典型射入口特征；④回旋枪弹创(circumferential gunshot wound)，为盲管枪弹创的变异，其特殊点在于弹头因乏力，遇骨的抵抗，转变方向，留在体内，无射出口。

枪弹创有以下形态特征。

(1) 射入口：贴近射击、近距离射击和远距离射击，射入口的形态不一致。贴近射击时，火药燃烧产生的强大气流，在弹头穿破皮肤时，气体大量涌入皮下组织，使皮肤撕裂呈星芒状；远距离射击时，创口大小一般与弹头直径相一致，或因皮肤弹性回缩而略小于弹头直径；近距离射击时，弹头穿过皮肤后，由于皮肤回缩，圆形缺损的直径或椭圆形的短径略小于弹头的直径。若软组织较少，皮下衬有骨组织，其口径等于或略大于弹头直径。

典型枪弹创射入口的形态学改变包括：①皮肤有一圆形缺损，其直径一般小于弹头直径。②弹头旋转穿过皮肤时，与皮肤撞击摩擦而在环绕缺损皮肤的边缘造成一宽度为2~3 mm的擦伤带和呈红色的挫伤区，称挫伤轮(contusion collar)。③弹头上附着的油污、铁锈、金属粉末和尘埃覆盖于挫伤轮之上，称为擦拭轮，又称污垢轮(grease collar)。④创口及其附近的创道、周围皮肤常有烧灼伤，射击距离越近，烧灼伤改变越明显。⑤燃烧不完全的火药颗粒和随弹头飞射的金属粉末嵌在皮肤和创道组织中，称火药烟晕。射击距离越近，烟晕范围越小、色越浓；反之，范围越大、色越淡(图3-5)。射击距离超过50 cm，则看不到烟晕、灼伤、火药颗粒沉着等。⑥贴近射击时，枪口冲出的高压气体进入皮下，局部皮肤或衣物向外膨隆抵压枪管形成枪口印痕。

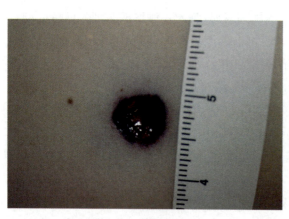

图3-5 枪弹创入口

(2) 射创管：又称创道。贯通性枪弹创形成的射创管呈直线型，而回旋枪弹创的射创管为弯曲型。射创管入口端常见衣物碎片等异物，出口端可有碎骨片或其他器官组织碎片。盲管枪弹创弹头可滞留于射创管的盲端，或有时掉入体腔内。高速前行的弹头由于瞬时空腔效应等，射创管周围组织发生坏死伴有大小不等的出血点。胸腔或腹腔创道，实质器官如肝、肾、脾等常在弹头穿过时，由液体力学原因，常破裂呈星芒状；心、肺和胃肠有穿孔，肠穿孔可以有数个。创道中可发现异物。有时由于弹头能量的不足,而出现轨迹变异,呈盲管枪弹创或回旋枪弹创。

(3) 射出口:射出口一般大于射入口,常有皮肤撕裂,撕裂多不规则,有时可呈星芒状。中心无组织缺损。创口皮肤多外翻。颅脑和四肢的枪弹创,射出口部可见骨骼碎片。射入口与射出口的鉴别见表3-2。

表3-2 射入口与射出口的鉴别

项目	射入口	射出口
大小	较小,一般小于弹头直径	较大,可大于弹头直径
形态	圆形或椭圆形	星芒状,伴有撕裂
创缘	皮肤内翻	皮肤外翻
创周	可有挫伤轮、擦拭轮、火药烟晕、枪口印痕	均无
创口	没有骨碎片或组织碎屑	可有骨碎片或组织碎屑
颅骨缺损	外板缺损小于内板	外板缺损大于内板

颅骨由骨内板和骨外板组成。颅骨遭受枪弹射击时,射入口的外板缺损小,内板缺损大,断面呈漏斗状,漏斗尖端为弹头入体方向,出口处反之。此特征对判断头颅部枪弹创的射击方向和角度极为重要。

典型枪弹创的确定并不困难,不典型枪弹创(如沟状创和盲管创)有时可被误认为挫裂创和锐器创。尸体解剖或临床手术时,要注意现场是否有弹头、弹壳等残留在体内,可通过X线检查发现,取出后应注意加以妥善保存。

枪弹创可见于自杀、他杀或意外事故。自杀者,射入口的部位、射击方向和距离均与死者本人便利手的活动范围一致。如死者曾握枪射击,在其手部的皮肤表面可能有火药粉末的残留。

2. 霰弹创 霰弹创是指由猎枪或土制枪弹丸所造成的枪弹创。猎枪弹有不同的型号和规格,内装铅制或铅镝合金制的弹丸。土枪则用铁颗粒、铁锌颗粒或其他金属碎屑,乃至玻璃碎片等充填。因此可在人体上形成众多形状各异、大小不同的弹丸创。发射时引爆火药,弹丸呈圆锥形散开,由于弹丸或金属碎屑的能量较小,故多形成盲管枪弹创。贴近射击或近距离射击时,霰弹密集在一起,形成大的单个不规则形射入口,边缘呈锯齿状。远射击距离时,霰弹呈圆锥形散开,在人体形成的创口亦随射击距离的增大而逐渐散开,在中央一个较大的射入口周围形成众多小的霰弹射入口。距离越远,则小的射入口越多。一般距离1 m时,可形成直径约3 cm的集合弹孔区;距离2 m时,扩散范围约为7 cm;距离3~4 m时,扩散范围为16~18 cm。扩散范围除与射击距离有关外,尚与枪支性能、火药种类和弹丸的性质有关。射击距离在6 m内时,均可在皮肤内发现弹丸或其他充填物,故霰弹创多为盲管枪弹创。霰弹创因弹丸小、数目多、分布广,手术不易取尽,因而可长时间保留在体内。

3. 爆炸伤 爆炸伤是指由易燃、易爆物品爆炸所致的人体多种复合性损伤。常于火药、爆竹、化工厂、矿井、锅炉及液化气罐或煤气管道等爆炸时形成。爆炸伤多见于意外事故、破坏,也见于他杀或自杀。

爆炸物引爆时，瞬间释放出巨大的能量和高温，迅速由爆炸中心向四周传播，形成一种超音速的高压波，称冲击波(blast wave)。爆炸所造成的损伤，形态多样，轻重不一。人体的损伤程度与距爆炸中心的距离关系极为密切。距离越近，损伤越重；反之则越轻。

常见的爆炸伤有以下几种。

(1) 炸碎伤：又称炸点伤。处于爆炸中心或接近爆炸中心的人体可全部或部分炸碎，表现为各式各样的骨折、挫裂创、肢体断离和内脏破裂，肌肉碎片、骨碎片、内脏碎片及各种组织可四处飞散。对炸碎尸体进行个人识别，有时极为困难。

(2) 抛射物所致损伤：距爆炸中心近，装盛炸药或雷管的金属碎片或其他异物向外飞射时，可造成人体的贯通创、盲管创和各式各样的钝器、锐器伤。

(3) 冲击波损伤：冲击波损伤(blast wave injury)常累及许多人。其特点为外表损伤可不严重，但内脏的损坏甚为严重。强大冲击波和气压可使肺泡破裂，导致气胸、血气胸，肝、脾破裂，脑震荡、脑挫伤、颅内出血、颅骨骨折，以及鼓膜破裂等。

(4) 烧灼伤：在爆炸时火焰所及的范围内可引起不同程度的烧灼伤。

(5) 其他损伤：建筑物、车辆、电线杆及爆炸中心附近的其他物体倒塌可形成挤压伤、砸伤、机械性窒息；在燃烧现场可导致有毒气体中毒等。

四、机械性损伤的检查与记录

在实际工作中，临床医生比法医更早接触到伤者及有关当事人，从而获得真实的外伤史和损伤情况，特别是损伤当时、后遗障碍、残疾等有关的病史。这些不仅对诊治具有重要价值，而且对法医学鉴定也很重要。因此，临床医生应系统地检查伤者的各种损伤，并做详细正确的记录，以便这些记录用于以后可能发生的刑事或民事诉讼。这是医生应尽的法律义务。

检查机械性损伤时，无论法医还是临床医生均应注意以下问题。

1. 检查不遗漏　全面检查并记录各部位的每个损伤，即使是临床上不需做特殊处置的轻微损伤(如擦伤等)，在法医学上也可能成为重要的法律证据或线索。

2. 详细记录　诊治时应详细记录损伤合并症的临床表现和诊断依据，特别是严重的一过性功能障碍，如呼吸困难、休克等病症的体征。因为这些危及生命的致命性病理生理表现，待紧急抢救病症恢复后甚至不遗留可见的有价值的客观指征。另外，在医治过程中，因被害人尚没有诉讼法律的意识，治好损伤是伤者及有关当事人的唯一目的，因此叙述较为确切，愿意在各方面积极配合医生诊治，临床医生可获得较真实的伤情和有关的既往病史，如视力、视野或听力改变程度等。

3. 准确描述　检查时应准确描述损伤的位置、数量和相互关系。应采用公认的解剖学标志，按由主到次、由上到下、由前到后和由表及里的顺序，全面记录损伤的数目与分布。描述损伤的形状时应用几何术语，如圆形、卵圆形、线形、弧形，或用常见物体名称描述。记录损伤形态时，要用描述语言，避免用诊断术语。测量损伤的长度、深度要用国际标准单位，如厘米(cm)或毫米(mm)。

4. 保留证据　在检查或手术时，对手术切除的组织器官(如外伤性脾破裂，行脾切除术),损伤部位的附着物或残留物(如玻璃碎片、致伤物碎片,甚至泥沙等)均应记录其种类、数量和分布情况,并注意保存,以备进一步检验,或作为物证移交至警方等办案机构。

5. 提取物证 尸体检验时,除检验创伤及其并发症外,还要寻找创内异物,提取血液和指纹。对外表损伤轻微的死者,应特别注意检查心脏和脑及颅内有无出血等损伤。肉眼不能确定者,应取材做组织病理学检查。必要时应留取血液、尿液和胃内容物等,以备进一步检验血型、DNA 和毒物分析等。

6. 固定 在文字记录的同时,应绘制简图、摄影或录像,标记其形态、分布等特征。照相时,在损伤部位旁应放一直尺或比例尺,以标识损伤的大小。

第三节 常见机械性损伤的特点及临床实践

法医学鉴定及临床实践中,机械性损伤导致的人身损害时常发生,其中常见的有道路交通损伤、坠落伤及颅脑损伤,损伤表现复杂,后果较严重,在实践工作中应加以关注。

一、道路交通损伤

交通损伤(transportation injury)是指在交通运输过程中发生的各种损伤的总称,即指各类交通运输工具和参与交通运输活动中的物体,在运行过程中导致人体组织、器官、结构的完整性破坏或功能障碍,甚至死亡。按交通运输方式可分为道路交通损伤、铁路交通损伤、航空交通损伤、船舶交通损伤 4 类,其中以道路交通损伤最常见,在本节中仅介绍道路交通损伤的特点。

道路交通损伤包括机动车和非机动车所造成的损伤。机动车包括汽车和摩托车。非机动车包括自行车、电动自行车、马车、三轮车等。

机动车交通损伤包括行人损伤、车内人员损伤和骑行人损伤。

(一) 行人损伤特点

机动车碰撞行人所致损伤,取决于车的速度、种类、碰撞时行人的姿势和接触部位,以及车轮与人行走方向。机动车碰撞行人所造成的损伤极为复杂。在同一事故中,可造成多种类型的损伤。常见的损伤有撞击伤、摔跌伤、碾压伤、拖擦伤及伸展伤。

1. 撞击伤 撞击伤(impact injury)是指汽车的某一部分直接撞击行人所致的损伤,又称直撞伤。这种损伤发生频率高,是车辆致人体伤残或死亡的直接原因。损伤类型有擦伤、挫伤、撕裂创、骨折及内脏破裂等。最典型的是汽车保险杠造成的行人下肢的保险杠损伤(bumper injury)。其损伤形态有时可反映保险杠形状,典型胫骨骨折呈楔状,其尖端示车轮行驶方向。小客车保险杠损伤多发生在小腿;货车、大客车保险杠损伤多发生在大腿。但车轮加速时,前保险杠可上移 4~5 cm,因而行人损伤位置可稍高;机动车紧急制动时保险杠可下移约 10 cm,行人损伤的位置也相应稍低。散热器或车灯撞击行人时,可造成擦伤及挫伤,并留下特殊的撞痕,有时可造成较大面积的擦伤、挫伤,甚至发生骨折。车辆直接撞击胸腹部,可造成严重的内脏器官损伤。车头铲起躯体,使头面部、肩部碰撞于挡风玻璃上,可造成广泛的玻璃刺割伤。

2. 摔跌伤 摔跌伤(injury sustained by falling)是指行人被车轮撞倒或抛起后又摔下与地面相撞形成的损伤。摔跌伤极为常见,其严重程度取决于机动车传递给人体的动能,还取决于路面条件和人体落地姿势等因素。常因造成减速性颅脑损伤而致死亡。

3. 碾压伤 碾压伤(injury due to run-over by a car)是指汽车轮胎碾过人体所致的损伤。损伤的严重程度与机动车的类型、载重量及曾否刹车等有关。如未刹车,车轮从人体上滚动而过造成表皮剥脱、皮下出血,与轮胎凸起部相对处则形成表皮剥脱,这种特征性印痕称轮胎印痕。刹车时,车轮突然停止转动,因惯性作用车辆继续前进,皮肤被挤压于轮胎与路面之间,造成严重的撕裂伤,多发生于四肢和头颈。碾压伤常引起皮肤与肌肉分离,形成较大的环状或袋状撕裂伤,伴有大量出血或血浆渗出,触之有波动感。碾压也常造成内脏器官破碎和肢体骨折。

4. 拖擦伤 拖擦伤(injury sustained by dragging)是指由于被撞击者的衣物被车辆挂住,被害人的身体在地面拖拉形成拖擦伤,一般损伤面积较大,多位于躯体一侧,以体表突出部位为重。在片状拖擦伤中常夹条状划痕,其始端较深,末端轻浅,提示拖拉方向。

5. 伸展伤 伸展伤(extensive injury)是指由于交通损伤中躯干过度伸展,在与肢体连接处皮肤及皮下组织沿皮纹方向发生的撕裂,常见损伤部位有腹股沟、腋窝。

(二) 车内人员损伤特点

道路交通事故中,车内人员的损伤主要为碰撞伤、挥鞭样损伤和保险带损伤。当车内人员被抛出车外时,可造成摔跌伤和碾压伤;车辆着火时,可造成烧伤。处于车内不同位置的人员具有其各自的特点,可以借此推断事发时车内人员座位情况。

机动车发生碰撞或紧急制动时,车内人员受惯性作用,碰撞于车内某种结构或物体上,造成车内不同位置的人员发生不同类型的损伤。驾驶员用手抵住方向盘,可导致腕部或前臂扭伤和骨折;由于紧急刹车,驾驶员右脚用力踩踏刹车板,可导致股骨或骨盆骨折;紧急刹车,可使驾驶员身体前倾,胸廓碰撞于方向盘上而造成胸部擦伤、挫伤、肋骨多发性骨折、胸廓变形,以及严重的心、肺和大血管的损伤,该损伤称为方向盘损伤(steering wheel injury)。前座人员常被仪表及挡风玻璃撞伤。后座乘客多因碰撞前座椅背或车顶受伤。交通事故发生时,由于车体和车内人员的骤然加速或减速及头部的惯性作用,使颈部前后过屈或过伸,导致颈椎、颈髓及脑组织遭受牵拉、扭转、压迫,造成颈椎脱位、颈髓受压或挫伤甚至离断,称为挥鞭样损伤(whiplash injury)。挥鞭样损伤多发生于第5、6颈椎,其次为第1、2颈椎。

车内人员还可由保险带引起损伤。机动车常用的保险带有两种:一种是横过腹部的保险带;另一种是从肩部斜过胸腹部的保险带。保险带损伤主要发生在车辆突然减速时,人体因惯性前移而被保险带紧勒所致。保险带损伤表现为肩部、胸腹部擦伤和挫伤,重者可导致胸腹腔内脏器损伤或第2、3腰椎横断骨折。其损伤分布有助于分析受伤人员座位情况。

道路交通事故发生翻车时,既可造成各种机械性损伤,包括破碎的玻璃造成的刺创、切创,也可因汽油燃烧造成不同程度烧伤。驾驶员、乘客或行人皆可遭受伤害。

(三) 骑行人损伤特点

骑行人损伤主要发生于摩托车驾驶员、电动自行车骑行人及自行车骑行人等。

1. 摩托车驾驶员损伤 摩托车被撞击时,由于摩托车驾驶员双足不站在地上,不支撑体重,且可自由摆动,故小腿的损伤较少见,身体上的损伤位置比行人略高些。如摩托车与汽车相向行驶,因相对速度高,直接撞伤的损伤程度特别严重。当摩托车撞在固定物体上或碰撞机动车时,摩托车受阻即刻停住,但驾驶者因惯性继续前冲,胸部撞在车把上,甚至整个身体高速前冲,头部撞在固定的物体或被撞的机动车上,或者向前翻筋斗后跌落路面。

摩托车驾驶员倒地造成的损伤是最常见的损伤,死亡率为88%。头部损伤发生率高于汽车驾驶员(80%),最常见是颞顶部骨折,合并颅底骨折,横行骨折线经蝶骨大翼后及垂体凹。当颅顶部被撞击也可形成枕骨大孔周围的骨折。脑组织可发生挫伤、裂伤,常常是对冲性的。

此外,摩托车驾驶员倒地可造成下肢及骨盆骨折,约占55%;亦可发生肋骨骨折和肝、脾破裂等。

2. 自行车骑行人损伤 我国号称自行车王国,自行车是我国城乡人们主要的出行交通工具。自行车被其他机动车(如汽车)碰撞可造成骑行人损伤。由于自行车骑行人没有戴头盔等保护,因此头部损伤常很严重。在道路交通事故损伤尸检案件中,头部损伤约占51%。自行车骑行人的损伤常常是被撞击后摔离自行车发生摔跌而死亡,也有死于辗压的。自行车被来自前、后方的车辆撞击,骑行人的损伤多发生在头顶部、枕部、肩背部、上肢,极少发生在下肢。自行车被侧面的机动车撞击,典型的为小腿外侧中下段骨折或踝关节骨折、脱位。损伤的位置与当时足踏的高度及车的保险杠高度相关,同时由于与自行车部件碰撞,下肢大腿内侧、小腿内侧及内踝部等可形成擦挫伤。摔跌伤发生在直接撞伤的对侧面,骑行人常常是由于严重的颅脑损伤而死亡。骑行人被机动车辗压可造成颅骨粉碎性骨折、脑髓外溢或胸、腹部多发伤,体表可见轮胎印痕、伸展创等。自行车撞击静止物体,由于突然减速,骑行人的损伤主要为摔跌伤。自行车骑行人被撞倒时,双手进行防御性支撑,可致手掌表皮剥脱、皮下出血,甚至腕部、手部骨折。

(四) 道路交通损伤的法医学鉴定及临床实践

1. 道路交通损伤法医学鉴定内容

(1) 是否为道路交通损伤而死亡。

(2) 事故发生时死伤人员与肇事车辆的位置关系。

(3) 可疑车辆表面及轮胎有无血痕、毛发及人体组织碎片附着,提取检材送检,结合损伤的情况推断车辆型号,为肇事车辆的认定和案件的审理提供证据。

(4) 全面尸体解剖确定死者是生前碾压还是死后碾压,明确死因,同时做必要的实验室检查,以确定肇事者的血液及尿液中有无酒精(乙醇)或药物、毒物。

(5) 区分死者为驾驶员、乘客或行人。

2. 临床实践 道路交通损伤常常表现为外轻内重,体表可能仅为擦伤、挫伤或肢体骨折等,而体腔或颅内可能发生严重的内脏器官破裂、血管破裂出血等危及生命的严重损伤。因此,临床医生应高度重视每一例道路交通损伤急诊患者,密切关注其生命体征变化,及时进行必要的辅助诊断，如 B 超、CT 等检查，以免漏诊。

二、坠落伤

坠落伤(injury due to fall from height)系因人体由高处坠落碰到地面或障碍物而造成的损伤。多数高处坠落伤是致命性的，导致立即死亡。坠落伤多见于自杀，其次是意外事故，他杀偶见。坠落伤的严重程度与坠落的高度、坠落者的体重、着地地面情况、人体着地时的姿势及部位密切相关，也与坠落过程中有无障碍物有关。

（一）坠落伤的形成

人体自屋顶、高楼、阳台、棚架、桥梁、悬崖等高处向下跳时因地心引力而坠落。首先，坠落的高度越高，势能越大，由势能转化而来的巨大作用力及与地面接触时地面所产生的反作用力，瞬间作用于人体，引起强烈的冲撞、撕裂、挤压、摩擦和震荡作用，造成人体多处广泛的损伤。其次，地面的性质，如为砖石或水泥等硬质地面，损伤严重；如坠落在疏松的沙土地、柔软草地及草堆之类的物体上，则损伤相对较轻。再次，人体着地的姿势和部位。若头部先着地，颅脑损伤极为严重，可立即发生死亡；若双足先着地，双侧跟骨可发生对称性骨折及下肢嵌入性骨折，有时可发生脊椎或胸骨与肋骨结合处，特别是第 1、2 肋骨近胸骨处骨折及髋关节脱位；若臀部先着地，体表损伤有时可能轻微而内部常有骨盆骨折，力沿着脊柱传导，使颅底枕骨大孔出现环状骨折，肋骨近椎骨处骨折，脊柱椎体可发生压缩性和粉碎性骨折；若胸部先着地，可发生广泛性肋骨骨折，骨折断端多向内移位，可造成胸腔内脏器的广泛性损伤；若手掌先着地，上肢常发生骨折，可伴有肘、腕或掌关节脱位。

（二）坠落伤的特点

坠落形成的损伤常广泛而严重，常为多种损伤并存，形态多样。这些广泛而严重的损伤一次性暴力可以形成，多部位骨折在力的传导路径上。坠落伤表现出外轻内重的钝器伤特点，即体表损伤较轻，内部损伤严重。有时，尸体外表仅见局部的擦伤和挫伤，尸体解剖可发现内脏器官和血管破裂及各种类型的骨折。有报道认为，悬着内脏器官的韧带撕裂、内脏器官的移位、肠系膜根部的撕破和肺根部及主动脉的断裂等是高坠伤的特征。高坠后未立即死亡者，颅腔和脑实质内及腹膜后等部位可有血肿形成。

（三）坠落伤的法医学鉴定及临床实践

1. 坠落伤的法医学鉴定 通过尸体检验，确定坠落伤的死因并不困难，但难以确定的是死亡方式。坠落伤的法医学鉴定应解决以下问题。

（1）勘查现场，明确坠落起点和着落点。在坠落的起点，可能发现坠落者足印、手印、指纹或本人的遗留物。落地点可发现坠落者碰撞地面留下的痕迹及坠落者的物品。

（2）通过全面系统地尸体剖验和实验室检查可明确死因，并结合现场，排除死后抛尸伪装高坠。

（3）了解死者坠落时意识是否正常，有无因酗酒或服用某些药物而使死者处于意识不清或幻觉的状态。

2. 临床实践 坠落伤具有外轻内重的特点，因此临床应注意仔细询问损伤情况、坠落高度,评估损伤严重程度,并密切注意生命体征。如果有必要,应尽早进行 B 超、CT 等检查。为明确诊断,及时采取剖腹探查等,以免漏诊。

三、颅脑损伤

颅脑损伤在法医学案例中占有极其重要的地位。颅脑既是犯罪嫌疑人打击的主要部位,又是人体重要生命器官所在,其损伤常是致死的重要原因之一。急性颅脑损伤约占人体各种损伤的 21%。颅脑损伤所引起脑的病理改变有两类:一类是机械性暴力直接引起的损伤,如头皮损伤、颅骨骨折、脑挫伤、脑血管破裂;另一类是颅内血肿等占位性病变引起的脑神经细胞变性、脑水肿和脑疝等。

(一) 头皮损伤

由于头皮及皮下组织结构的特点,头皮和头皮下组织损伤有其特殊性。

1. 擦伤 头皮表面有毛发覆盖,一般不易发生表皮擦伤。钝器打击形成头皮挫裂创时,创缘可伴有表皮擦伤,据此可推断暴力作用的方向;局部可见挫断的头发。

2. 挫伤 头皮的真皮层结缔组织致密,与帽状腱膜之间通过许多纤维紧密连接,形成小网格状结构,故头皮内出血不易扩散,而形成边界清楚的局限性出血或血肿。头皮血肿常能反映暴力打击的部位和致伤物的打击面特征。帽状腱膜与骨膜之间为疏松结缔组织,故该层出血易扩散,出血量大,可蔓延到颅顶大部分区域,形成所谓的"血帽"。"血帽"外观隆起,有波动感。骨膜仅借少量结缔组织与颅骨相连,但在骨缝处夹嵌紧密,故骨膜下出血,范围仅限于该块颅骨范围内。

3. 挫裂创 头皮较厚,头皮下有颅骨衬垫,血管丰富,钝性暴力打击时,易造成挫裂创,创口易哆开,出血较多。头皮挫裂创的创缘较整齐,创壁较平整,但仔细检查可见挫裂创边缘表皮剥脱,创口内有组织间桥。挫断的头发断端不整齐,牵拉扭曲,可与锐器创相鉴别。

4. 头皮撕脱 当强大暴力牵拉头发时,可使头皮连同帽状腱膜与其下方的疏松结缔组织层分离,造成头皮的广泛性撕裂创。

(二) 颅骨骨折

常见的颅骨骨折如下。

1. 线性骨折 线性骨折(fissured fracture)是指暴力作用于颅骨造成线状骨折而无凹陷,可呈直线形或弧形。闭合性线性骨折时,可撕破硬脑膜或脑膜血管,引起硬脑膜外血肿;开放性线性骨折时,由于头皮撕裂,在骨折部可能夹杂头发或其他异物。

2. 凹陷性骨折 由于骨折部位和凹陷程度的不同,所致脑、血管和神经的损坏程度亦不同。凹陷性骨折(depressed fracture)的形状多为圆锥形、圆形或类圆形。有的凹陷形状可反映致伤物打击面的轮廓,其直径与致伤物打击面的直径相近。

3. 孔状骨折 作用面积小而强大的暴力作用于颅骨,使骨折区碎片完全断离进入颅腔,所形成的圆形骨折称孔状骨折(penetrated fracture),常见于枪弹创、刺创等。骨折形态常反映致伤物的横断面形态。

4. 粉碎性骨折 暴力作用于颅骨形成多块骨碎片,称为粉碎性骨折(comminuted

fracture)。骨片大小、形状和数量不等,可以是一次打击形成,也可由多次重复打击所致。有时根据骨折线走行方向及截断关系,可推断出第一次打击的部位、打击次数和致伤物形状。

5. 崩裂性骨折 由巨大外力作用于颅骨,造成广泛性开放性粉碎性骨折称崩裂性骨折(bursting fracture),如接触性枪伤或爆炸伤,或巨大物体撞击头颅,或从高处坠落,或车轮碾压过头颅。发生颅骨崩裂性骨折者常伴有脑组织外溢,一般均在短时间内死亡。

(三) 颅底损伤

1. 颅底骨折 暴力作用于颅底时可引起颅底骨折,常呈线形,其走行方向与力的作用方向一致,常见于颅前、中、后凹;有时也可形成粉碎性骨折,多见于高坠时双足着地,力由脊柱传递到颅底。

2. 颅盖骨与颅底骨联合骨折 大的外力作用于颅骨时,可形成颅盖骨和颅底骨联合骨折。常见于高坠伤或交通意外损伤。

3. 对冲性颅底骨折 外力作用于颅骨时,力传导到远离着力点的部位,在颅底骨较薄弱处造成骨折,即对冲性颅底骨折。如打击头顶部时导致颅底薄弱处骨折,或打击枕部时导致颅前凹的筛骨或眶板骨发生骨折。

(四) 颅内出血

颅内出血包括:硬膜外、硬膜下、蛛网膜下隙及脑实质出血。

1. 外伤性硬脑膜外出血 外伤所致颅骨与硬脑膜之间的血管破裂引起的出血,称外伤性硬脑膜外出血(traumatic extradural hemorrhage)。多由暴力直接作用于头部,引起颅骨骨折并损伤脑膜中动脉及其分支所致;少数可由硬脑膜后动脉、筛动脉、上矢状窦、横窦和板障静脉破裂造成。出血可使硬脑膜与颅骨剥离而形成血肿。硬脑膜沿矢状缝粘着甚紧,故硬脑膜外血肿一般只限于矢状缝的一侧。血肿多见于颞部,其次为额顶部、颞顶部或枕部。血肿压迫脑组织引起颅内压升高而致昏迷;压迫中央回而有对侧肢体瘫痪;压迫颞叶引起海马沟回疝而有同侧瞳孔散大。受伤当时可出现一过性原发性昏迷,经过一段中间清醒期后,由于血肿形成,颅内压增高而再次昏迷,甚至死亡。有些伤者原发性脑损伤较轻微,受伤当时无明显意识变化,伤后数日才因血肿逐渐增大而陷入昏迷。

2. 外伤性硬脑膜下出血 外伤所致血液集聚于硬脑膜与蛛网膜之间,称外伤性硬脑膜下出血(traumatic subdural hemorrhage)。硬脑膜下出血可发生在着力点或其附近,也可发生在着力点对侧,称对冲性硬脑膜下出血。硬脑膜下出血常见于颞顶部,多为单侧,偶有双侧。有时可覆盖整个大脑半球。出血的来源多为脑表面与静脉窦之间的联络静脉破裂。

外伤性硬脑膜下出血常伴有脑挫伤,伤后立即出现昏迷,持续时间较长,不一定有中间清醒期,可持续发展为脑疝而死亡。

3. 外伤性蛛网膜下隙出血 外力打击头部和上颈部造成蛛网膜及脑沟中的血管破裂出血,血液从血管流出,进入蛛网膜下隙,称外伤性蛛网膜下隙出血(traumatic subarachnoid hemorrhage)。损伤破裂的血管多为椎动脉、基底动脉及其分支,或脑表面的小血管。蛛网膜下隙出血常与颅骨骨折和脑皮质挫伤并存。由于血液与脑脊液混合,沿蛛网膜下隙扩散,常覆盖大脑表面。蛛网膜下隙出血可发生在被打击的局部;也可发生在被打击对侧,形成对冲性蛛网膜下隙出血。外伤性蛛网膜下隙出血量可较大，呈弥漫分布，颅后凹或脑干周围出血较多，严重时血液进入脑室，常伴有脑挫伤或其他颅内出血，可迅速导致死亡。

4. 外伤性脑出血 外伤性脑出血（traumatic cerebral hemorrhage）是指头部外伤引起脑实质内血管破裂出血。伤后即刻出血称早期出血，伤后经过数天或数周后出血称晚期出血或伤后迟发性脑出血（delayed traumatic cerebral hemorrhage）。其中以早期出血比较常见。出血好发部位依次为额叶、颞叶、小脑和脑干。

外伤性脑出血多呈楔形，其底部与脑表面相平齐。法医学鉴定时应注意伤者是否患高血压病、脑动脉粥样硬化及脑血管畸形等。

（五）脑损伤

脑损伤包括弥漫性轴索损伤（diffuse axonal injury，DAI）、脑挫伤（cerebral contusion）、脑挫裂伤（laceration of brain）和脑震荡（cerebral concussion）。

1. 弥漫性轴索损伤 DAI 亦称弥漫性白质损伤。DAI 可单独发生，也可伴发其他颅脑损伤，是颅脑损伤中最常见的致命性损伤之一。DAI 病变以白质的广泛变性为特征，可发生于脑组织任何部位，特别是脑室旁、胼胝体、前联合、内囊及脑干的白质。常规病理学检查可见散在小灶性出血。应用免疫组织化学染色，伤后 3 h 即可显示此病变；嗜银染色在伤后 15～18 h 即可见到。轴索断裂后形成的收缩球可存在相当长时间，伤后存活 6 周后死亡者仍可见收缩球。损伤周围有成堆的小胶质细胞增生，严重者损伤区白质萎缩，胶质瘢痕形成，脑室系统扩张。

2. 脑挫伤 脑挫伤是指由外力冲击头颅而造成的脑组织出血坏死。脑挫伤形成时，脑组织无断裂，脑外形与软脑膜完整。病变发生在外力作用的直线两端，受力冲击侧形成的损伤，称冲击伤（coup injury）；受力对侧的损伤，称对冲伤（contrecoup injury）；着力部位与对冲部位之间的脑组织发生的脑挫伤称中间性脑挫伤。暴力作用于相对静止的头部，使其发生加速运动，常引起较严重的冲击伤，而对冲伤较轻或不出现。处于运动状态的头部撞击在静止物体上，所致的对冲伤较严重，冲击伤相对较轻。脑挫伤常见于大脑的皮质表面，且经常在脑回表面浅层，常伴蛛网膜下隙出血。对冲伤常见于颅骨内侧不规则部位，如额叶和颞叶。枕叶因后颅凹内面较平滑，一般不易发生对冲伤。

脑挫伤除发生在大脑表面外，也可发生在深部的脑干上部（中脑部）或中脑导水管周围，多因脑干撞击在小脑幕裂孔的边缘引起。

3. 脑挫裂伤 脑挫裂伤是指由外力直接引起的脑组织破坏合并软脑膜撕裂，常伴有头皮、颅骨和硬脑膜的损伤，见于弹头、刀、斧等的打击及高坠、交通事故损伤等。诊断依据是脑表面有裂痕，其间有碎烂脑组织及出血，神经细胞和胶质细胞破坏，伤者可迅速死亡。损伤较轻者，经坏死、修复过程，最后损伤组织由瘢痕代替。不少伤者常出现肢体瘫痪、智力受损及外伤性癫痫等后遗症。

4. 脑震荡 脑震荡是指外力致头部受伤后，即刻引起脑功能障碍，而无明显的器质性改变，轻者表现为短暂昏迷，重者伴有记忆力障碍，多可自行恢复，有些可发生后遗症。脑震荡可伴发或不伴发颅骨骨折。

脑震荡的发生机制不明，常见的理论是脑干网状结构功能障碍。意识丧失与外伤几乎同时发生。苏醒后，患者往往不能回忆受伤当时的情况，或不能记忆受伤后一段时间的事情。前者称逆行性遗忘，后者称顺行性遗忘或外伤性遗忘。顺行性遗忘的长短相当于意识丧失的时间，因此，可看作是估计脑震荡严重程度的一个重要指标。

脑震荡无并发症者，罕见死亡。轻度或中度脑震荡常无明显的形态学改变，严重者脑组织有肿胀、充血和少数出血点。

脑震荡的诊断：①头部外伤史；②一过性意识丧失；③神经系统检查无明显器质性病变；④存在逆行或顺行性遗忘。

（六）颅脑损伤的法医学鉴定及临床实践

通过尸体检验，确定颅脑损伤及其死因并不困难。法医学实践中遇到的困难是伤病关系分析，如在动脉硬化、动脉瘤或动-静脉畸形等病变基础上，外力作用下发生脑出血、蛛网膜下隙出血等。此时应仔细分析损伤和病变基础在颅内出血后果的作用力（参与度），做出科学、客观的判断。

临床实践中，颅脑损伤多见于高坠、交通事故等，常常表现为外轻内重，体表仅为头皮擦挫伤，而颅内可能发生严重出血或血肿形成。因此，临床医生应高度重视每一例高坠、交通事故损伤急诊患者，密切关注其生命体征变化，尤其是意识状态，及时进行必要的辅助诊断，如CT等检查，以免漏诊。

第四节　机械性损伤的法医学鉴定

机械性损伤法医学鉴定目的是为侦查和审判提供科学、客观、准确、可靠的法医学证据。了解案件情况和对损伤所进行的详细检查、准确记录是法医学鉴定的基础。

法医学鉴定实践中，主要解决以下5个问题。

一、死亡原因的确定

机械性损伤的死因可分为原发性与继发性两类。原发性外伤死因即直接致死的外伤。死亡发生迅速，损伤致死不通过别的继发性因素。继发性外伤死因是在损伤的基础上又继发其他致死的损伤或病症。判断致伤者责任程度时，造成直接致命伤与造成继发性死亡的损伤在法律上有所不同。

（一）原发性死因

1. 出血　常指机械性损伤造成的血管和心脏破裂引起的急性大出血。正常人血容量每千克体重约为75 ml。急性出血量一次达全身总血容量的30%以上，即一般成年人出血2 000~3 000 ml即可致死。但特殊部位少量出血也可致命，如颅内急性出血一次达100~150 ml，心包腔出血达200~250 ml同样可导致伤者立即死亡。

受伤当时发生的出血称原发性出血。损伤后经过一段时间才由受伤部位的血管出血称继发性出血。在机械性损伤中,尤其是交通事故等钝性暴力事件中,当肝、脾、肺等实质器官受损时,包膜可能完整而形成包膜下血肿。这种血肿可能一开始就有较多的出血,也可能由于实质损伤,逐渐形成出血。当出血达到一定量致包膜破裂时,血液流入体腔内形成迟发型破裂出血。此外,在法医学实践中较常见的还有迟发性外伤性脑内血肿及出血。另外,损伤也可以使动、静脉壁损伤变薄,形成动-静脉瘤或瘘,继而破裂。在临床实践中应注意对这些损伤患者随访。

2. 原发性休克　也称神经源性休克。人体遭受损伤时,体表或内脏的外周传入神经受到强烈的机械性刺激,引起交感神经或副交感神经反射功能异常,导致重要生命器官微循环障碍,直至引起死亡。例如,喉头、颈动脉窦、外阴、阴囊遭受打击,引起原发性休克或死亡。原发性休克又称急性外伤性神经源性心血管衰竭。迷走神经反应增强,可导致血压下降、心跳过缓乃至停搏而引起死亡。交感神经过度兴奋,可致心律失常,因心室颤动而死亡。

3. 重要生命器官功能丧失和结构的破坏　脑、心、肺、肾等重要生命器官的严重损伤致组织器官的结构毁坏、功能丧失,是机械性损伤的另一类常见和主要的死因。这多见于强大暴力作用于头部、胸腹部,致心、肺、脑等重要生命器官破裂、粉碎。严重的脑震荡、心脏震荡可导致死亡。

(二) 继发性死因

损伤后因继发并发症导致死亡,不在损伤后立即发生,而在损伤后数天、数月,甚至数年才死亡。

1. 感染　损伤直接引起细菌感染,如腹部损伤使胃肠道破裂,继发腹膜炎;头部受伤引起脑膜炎或脑脓肿;胸部受伤引起胸膜炎、肺脓肿;皮肤损伤引起蜂窝织炎、脓肿,甚至破伤风或气性坏疽;损伤局部抵抗力降低,从而继发细菌感染,如肝、肾、脾等器官非开放性损伤后发生脓肿;头部非开放性损伤后发生的化脓性脑膜炎或脑脓肿等。伤后易继发感染,可能与局部毛细血管通透性增高,细菌易于通过有关;局部组织坏死、出血又有利于细菌生长。也有部分伤者由于颅脑损伤或高位脊髓损伤导致瘫痪,长期卧床继发压疮、肺炎等而死亡。因此,在临床实践中,应注意对伤者加强营养,增强抵抗力,加强护理,避免感染发生。

2. 继发性休克　机械性损伤通过继发的一系列病理生理的改变,可引起休克。常见的继发性休克见于失血引起的微循环障碍,可累及多器官,但各器官损伤程度有所不同,通常以肺、肾、脑受累较显著。常见有:①休克肺,肺水肿伴透明膜形成;②下肾单位肾病或挤压综合征;③脑水肿及脑疝。

3. 栓塞　机械性损伤造成粉碎性骨折,破碎的脂肪细胞、空气均可通过破裂的血管进入循环系统,造成大血管及广泛性脑、肺小血管或毛细血管脂肪栓塞或空气栓塞,引起死亡。或由于下肢骨折等损伤,伤者卧床,静脉回流缓慢及局部血管损伤,形成下肢深静脉血栓,栓子脱落后沿血液循环进入肺动脉,导致肺动脉栓塞而死亡。

4. 窒息　颅底骨折或伤及颈部血管的损伤,大量血液可被吸入呼吸道,造成吸入性窒息而死亡。颈部软组织广泛损伤,可引起喉头水肿、气管内出血,导致气道闭塞,通气受阻引起窒息死亡。此外,气胸特别是高压气胸,亦可导致呼吸功能障碍而引起窒息死亡。

5. 愈合过程中的并发症 损伤愈合过程中肉芽组织形成,逐渐变成瘢痕,如在主动脉壁的纤维瘢痕,可因血流冲击而膨出,形成外伤性动脉瘤,在轻微外力作用下可引起破裂而致死亡;外伤引起的硬脑膜下血肿可继发脑积水而导致死亡。

二、生前伤和死后伤的鉴别

生前伤(antemortem injury)是指活体遭受暴力作用所造成的损伤。当暴力作用于活体时,损伤局部及全身皆可出现一定的组织反应,称生活反应或活体反应。人死后受到暴力作用所造成的损伤称死后伤(postmortem injury)。尸体上的机械性损伤,均需鉴别是生前伤还是死后伤。

生活反应是诊断生前伤的经典依据。近20年来,法医学领域采用了多种新技术,如扫描电镜技术、酶组织化学技术、免疫组织化学技术和组织化学技术、酶标技术等,使对生前伤的诊断水平有明显的提高。伤后存活0.5~1 h死亡者,大部分皆可获得明确结果;伤后立即死亡或在濒死期形成的损伤,由于生活反应甚弱或因腐败等因素的影响,有时不易确定。

(一) 生前伤诊断的传统方法

诊断生前伤的依据是有无生活反应。生活反应通常包括肉眼所见和显微镜检查两大部分。

1. 肉眼可见的生活反应

(1) 出血:生前出血为血液向周围组织间隙渗透。若系动脉出血,呈喷射状;静脉出血,呈流注状。出血是各种组织损伤的重要生活反应。

(2) 组织收缩,创口裂开:是活体组织受伤断裂后固有的反应。

(3) 创口周围出现红肿或红晕:由于局部炎症性充血和血管通透性增高,使液体成分渗出所致。通常伤后存活15 min者,创口周围可有红晕出现。

(4) 肉眼可见的异物栓塞:从人体内发现吸入或吞咽异物是确定生前伤的特征之一。因为只有活体才具有吞咽及呼吸功能。

(5) 痂皮形成:擦伤或创口表面由血浆、纤维蛋白等形成的物质,愈合后自行脱落。

(6) 炎症反应:机体遭受外力作用造成创或表皮剥脱时常有化脓菌随致伤物进入损伤组织,使受损组织发生变性坏死,从而在损伤局部出现化脓性炎症,表现为炎症细胞浸润,并有不同程度组织坏死和脓液形成。在疏松的组织形成蜂窝织炎,如果炎症局限可形成脓肿。

2. 组织学改变

(1) 局部淋巴结的边缘淋巴窦扩张:内有散在的红细胞存在,有时可见组织细胞胞质内吞噬有红细胞。

(2) 血栓形成:是机体局部血管内膜对损伤的反应,故损伤局部发现血栓形成可证明系生前伤。

(3) 栓塞现象:为一种生活反应。如骨折或广泛软组织损伤,尸检时在肺内发现有脂肪或骨髓栓塞,则可证明为生前伤。

(4) 炎症反应:伤后2~4 h,开始有多形核白细胞游出;伤后8 h,多形核白细胞浸润明显,大单核细胞出现。

(5) 创口愈合:机体在外力作用下所形成的组织缺损将被修复,各种组织的再生、肉芽组织增生、瘢痕形成等也是重要的生活反应。

3. 濒死伤改变 濒死伤是指死亡之前极短时间内形成的损伤。由于损伤后生存时间极短,生活反应可极不明显,难以发现有诊断价值的形态学改变。可通过生活反应的微弱表现,结合采用检测酶活性或炎症介质含量检测等方法进行鉴别。

(二) 生前伤诊断的新技术

1. 纤维蛋白的测定 皮肤和皮下组织创口部位有纤维蛋白形成,是诊断生前皮肤和皮下组织损伤的重要标志之一。在扫描电镜下纤维蛋白之间交织有红细胞和血小板残片。损伤 5~10 s,即可有纤维蛋白形成。伤后存活 3~5 min,创口或创面形成的纤维蛋白网致密、量多。刚死后形成的创口,有时亦可有纤维蛋白形成,但纤维蛋白的量较少、疏松、范围小。纤维蛋白较为稳定,在腐败条件下,创面形成的纤维蛋白网可保存 3~5 d,在扫描电镜下清晰可见。浸没在水中的组织标本,纤维蛋白网可保存 4~7 d。采用免疫荧光技术和免疫酶标技术观察纤维蛋白,更为清晰、灵敏。

2. 炎症介质的测定 测定受伤组织中胺类或肽类炎症介质的含量,可诊断生前损伤。受伤组织中 5-羟色胺的含量高于正常组织 2 倍,可证明为生前损伤,但死后 5 d 仍可测出;受伤组织中组胺的含量为正常组织的 15 倍,可证明为生前损伤。损伤组织中 5-羟色胺的含量显著升高、组胺的含量轻度升高,是诊断濒死伤的特征之一。

3. 纤维连接蛋白的测定 生前受暴力作用,损伤局部组织在损伤后数分钟内纤维连接蛋白就会增多,随时间延长,损伤局部纤维连接蛋白也明显递增。对于不同类型的损伤,损伤局部纤维连接蛋白阳性染色的宽度、深度也不一致,创伤越重,阳性反应越强。

4. 白蛋白测定 生前损伤部位组织中的白蛋白含量升高,伤后存活 6 h 含量达高峰,并保持 18 h。

5. 其他 白三烯、血栓素、白细胞介素等炎症介质及白蛋白、多种酶、碳水化合物和核糖核酸等的含量在生前损伤局部组织中均升高。

三、损伤时间的推断

推断损伤时间要解决的问题是在活体上推测损伤已经有多久。可根据以下几方面进行推断。

(一) 生活反应

擦伤面低于周围皮肤且较湿润,一般不超过 2 h。如擦伤面已干燥,有痂形成,则在伤后 3~5 h。如擦伤面已与周围皮肤一样高,在伤后 12~24 h 或 48 h 之内。如痂的边缘开始与表皮脱开,则在伤后 3~7 d。结痂完全脱离,则在伤后 7~12 d。

皮内及皮下出血处皮肤,通常出血灶内的氧合血红蛋白于伤后 1~3 d 内渐变为还原血红蛋白和正铁血红素,被吞噬细胞所吞噬;3~6 d 转变为含铁血黄素及胆红素或橙色血晶;6~9 d 胆红素氧化成胆绿素并渐被吸收。含铁血黄素还可在局部停留一段时间或被吞噬细胞运至造血器官。故出血灶的颜色早期呈暗紫褐色,以后渐变为绿色、黄色。但也可从紫褐色直接变为黄色再消退。

创伤处由于炎症反应,在伤后约数小时即见创缘红肿,24 h 左右可有痂形成。清洁的创伤在伤后 4～5 d 可完全被上皮覆盖,如创伤后继发感染,则伤后 36 h 可形成脓液。一经发生感染,创伤愈合过程延缓,则更难推测损伤的时间。

(二) 组织学方法

伤后 2～4 h 死亡者,组织学检查有一定困难。伤后存活 4 h 死亡者,组织学检查仅见血管周围有中性粒细胞游出,但仍难以做出确切的推断。存活 8～12 h,组织学诊断极有价值,表现为创缘 500 μm 以内的细胞呈退行性变,濒临坏死,其周围有一层 100～200 μm 的外周区,有较多的中性粒细胞、单核细胞及成纤维细胞层。伤后 16 h 以上,巨噬细胞增加,纤维蛋白染成鲜红色;伤后 24 h,中性粒细胞及纤维蛋白达最大值;伤后 24～48 h,表皮生长,自创缘向中央移行;伤后 48 h,白细胞浸润达高峰;伤后 72 h,肉芽组织形成;伤后 3～6 d,胶原纤维形成,在坏死物和异物周围可能出现异物巨细胞;伤后 10～15 d,肉芽组织逐渐纤维化,表皮变薄、变扁。

(三) 其他

可通过酶组织化学、免疫组织化学、生化技术、代谢组学、蛋白质组学等,检测组织中酶活性、小分子生物学标志物、炎症介质的变化等,推断损伤时间。但单凭某一项指标做出损伤时间的推断较困难,一般应同时使用几种不同的方法和指标综合评定。

四、致伤物的推断和认定

致伤物的推断是指确认哪类物体造成了某一损伤,推断致伤物有助于缩小侦查范围。

致伤物的认定是指确认某种物体造成了某一损伤,为侦查提供线索,为审判提供证据。尸体现场留有致伤物,亦应认定是否是造成损伤的凶器。认定致伤物,往往需结合实验室检测方法,进行指纹、血型测定,创口内存留的异物与致伤物的缺损和化学组成进行比对等。

致伤物的推断和认定有易有难。同一种致伤物,因打击在不同部位,或是打击面和角度的不同,所形成的损伤形态各异。相反,不同的两种致伤物,有时亦可形成形态极为相似的损伤。从损伤形态推断致伤物,有时只能推断致伤物的打击面。

(一) 根据损伤的形态推断致伤物

推断致伤物首先应区分钝器创、锐器创或火器创。钝器创与锐器创的鉴别见表 3-3。

表 3-3 钝器创与锐器创的鉴别

项目	挫裂创	锐器创
形状	不规则,常呈星芒状、波浪状	常呈线状、纺锤状,与皮纹有关
创缘	锯齿状,常伴擦伤、挫伤、出血较少	光滑,不一定伴有擦、挫伤,出血较多
创壁	凹凸不平	平滑
创角	多圆钝,常有撕裂	多尖锐
创腔	较浅,创腔内有组织间桥	较深,创腔内无组织间桥

典型枪弹创具有特征性改变,易与钝器、锐器所致的创相区别。

其次,应注意切创的深度和长度并不反映切器刃缘的长度和厚薄。主创和其附近的试切伤常为同一切器所致。对切器上附着的血迹应做血痕遗传标记的测定,以证实致伤切器。

刺入口形态常可反映刺器的形态:单刃刺器,刺入口一侧有尖锐创角,另一侧钝圆,有时可伴有表皮剥脱;双刃刺器,刺入口两创角尖锐;圆形刺器,刺入口呈圆形,伴有一圈表皮剥脱。若刺器为长度较短的匕首,创缘皮肤上可留下匕首把柄的挫伤痕迹。

具有特殊形态的皮下出血,常常反映致伤物的形态。如皮带扣打击裸露人体的皮肤,可留下相应的皮下出血。竹条打击躯体和肢体等皮下组织丰富的部位,可形成两条出血带,中心部位苍白(竹打中空)。这类特殊形态的皮下出血,多在皮肤下面为扁平骨的部位形成。上腹部半月形或条状皮下出血,可能是踢伤形成的,即使穿有衬衣,有时也能看到皮下出血。

(二) 根据组织中残留物推断致伤物

受伤组织中往往残留致伤物及其碎片或附着物,如刀刃碎片、弹头、砖头或木头碎渣、碎玻璃、油漆碎片及泥土等。因此,清创时应注意留取受伤组织中的残留物。通过相应的物证检验或其他实验室的检验,可为推断致伤物提供重要价值。

(三) 根据致伤物上附着物和痕迹认定致伤物

致伤物上不同程度地附有伤者的组织碎屑、血痕、毛发、衣物纤维,以及犯罪嫌疑人的指纹痕迹等。在现场勘查时不要用手直接触摸凶器,妥善保护凶器上的附着物,以备进一步进行血痕或组织碎片的血型、DNA和指纹等实验室检查,帮助认定致伤物。

(四) 根据衣服上的痕迹推断致伤物

衣服上有时可留下凶器的痕迹。如近距离枪伤,可在衣服上发现烧灼、火药附着及撕裂的痕迹。汽车碾压,亦可留下轮胎痕迹。衣服上的附着物与创内外留下的异物,可用能谱、色谱、光谱、质谱测定其化学组成。

五、死亡方式的判断

机械性损伤死亡的死亡方式判断是法医学鉴定的另一项任务。有的案例从尸体检验虽也可做出有关死亡方式的结论,但有的案例仅凭尸体解剖判断死亡方式有一定困难,甚至无法认定,如高坠等。因此,对判断自杀死、他杀死或意外死,不论何种情况,均应结合现场勘查和案件调查情况进行判断。

(一) 自杀死

自杀死是指对自己施加暴力致死。一般而言,自杀死亡现场无搏斗痕迹,致伤物多留在现场,致伤物上可留有死者指纹,有时可找到遗书。调查材料表明死者有自杀原因或动机。

从尸体上发现的致命伤通常只有一个,而且是分布在死者利手能及的部位。死者手及手臂无抵抗伤。刎颈自杀或自己切断股动脉、静脉者,在其主要创口上下缘可发现试探切痕。有少数刎颈自杀案例,在同一部位可能有很深的两个切口,不仅切断两侧颈部血管,切断气管和食管,并在颈椎前缘留下痕迹。因此,不应以发现有两个足以致命的深切创,就轻易否定自杀。用砍器砍击头部自杀时,砍创多集中在头顶前部,创口呈平行分布。刺伤自杀者,刺创多在心前区。采用手枪或长枪自杀,均为近距离射击。高坠死者常见于自杀,判断时也应有充分根据,应排除被人推下或失足的可能。

(二) 他杀死

他杀死是指被他人施加暴力造成的死亡。他杀现场常有搏斗痕迹,现场零乱。有时,现场虽未发现明显殴斗的迹象,但尸体位置、姿势、损伤部位、数目及血痕分布用自杀难以解释。凶器有时在现场搜索中可被发现,但有时被犯罪嫌疑人带走。有时尚可发现尸体被移动的征象。

他杀死亡尸体上损伤的分布不限于死者利手能及的部位。致命伤可以有多个。尸体上可发现殴斗痕迹及各种抵抗伤。用石块、砖头、斧头打击头部,创口分布零乱,颜面部、后枕骨部、颅顶和两侧颈部均可有多个严重的损伤。刺创可在胸腹部、腰背部,常有数个深而致命的创口。有时尚可发现死后伤。遇到疑似他杀伤者就诊,应及时向上级汇报并报警。

(三) 意外死

意外死是指由非预料的暴力因素损害人体所引起的死亡。可发生在各种不同的条件下:①日常生活、工作、生产中发生的意外事故及各种交通事故;②一切自然灾害,如火灾、水灾、龙卷风、雪崩、雷击、地震、火山爆发等,造成的群体性死亡。法医学鉴定时要注意尸体上的损伤特征和个人识别。

(沈忆文)

第四章 机械性窒息与溺死

由于机械作用阻碍人体呼吸，引起窒息的，称为机械性窒息。引起机械性窒息的方式很多，如缢颈、勒颈、扼颈、捂闷口鼻或压迫胸腹部，以及异物或溺液进入呼吸道等。由于机械性窒息引起的死亡常常发生较快，常被用作他杀、自杀或他杀后伪装为自杀，因此在法医学实践中需要引起重视。

第一节 概　述

一、窒息的概念及分类

（一）窒息的概念

人体呼吸的详细过程包括：①外呼吸，即肺循环，完成血液与外界环境之间的气体交换。血液从肺泡内吸纳氧气，交换二氧化碳，并经呼吸系统排出二氧化碳。②血液中的气体运输，即将富含氧气的动脉血运输到组织细胞，同时将富含二氧化碳的静脉血运输到肺。③内呼吸，即细胞循环，完成血液与组织细胞之间的气体交换，细胞吸纳氧气，排出二氧化碳。这3个过程互相密切联系，任何一个过程发生障碍，都会影响整个气体交换过程的正常进行，导致体内缺氧和二氧化碳潴留，引起组织细胞代谢和生理功能紊乱，即窒息（asphyxia）。由血液中气体运输或内呼吸障碍所引起的窒息称为内窒息；由外呼吸障碍所引起的窒息称为外窒息。前者主要见于某些毒物中毒、严重贫血、组织内血液淤滞等情况，后者主要见于呼吸道受压迫或阻塞所引起的呼吸功能障碍。因窒息而致死亡者称为窒息死（death from asphyxia）。

（二）窒息的分类

根据作用原因不同，分为以下几类。

1. 机械性窒息　由机械性暴力导致的窒息称机械性窒息（mechanical asphyxia），如压迫颈项部、胸腹部，阻塞呼吸道等发生的窒息，主要导致外呼吸障碍。在法医学实践中最常见。

2. 中毒性窒息　中毒性窒息（toxic asphyxia）是指毒物的作用使血红蛋白携氧功能改变，或使组织细胞内呼吸链相关酶的功能减退、丧失等，使氧的运输、扩散、利用发生障碍导致的窒息。

3. 电性窒息　由于电击导致呼吸肌强直，或电流作用于呼吸中枢使之麻痹而导致的窒息称电性窒息（electric asphyxia）。

4. 空气缺氧性窒息　空气缺氧性窒息（asphyxia due to low atmospheric oxygen content）是指密闭局限空间（如箱柜、塌陷的坑道、防空洞内，或套住头部的塑料袋）中，或局限空间中的氧气渐被耗竭而导致的窒息；或迅速到达高山之巅或高空中，因空气中氧气稀薄而发生的窒息。

5. 病理性窒息　病理性窒息（pathological asphyxia）是指严重的呼吸道疾病、心血管疾病、血液病、尿毒症等导致的窒息。

二、机械性窒息的分类、过程及征象

（一）机械性窒息的分类

根据机械性暴力作用部位不同，将机械性窒息分为以下 3 类。

1. 压迫颈项部的机械性窒息　包括缢死、勒死、扼死等。

2. 压迫胸腹部的机械性窒息　包括踩踏死、活埋等。

3. 阻塞呼吸道的机械性窒息　包括捂死、哽死等。

另还可见特殊类型的机械性窒息，如性窒息及体位性窒息，这两种类型可有一种或多种机械性窒息参与。

（二）机械性窒息的过程

从人体受到机械性暴力作用开始至最后窒息死亡的整个过程中，呼吸、循环、神经、运动及其他各系统都有不同程度的功能改变及表现，但以呼吸系统的改变最为严重，其表现也最为明显。几乎所有的外窒息都表现为缺氧和二氧化碳潴留引起的征象。

窒息的发生、发展是一个连续的过程，不能截然分开。但目前一般人为地分为以下 6 期。

1. 窒息前期　机械性窒息发生后氧气吸入受阻，此时体内尚有余氧可以利用，所以开始可无症状，随着体内余氧消耗及二氧化碳蓄积而转入吸气性呼吸困难期。此期约持续 0.5 min，也可因个体的训练或耐受力而有所差异，如擅长潜泳者可持续 1 min 以上。

2. 吸气性呼吸困难期　因体内缺氧和二氧化碳潴留，刺激延髓呼吸中枢，致呼吸深而快，吸气强于呼气，呈喘息样呼吸，后转入呼气性呼吸困难期。此期持续 1～1.5 min。

3. 呼气性呼吸困难期　因体内二氧化碳持续增多，刺激迷走神经，反射性引起呼气运动加剧，呼气强于吸气，渐次变为惊厥性呼吸运动，出现全身惊厥，故该期又称惊厥期，然后转入呼吸暂停期。此期持续时间较短，约数秒乃至数十秒，不超过 1 min。

4. 呼吸暂停期　呼吸中枢由过度兴奋转为抑制，出现呼吸暂停。此期心脏搏动非常微弱，血压下降，处于假死状态，此期又称假死期，而后转入终末呼吸期。此期持续 1～2 min。

5. 终末呼吸期　此期出现间歇性张口、深呼吸，鼻翼扇动，通常约有数次间歇性深呼吸。此时瞳孔散大，血压下降，肌肉松弛，转入呼吸停止期。此期持续时间长短不定，1 min 至数分钟。

6. 呼吸停止期　此期呼吸已停止，心脏搏动存在，其持续时间因人而异，可数分钟至十几分钟。最后因心跳停止而死亡。呼吸停止期所形成的损伤，仍有微弱的生活反应。

从机械性窒息发生到死亡全过程经历的时间为 5～6 min；有时机械性外力的作用并未

使气道完全闭塞而仍可呼吸少量空气,或气道闭塞短时间后又缓解,恢复呼吸后再闭塞,从而使窒息死亡经过时间延长,甚至可在出现假死状态后,机械性暴力去除,缓解恢复,仅表现为窒息征象;也可出现机械性窒息导致大范围脑梗死,出现严重中枢神经系统障碍及肢体运动障碍,进而因肺炎、尿路感染等并发症死亡。

(三) 机械性窒息的征象

机械性窒息的征象因个体的身体状况、窒息过程的不同而有差异。窒息持续时间长,则窒息征象明显;如窒息死亡迅速,窒息征象则不明显,甚至缺如。

1. 体表征象

(1) 窒息斑(瘀点性出血):多见于眼睑结膜近穹隆部,球结膜的内、外眦部和颜面部皮肤(图4-1)。出血点呈圆形,如针尖至大头针头大小,孤立或群集而融合,呈淡红色或暗红色。瘀点性出血多发生于颈部受压部位以上的皮肤及黏膜。呼吸道迅速阻塞者瘀点性出血较明显。

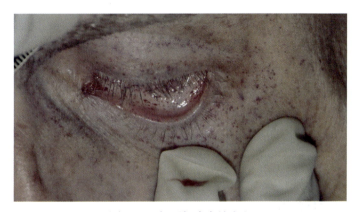

图4-1 颜面部瘀点性出血

(2) 颜面部等体表皮肤肿胀发绀:颜面、体表皮肤肿胀,与机械性窒息的原因密切相关。如勒死、扼死、压迫胸腹部等窒息死亡者,头面部静脉因回流受阻而怒张,致颜面部重度淤血而显示肿胀并呈暗紫红色。发绀是窒息的共同表现,其原因系缺氧血液中的氧合血红蛋白转化为还原血红蛋白所致,以面部、口唇、指(趾)甲甲床等处较为明显。

(3) 尸斑显著出现早:由于缺氧,血红蛋白呈还原状态,透过皮肤,尸斑呈暗紫红色。

(4) 尸冷缓慢:窒息时,在呼吸困难期往往发生惊厥,因产热增多而体温升高,所以尸体冷却缓慢。

(5) 牙齿出血(玫瑰齿):窒息死者的牙齿,在牙颈部表面出现玫瑰色(或淡棕红色),经过乙醇浸泡后其色泽更为明显。玫瑰齿对于鉴别腐败尸体有无窒息有一定的价值,但并非绝对的指征。

(6) 其他:常有大小便失禁或精液排出、口涎和鼻涕流出、眼球凸出等表现。

2. 尸体内部征象

(1) 内脏器官瘀点性出血:机械性窒息死者,内脏器官瘀点性出血最常见于肺胸膜和心脏表面。瘀点性出血由法国学者塔迪厄（A. A. Tardieu）于1866年首先描述,故称Tardieu斑（Tardieu spots）。瘀点性出血也见于其他内部器官,包括胸腺、甲状腺、小肠黏膜等。其形状、大小、颜色、数目等均与结膜下出血点相似。

（2）**肺气肿或肺水肿**：由于剧烈的呼吸运动,肺扩张,肺泡膨胀,肺前缘形成局灶性肺气肿。严重者肺泡破裂,发生间质性肺气肿。窒息死者肺高度淤血,可导致肺水肿。窒息过程持续时间越长,其水肿也越明显。有时水肿液与空气或呼吸道中的黏液相混合可形成红色的泡沫。

（3）**血液呈暗红色、流动性**：窒息尸体血液因还原血红蛋白含量高而呈暗红色。窒息死者的血液,在死后0.5～1 h内,尚有凝固倾向,或已出现凝固而后又逐渐溶解,2～3 h后完全呈流动状态。

（4）**内部器官淤血**：吸气性呼吸困难期胸腔负压剧增,使血管及右心高度淤血,导致静脉系统淤血,各器官血液难以回流,使肝、肾等器官淤血。尸检时常见右心扩张,充满流动性暗红色血液,而左心较空虚。

（5）**脾贫血**：窒息死者的脾常因贫血而体积缩小,包膜皱缩、色淡、质韧。窒息时脾收缩,是一种代偿性机制,可使大量的红细胞进入血液循环,增加输氧能力。肝、肾等器官淤血与脾贫血并存,在窒息死亡者几乎是普遍存在的变化。

（四）机械性窒息的组织病理学表现

机械性窒息的组织病理学无特征性表现,其法医学意义主要体现在生活反应的表现,如颈部肌肉组织出血、颈部淋巴结内窦周隙出血,以及颈部索沟生活反应表现,而脑神经细胞、心肌细胞、肝细胞等多为水肿、变性表现,并常出现肺气肿、肺水肿表现。

三、溺死的概念及分类

（一）溺死的概念

液体吸入呼吸道及肺泡导致呼吸、循环功能障碍,引起的死亡,称为溺死（drowning）,俗称淹死。在法医学实践中,江河湖海中所发现的尸体多属意外溺死。溺死也是常见的自杀手段之一,少数属于他杀,甚至有移尸入水伪装自溺的案例。

（二）溺死的分类

根据溺水时进入人体内液体量的多少,将溺死分为以下3类。

1. 典型溺死　由于大量溺液被吸入呼吸道及肺泡,影响气体交换,导致人体内缺氧和二氧化碳潴留而发生死亡,这种溺死属于典型溺死。典型溺死占溺死的85%～90%。

2. 非典型溺死　进入水中的个体死亡非常迅速,溺液并未进入呼吸道,故往往不具备溺死的典型症状,属非典型溺死,有人称之为水中休克死。有些生前似乎健康的人,由于患有潜在疾病,当入水后因冷水刺激、胸腹部受压或在游泳中剧烈运动而增加心脏负荷,导致急性循环衰竭,突然死于水中,其溺死征象不明显,称之为水中猝死,也属于非典型溺死,也称为干性溺死（dry drowning）。非典型溺死约占溺死的10%。

3. 迟发性溺死　另有极少数溺水者被抢救复苏后,经过一段时间的存活再发生死亡,称为迟发性溺死(delayed drowning)。这些溺水者的直接死因多为败血症、呼吸衰竭或窒息后发生不可恢复的神经功能障碍。

第二节 压迫颈项部导致的机械性窒息

颈项部是人体沟通中枢神经系统与躯干、四肢的重要解剖结构,其重要组织器官包括气管、颈动脉、颈动脉窦、颈静脉、迷走神经、椎动脉、颈髓,且多外露,较易受到损伤。根据机械性暴力作用类型不同,将压迫颈项部的机械性窒息分为:缢死、勒死、扼死。

一、缢死

缢死(death from hanging)是指利用自身全部或部分体重使条索状物压迫颈项部导致窒息的死亡,俗称吊死。条索状物(工具)、颈项部(作用部位)、体重(作用力)是缢死的三要素。

(一) 缢死的分类

缢死的分类又称为缢型,根据缢绳与颈项部的着力部位,将缢死分为前位、侧位和后位3种。

1. **前位缢型** 缢绳的着力部位在颈前部,多在甲状软骨与舌骨之间,绕向颈部左右两侧,斜行向后上方,沿下颌角,经耳后越过乳突,升入发际,达枕部上方而形成提空(古称"八字不交"),最后将绳索系在枕后上方的固定点处(图4-2)。此型最常见。

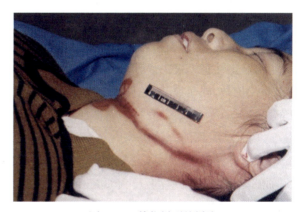

图4-2 前位缢型的缢沟

2. **侧位缢型** 缢绳的着力部位在颈一侧,相当于甲状软骨水平线的下颌角下,越过耳后、乳突等部位,绕颈项斜行向上,在着力部位对侧形成提空,头部偏倾于着力处。

3. **后位缢型** 缢绳的着力部位在颈部,绕过两侧下颌角,在颈前正中线上方提空。结扣在尸体颈前部上方,死者头向后仰,颈项部呈过度伸展状态。

(二) 缢死的体位

缢死可发生在完全悬位或立位、蹲位、跪位、坐位、卧位等多种体位。缢死的体位和姿态不同,颈项部所承受体重的压力也不同。

(三) 缢死的死亡机制

1. **呼吸道闭塞导致呼吸障碍** 前位缢型时缢死者绳索位置多在舌骨与甲状软骨之间,着力后迫使舌根向后上方挤压,从而使其紧贴于咽后壁及软腭的后部,导致咽腔气道的闭塞,同时又使会厌盖住喉头而完全闭塞呼吸道;侧位缢型时绳索直接压迫喉部和气管而闭塞呼吸道;后位缢型时绳索压迫颈项部而使颈椎向前突出,间接压迫呼吸道。

2. 颈部血管受压导致脑供血障碍 缢绳压迫颈项部的血管,如颈静脉、颈动脉和椎动脉,可使脑部血液循环障碍而迅速发生脑出血、脑贫血导致脑缺氧,进而引起大脑皮质及脑干相继抑制,神经细胞功能障碍,意识丧失。实验结果表明,颈静脉受力2 kg、颈动脉受力3.5 kg、椎动脉受力16.6 kg,即可使相应血管完全闭塞。颈部受力17 kg时,就可闭塞供应脑部的全部血流。在半卧位缢吊者,虽然下肢及臀部着地,但部分体重加于缢绳上的压力尚有208~10 kg,足以压闭颈部血管和气管而导致死亡。因此,缢死可在完全悬位或立位、蹲位、跪位、坐位、卧位等多种体位发生。

3. 颈部神经受压 绳索牵引和压迫颈部时,可以刺激迷走神经及其分支,并压迫颈动脉窦,引起反射性心跳停止;喉上神经受刺激后可引起反射性呼吸停止;绳索压迫颈项部的感觉神经可引起大脑皮质的抑制。

4. 颈椎和颈髓的损伤 在一定特定条件下,如缢刑(又称绞刑),受刑者颈部套上绳索,站在离地较高的高架踏脚板上,突然抽去踏脚板,受刑者身体迅速坠落而悬空,其颈项部因猛烈牵拉而使高位颈椎互相脱离,甚至颈椎骨折碎裂,颈髓断离,导致高位脊髓损伤,引发中枢性神经障碍,死亡发生迅速。

在缢死的发生、发展中,上述机制往往是同时伴发的。颈项部在体重作用下,使绳索样物同时压迫呼吸道、颈部血管和神经、颈动脉窦,在此过程中大脑发生急性广泛性缺血缺氧,意识迅速丧失,因而缢吊者不可能发生自救。

缢死虽使意识丧失快,但一般并不立即导致死亡,死亡常发生在缢吊后5～20 min。因此,及早抢救,或可复苏。复苏原则应尽快去除颈项部压力,进行有效的心肺复苏及支持,明确颈部损伤,积极改善、支持中枢神经系统的血液及供氧。

(四) 缢死的尸体征象

1. 颈项部征象 缢死的特征性形态学表现主要是颈项部的损伤。根据解剖层次,分为颈项部皮肤损伤(即缢沟)及颈项深部组织损伤。

(1) 缢沟的特征:缢沟(furrow or groove)是缢吊时绳索压迫颈项部皮肤形成的沟状痕迹。缢沟的性状与缢绳的性质、绳套、绳结、着力点和缢型等相关,缢沟能反映缢绳的位置、方向、数目、性质、粗细、花纹等特征。绳索着力的部位缢沟最深,逐渐向两侧斜行而变浅,最后消失于缢绳悬吊提空处。这种特征性的缢沟,在我国古典法医学书籍中曾用"八字不交""不周项""项痕不匝"等术语描述。

缢沟与缢绳(即缢吊所用的绳索)呈对应关系。缢绳多系日常生活中常见的物品,如电线、围巾、毛巾、尼龙丝袜、麻绳、棕绳、草绳、尼龙绳、皮带等。绳套的式样较多,可依绳结的固定与否而分为固定绳套(又称死套)和滑动绳套(又称活套)。固定绳套又依其周径大小而分开放式和闭锁式。滑动绳套易呈闭锁式。绳套的圈数多为单套和双套,三套或多套者少见。绳结为缢绳在绳套上所打的结扣。结扣有活结、死结、帆结、瓶口结、牛桩结、领带结、外科结等各式各样的形式。此外,也有不用绳套而缢死者,仅将其颈部压在桌椅的横档上、木板的边缘或树杈上,均可达到缢死的目的。

在急救现场或法医在现场勘验时,缢绳、结扣应作为重要的物证予以保留,不应遗弃、破坏。

(2) 缢沟的组织学改变:缢沟处的皮肤由缢绳挤压、摩擦而受损,其角化层缺损,其他表皮各层细胞受挤压而致密变薄,细胞紧密,并与表面平行排列。真皮层呈致密、贫血、嗜碱性,真皮乳头变平。缢沟间的皮肤,包括表皮和真皮,呈小嵴状突起,伴点状出血,可出现含有血浆成分和少量红细胞、中性粒细胞的水疱。缢沟边缘区的皮肤内和皮下组织也可见出血灶。

(3) 缢沟深部组织的改变:颈部肌肉,如胸锁乳突肌、胸骨舌骨肌、甲状舌骨肌、肩胛舌骨肌等,因缢绳的压迫,可出现压陷痕迹,也称内部缢沟。肌肉可有局限性出血,还可见因挫压而出现的玻璃样变性。缢沟附近的血管和神经周围可见出血。

(4) 颈动脉损伤:颈总动脉在颈内和颈外动脉分支处下方的内膜,因缢绳的牵拉可发生1~2条横向断裂,并伴有内膜下出血。这些横断裂纹的出现约占缢死者的5%。缢死者体重较重时,颈动脉中膜也可破裂,动脉壁可见出血。颈动脉的这些改变,在老年人缢吊尸体上较为多见。

(5) 舌骨骨折:位于颈部喉结上方的缢绳,可将舌骨大角和甲状软骨舌骨角推压至颈椎前而发生骨折,伴有骨膜出血。舌骨大角骨折,可为单侧,也可为双侧。

(6) 颈部淋巴结:颈部受压,颈部软组织损伤后出血,在组织内的血细胞及颈部淋巴结附近的出血会被运送到淋巴结外周,出现淋巴结窦周隙内出血,证明为生前缢死。

2. 其他征象

(1) 颜面部表现:缢死者颜面部的色泽取决于颈部血管是否受压和闭塞的程度。前位缢型的尸体,由于颈动、静脉完全性闭塞,颜面部血液量并不增加,所以面色苍白。侧位缢型尸体因为一侧的颈动、静脉完全被压闭,而另一侧仅静脉受压,血液回流受阻,面部血量增多,所以面部肿胀,呈青紫色。眼结膜和表面皮肤常有散在的点状出血。另外,还可见口、鼻腔涕涎流注、舌尖露出牙列外等。

(2) 体表及手足损伤:自缢死者的体表和手足鲜有损伤,偶见在缢吊过程中,缢吊者因阵发性痉挛或缢绳的扭转而使身体摆动,与附近的硬物碰撞而出现表皮剥离、皮下出血或表浅的挫裂创。此时应注意与他杀损伤的鉴别。

(3) 尸斑及尸僵:由于血液下沉,悬吊缢死的尸体在其四肢的下垂部位,即手足、前臂和小腿等处可出现暗紫红的尸斑,还可发现散在的出血点。在裤带压迫以上部位也可以出现腰带状尸斑,但裤带压迫处皮肤呈苍白色。他杀后立即伪装自缢的尸体,尸斑分布与自缢者类似。两足离地悬空缢死的尸体,其足尖下垂,尸僵发生后,足尖仍保持原来的下垂姿势。

(4) 内部器官征象:缢吊尸体脑部组织征象因缢型不同而异,前位缢型尸体的脑膜和脑组织贫血;侧位缢型尸体的脑膜和脑组织、垂体前叶均有不同程度的淤血,脑实质可有出血。心、肝、肺、肾及胃肠道淤血、水肿,浆膜下有瘀点性出血。久悬者,因血液下沉,可在各器官低下部位有明显的血液坠积(内尸斑)。

（五）缢死的法医学鉴定

缢死案件死亡性质多为自杀，他杀少见，也有他杀后伪装自杀的案例；可见于意外，而意外死亡当事人多见于儿童。紧急情况下医务人员接触缢吊患者，在诊治这些患者时，除了进行紧急解除颈项部压力、有效心肺复苏和神经系统支持外，切记在紧急情况下解除的缢绳应予保留而不随意丢弃，其绳结尽量不要破坏。如已经确认患者死亡，此时应尽快通知警方衔接，必要时协助警方提供相关证据。

法医检验尸体之前，应首先了解案情，再仔细勘查现场，观察现场是否混乱，有无可疑物品或遗书等。其次注意尸体的体位、姿势、缢绳性质和其绳结的形式等，并详细记录、照相，注意保留绳结。绳结能反映当事人的职业性质、生活习惯，当事人往往应用日常生活中最熟悉、最习惯的结绳方法。在现场勘验取下颈项部的绳索时，不应解开绳结，最好在结扣的旁侧剪断绳索，在取下缢绳后，再用细线连接其两个断端。

在检验和解剖尸体时应注意：①有无窒息死亡的一般征象，以确定是否为窒息死亡；②颈项部缢沟的性状、条数、印痕、提空等皮损与现场缢绳的性状、绳套及其圈数是否互相符合；③根据体位、缢沟、绳结及有无抵抗和暴力痕迹等，鉴别是缢死还是勒死，是自杀还是他杀；④仔细观察缢沟皮损处有无生活反应，鉴别是缢死还是死后悬尸；⑤根据尸体现象等推断缢死者的死亡时间。

二、勒死

勒死（strangulation by ligature）是指以绳索环绕颈项部，施加外力（外力可以自己施加，也可以他人或外界施加），使绳索压迫颈项部导致窒息死亡。绞勒时所用的绳索称为勒索或绞索。常见的有尼龙绳、领带、皮带、电线、布条、麻绳、尼龙袜、毛巾、围巾等。

（一）勒死的死亡机制

勒死的死亡机制和过程类似于缢死的死亡机制和过程，均为机械外力使绳索样物压迫颈项部，可以压迫呼吸道、颈部血管和颈部神经，但不足以导致颈髓损伤。在他杀性绞勒时，被害、抵抗会导致绞勒的力量持续性、位置固定性发生改变。因此，在颈部索沟形态上勒死与缢死会有明显区别。

（二）勒死的尸体征象

1. 颈项部征象 勒索压迫颈项部可形成具有特征性的损伤。

（1）勒沟的特征：勒索压迫颈项部所形成的沟痕称为勒沟。勒沟是判断勒死的重要依据。勒沟能反映勒索的硬度、勒索表面的形态及其他一些特征。

1）勒沟的位置和方向：勒沟可位于颈项部任何部位，但多见于颈项部最大面喉头下方，常为闭锁形式。勒沟呈水平方向，完全环绕颈项部，宛如"O"形。若在勒索与颈项部之间有衬垫物，则衬垫处勒沟可以间断。

2）勒沟的数目：勒沟多为1～2圈，多圈者少见。勒沟的数目应与缠绕颈项部接触皮肤的绳圈数相一致。但有时由于缠绕时绳圈互相重叠，勒沟的数目不能完全反映绳圈数目。

3）勒沟的宽度和深度：勒沟的宽度与勒索的粗细相适应。勒沟的深度较均匀一致，但绳结处较深,形成凹陷的压痕。如果勒索之下尚有软质物体衬垫,则勒沟的深浅宽窄均不甚明显,甚至间断而不连续。

4）勒沟的颜色和出血点：勒沟的上下边缘可有散在的点状出血,有时还可出现水疱。由于被害人抵抗和挣扎,容易形成表皮剥脱和皮下出血,故其颜色较深,呈黄褐色或暗褐色的皮革样变。死后经过稍久,因尸体干燥,皮革样变更为明显。冷冻后再化冻的尸体,勒沟上下缘的点状及小片状出血也因溶血化开而更加明显。

5）勒沟的印痕：绞勒时由于绳结压迫颈项部,在局部常可发现相应的压痕。如用电线、铅丝等硬质绳索拧紧而勒死者,常在拧结处的皮肤上留有拧扭的痕迹。勒沟表面上的花纹印痕,可以反映原勒索的花纹。

(2) 勒沟深部组织的改变：勒沟的皮下组织及肌层常有出血,但肌肉断裂者较少见。甲状腺、扁桃体及舌根部均有明显的淤血和出血。颈总动脉内膜常无横向裂伤。

绞勒时,因颈前部受到重力的绞压,甲状软骨和环状软骨常发生骨折和出血。如勒索在颈项部高位(甲状软骨以上)时,舌骨大角可发生骨折和出血。当勒索在颈项部低位(甲状软骨以下)时,可出现气管软骨纵向劈裂骨折。此外,如用强烈暴力绞勒颈项部时,尚可发生颈椎棘突骨折。

2. 其他征象

(1) 颜面部：绞勒时,由于颈静脉回流受阻,而颈动脉、椎动脉尚未完全闭塞,因此颜面部明显淤血。又因窒息过程较长,缺氧明显,故颜面青紫肿胀。眼结膜及勒沟以上的颈、面部皮肤,常可出现散在的点状出血。眼球突出明显。当绞勒绳索位于甲状软骨处或其下方时,舌尖常露于牙列之外。有时舌尖被咬破出血,舌尖表面常留有齿痕。口鼻部可有血性泡沫状涕涎流出。

(2) 体表及手足损伤：由于被害人抵抗、挣扎,其体表和手足等部位常遗留伤痕,手中可有异物。

(3) 尸斑：勒死者的尸斑分布常因死者的体位和姿态而有所差异。

(4) 内部器官改变：勒死者脑膜、脑组织淤血并有点状出血。肺气肿、肺水肿明显,可见出血灶。气管内常有血性泡沫状液体,可自口鼻腔溢出。胸膜和心外膜出现散在的出血点。内部器官的其他窒息征象均较缢死尸体的表现更为明显。

（三）勒死的法医学鉴定

勒死多为他杀,自勒少见,偶见意外性勒死,如颈部披有头巾、围巾、长辫等被机器缠绕绞勒致死。缢死与勒死的鉴别见表4-1。

表4-1　缢死与勒死的鉴别

项目	缢　死	勒　死
索沟形成	缢绳压迫颈部形成的皮肤印痕	勒索压迫颈部形成的皮肤印痕
索沟位置	多在舌骨与甲状软骨之间	多在甲状软骨或其下方
索沟走向	着力处水平,两侧斜行向上提空	基本上呈环形水平状

续 表

项目	缢死	勒死
索沟闭锁	多不闭锁,有中断现象	一般呈闭锁状态
索沟深度	着力部位最深,向两侧逐渐变浅消失	深度基本均匀,结扣处有压痕
索沟出血	缢沟处出血少见,上下缘和缢沟间隆起处有出血点	缢沟多出血,颜色较深
颈部软组织损伤	肌肉多无出血,颈总动脉分叉下内膜可有横向裂伤	肌肉常有出血,颈总动脉内膜多无裂伤
颈部骨折	可有舌骨大角、甲状软骨上角骨折	可有甲状软骨、环状软骨骨折
颅脑出血	前位缢型者脑组织、脑膜淤血不明显,非前位缢型者较明显	脑组织及脑膜淤血明显,伴点状出血
舌尖外漏	舌尖可外露	舌尖多外露
颜面征象	前位缢型者颜面苍白,非前位缢型者颜面淤血、肿胀,眼结膜可有出血点	颜面青紫、肿胀,勒沟以上头颈部、面部皮肤及眼结膜常可见出血点

三、扼死

扼死(manual strangulation)是指用手扼压颈部而引起的窒息死亡,又称掐死。有时也可用肘部、前臂、足或器械压迫颈部导致窒息。扼死只见于他杀。自扼死亡几乎是不可能的,因为自己用手压迫颈部,至呼吸困难期即意识丧失,此时四肢肌肉松软,不能继续压迫,呼吸会逐渐恢复。

(一)扼死的死亡机制

扼死的死亡机制与勒死相似,主要是颈部气管、血管受压及颈部神经受刺激等。

1. 呼吸道受压 用手指或肘部压迫被害人颈部时,可导致气道不同程度的压闭。一般情况下,由于被害人挣扎抵抗,颈部呼吸道不易被完全压闭,但仍能使被害人缺氧。随着缺氧持续加剧,被害人发生昏迷,失去反抗能力。扼死过程的长短,取决于呼吸道被压闭塞的程度。有时扼颈时因舌骨、喉头或气管被推向后上方,堵闭咽后壁,被害人发生呼吸障碍而死亡。

2. 颈部血管受压 以手扼颈时,由于拇指与四指分开,从颈的两侧压挤,可使颈静脉完全闭塞,颈动脉不易完全闭塞,特别是椎动脉更不易受压或压闭。因此扼颈时能造成颅脑的淤血,脑组织也发生缺氧。这种情况下被害人可因中枢神经系统缺氧致功能障碍而死亡。

3. 颈部神经受压 喉上神经受压刺激可导致反射性呼吸抑制。颈动脉窦受压可反射性引起血压下降,发生休克死亡。

以上3种扼死发生的机制常共同发挥作用而导致死亡。值得注意的是,某些特殊体质的人,对颈动脉窦的刺激极为敏感,有时突然触碰颈部,可刺激神经和颈动脉窦而引起反射性的心跳、呼吸停止。这时扼颈力量可不大,对正常人并不足以构成死亡,因此常无明显的窒息过程,尸体也无窒息征象,死因推测为抑制死,此时需要结合案情综合分析。可见影响扼死死亡速度的重要因素包括扼颈力量的大小及扼颈的部位。

(二)扼死的尸体征象

1. 颈项部征象

(1)扼痕:扼压物扼压颈项部,在颈项部皮肤形成压痕,称为扼痕(throttling mark),是扼死尸体最重要的征象。手扼痕包括手指指甲所致的新月形或短线状挫伤及指腹扼压颈项部所形成的圆形或椭圆形擦伤和挫伤,以及手指、手掌造成的条形、片形擦挫伤。扼痕一般多在气管喉头两侧。如用右手扼压颈部时,则在左侧颈部皮肤留有四个扼痕(与四指相适应),而右侧有一个扼痕(与拇指相适应)。如用左手扼压时,则扼痕位置相反。如用双手扼压时,颈部两侧各有 4～5 个扼痕,经 12～14 h 后可形成明显的羊皮纸样变,呈褐红色(图 4-3)。

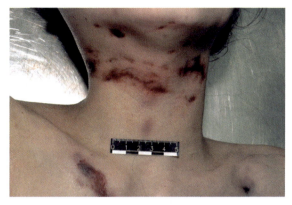

图 4-3 颈部扼痕(上海市公安局供图)

(2) 颈部皮下及肌肉出血:手指和指甲扼压部位的皮肤有皮下出血。颈部的胸锁乳突肌、胸骨舌骨肌、肩胛舌骨肌等常有出血。有时合并甲状腺、唾液腺、喉头黏膜出血。有时尚见声门水肿,下颌舌骨肌、舌根部和舌下疏松组织内有出血。

(3) 骨折:扼死案例中,如加害人扼颈时用力较大,甲状软骨、环状软骨可骨折。甲状软骨骨折多发生在上角,舌骨大角也有骨折。

2. 其他征象

(1) 颜面部:扼死者的颜面发绀而肿胀,呈青紫色。在较疏松的皮肤及眼结膜和口腔黏膜出现散在的点状出血。舌尖有时微露于牙列之外。当颈部严重损伤时,口鼻部可有出血。若扼颈时伴有捂嘴还可造成被害人口唇周围软组织损伤、出血及口腔黏膜的损伤。

(2) 手足及体表损伤:被害人因挣扎抵抗,在其胸、背部和四肢常可发现伤痕。被害人手中常抓有嫌犯的毛发、衣片、纽扣等,指甲内抓有皮肉、血痕等,这些微量物证可作为重要的物证证据。

(三) 扼死的法医学鉴定

扼死常是他杀,并且多为性侵犯、抢劫的附加加害。现场多见搏斗痕迹。如系女性被害人,其手足和头面部常有暴力伤或抵抗伤,衣着散乱破碎,并可见性侵害等表现。被害人如系醉酒、沉睡或昏迷中被扼死,常无抵抗伤。应详细检查现场留有的指纹、足印、血迹和死者手中抓取的物证。实践中,嫌犯作案后常对尸体和现场进行伪装,给鉴定工作带来一定的困难。因此,应尽早进行尸体检查,对颈部的检查要特别仔细。

法医学鉴定实践中,常常需对缢死、勒死、扼死进行鉴别。有时扼颈力量很小,被害人却迅速出现面色苍白、昏厥或神志丧失,尸体解剖阴性者,还需要考虑被害人是否为特殊体质者。

【案例 4-1】 伤者,女,35 岁。20×× 年 8 月 × 日 15:30,伤者在单位上班时被人发现晕倒在会议室,急送至某市三级甲等医院抢救。

> 据临床病史记载,入院时体格检查:昏迷,无应答,右侧瞳孔对光反射消失,左侧瞳孔对光反射可。左耳郭、口唇肿胀。颈部见线性损伤痕迹。
> MRI 检查:右侧大脑大范围缺血性水肿、梗死;CT 检查:未见明显异常。
> 鉴定分析及意见:35 岁成年女性突发右侧大范围的脑梗死,常规疾病较难解释,特别是发现颈部线性损伤痕迹,不符合疾病突发跌倒导致擦挫伤的形态,符合颈项部勒压导致颈部血管压塞后脑缺血性梗死。因此,相关病情陈述存在问题。其后报警,经调查证实是故意伤害案件。
> 本案件的警示之处为:医生接诊时,患者处于昏迷状态,通过体检与询问其他人,发现症状与体征不符时,应注意患者的机械性损伤,并能够联想到故意伤害,及时引入证据保全等相关机制。

第三节 压迫胸腹部导致的机械性窒息

一、概念

压迫胸腹部导致机械性窒息,又称挤压性窒息死,是指胸部或胸腹部受到强烈或长时间挤压,严重妨碍胸廓和膈肌的呼吸运动所致的窒息死亡。这类窒息多见于灾害和意外事故,如地震、房屋倒塌、矿井塌陷、车辆翻覆、坑道坍塌、大树折断、雪崩等,以及人群踩踏挤压时胸腹受压,也见于熟睡中母亲手臂或小腿压在婴儿胸腹部。

挤压死并不都是窒息死。头部严重剧烈挤压可致严重的颅脑损伤死亡;胸腹部严重剧烈挤压导致主要内脏器官(如肺、心、肝、脾等)的破裂死亡,这些为机械性损伤导致中枢神经系统衰竭、失血性休克死亡,而非窒息性死亡。压迫胸腹部导致窒息死只是其中的一种死亡机制。

二、挤压性窒息死的死亡机制

重物压在胸腹部可妨碍胸式或腹式呼吸运动。一般成人胸腹部受到 40~50 kg 力,健壮者受 80~100 kg 力时,即可窒息死亡。一侧胸廓受压 30~50 min 后也可引起窒息死亡。若为儿童、婴儿,仅需成年人的手或前臂搁置在其胸部,即可引起窒息而死亡。胸腹部同时受压比单纯胸廓受压更易引起窒息。

三、挤压性窒息死的法医学鉴定及临床实践

(一)挤压性窒息死的征象

1. 体表征象 颜面部和颈部淤血、发绀、肿胀,皮下和结膜下有出血点。如硬而重的物体压迫胸腹部时,可发生表皮剥离,皮下和肌层出血,甚至出现挫裂伤和重物压陷痕迹。可因死者的身体大小、胖瘦、强弱、年龄及外力压迫物体的硬软、轻重和作用方式等的不同而表

现出不同的压痕和窒息征象。如被褥、厚重衣服、棉絮等柔软物体裹压婴儿致死者,体表可无明显的压痕,但窒息征象明显。

2. **内部征象**　表现为一般的窒息表现。重物压迫时,常有肋骨、胸骨骨折,心、肺、肝、肾、脾等器官破裂,脑膜和脑组织显著淤血或出血。如死亡过程较慢,则发生肺水肿,心、肺表面可见有点状出血。

（二）挤压性窒息的抢救原则

挤压性窒息往往事发突然,必须在第一现场为受压者积极施行抢救,尽快移除挤压性暴力,保持气道通畅,在排除肋骨骨折情况下尽快行心肺复苏。在充足医疗条件下进行神经系统、呼吸系统的支持是抢救挤压性窒息者的抢救原则。

（三）挤压性窒息死的法医学鉴定

鉴定要点是确定为灾害意外还是他杀。鉴定需注意身体各部位所受的损伤是否符合挤压伤的病理形态特征；现场状况,如建筑物的倒塌、塌方、翻车等,与挤压损伤形成特点是否一致。

第四节　堵塞呼吸道导致的机械性窒息

一、捂死

捂死(smothering)是指以柔软物体同时压迫、堵塞口和鼻孔,阻碍呼吸,影响气体交换,导致窒息死亡。捂死的常见方式为用手捂压口鼻,也可用毛巾、衣被等软质的物体捂压口鼻,或将被害人面部朝下把其口鼻压在被褥、泥土等较软的物体上,甚至用塑料袋套住头颈部等。

（一）捂死的死亡机制

捂死主要是因为呼吸道入口被压闭后,阻断了气体交换导致窒息死。捂死是典型的缺氧窒息死,其机制比较单一,比压迫颈项部的机械性窒息死过程长。

（二）捂死的尸体征象

1. **口鼻部的改变**　用手掌捂压被害人口鼻部,常在受压部位出现擦伤、挫伤、指甲抓痕及轻度口鼻歪斜或压扁迹象。口唇、口腔黏膜、牙龈处可有挫伤出血,严重者牙齿可松动或脱落。用较柔软的物体捂压时,被害人的面部常不遗留明显痕迹。用烂泥或沙土捂压口鼻时,常在口腔内及鼻孔周围粘有较多的泥土或沙粒。

2. **窒息征象**　捂死者颜面部及体表皮肤青紫(发绀)。眼球结膜及口腔黏膜有散在的针尖大小出血点,实质器官内出血；肺组织散在灶性出血,脑组织淤血水肿,心包脏层、肺胸膜点状出血等。

（三）捂死的法医学鉴定

捂死的鉴定重点是在尸体上查出捂压的确凿证据,如口鼻部的捂压痕,口鼻歪斜和塌陷,以及口鼻部粘有软性物体的碎片及纤维等。

捂死以他杀多见。多见于无抵抗能力的婴幼儿或抵抗力弱的年迈老人或女性,以及醉酒、昏迷、沉睡或无力抵抗(如手足被捆绑、病倒在床)者。对健康成人则难以达到杀害的目的。灾害或意外事故者次之,如婴儿面部伏在柔软的枕头、被褥上,母亲哺乳熟睡时乳房紧贴婴儿口、鼻孔,以及幼儿玩耍时将塑料薄膜或塑料袋罩在头面部等。捂死自杀者罕见。

二、哽死

哽死(choking)是由于异物堵塞呼吸道,阻碍气体交换引起的缺氧性窒息死亡,也称噎死。哽死可发生于以下情况:①婴幼儿吃奶时,因哭闹、说话将乳汁吸入呼吸道内,或儿童将花生米、纽扣、玻璃球、硬币放在口中,不慎吸入呼吸道;②颅脑严重外伤昏迷或麻醉的患者将胃内呕吐物吸入呼吸道,或胃出血、大咯血的患者将血液、血凝块吸入呼吸道;③加害人用一些软性物体,如纱团、布团、泥团、纸团等,强行塞入被害人咽喉部,导致被害人呼吸道堵塞致死等。

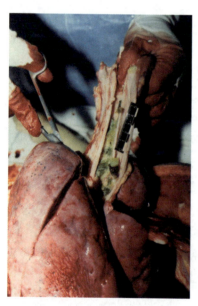

图4-4 气管内异物吸入
(上海市公安局供图)

(一) 哽死的死亡机制

哽死的死亡机制是由于异物完全或部分堵塞呼吸道,使气体交换受阻,造成人体缺氧、窒息而死亡。还包括堵塞物刺激喉头、气管、支气管黏膜,使喉头水肿,气管、支气管反射性痉挛致使呼吸障碍,加速窒息死亡。另外,堵塞物刺激喉上神经可导致反射性心搏骤停。

(二) 哽死的尸体征象

哽死的尸体具有一般窒息征象,在咽喉、气管、支气管、细支气管甚至肺泡内可检出异物(图4-4)。有时肉眼难以发现,需要在组织病理显微镜下才能发现。

(三) 哽死的法医学鉴定

哽死的法医学鉴定主要是依据在呼吸道内发现异物。生前的吸入,异物可达细支气管;濒死期吸入,异物仅在气管或大支气管。哽死的鉴定应结合具体案情、尸体征象,经过详尽的分析,排除其他死因后得出。

第五节 溺 死

一、溺死的死亡机制

既往经常将溺死归类为机械性窒息,主要是考虑溺水为液性异物堵塞呼吸道影响呼吸导致窒息,目前更多学者认为,溺死的死亡机制是多因素参与的结果。

1. **缺氧** 溺死的主要死亡机制是机体缺氧。
2. **淡水溺死性心力衰竭** 淡水(低渗)性溺水时,大量的溺液能快速透过肺泡壁毛细血管而进入血液循环,使血容量急剧增加,心脏负荷加重;另一方面,由于低渗性溶血,红细胞大量破裂,释放出红细胞内大量的钾离子(K^+),使外周血 K^+ 浓度升高,导致血浆电解质紊乱,出现致死性心律失常。血容量急剧增加和 K^+ 浓度增高,均可导致急性心力衰竭。

3. 海水溺死性呼吸衰竭 海水(高渗)性溺水时,吸入至肺泡中的海水渗透压很高,大量的体液从血液循环中迅速渗入肺泡内,渗出的液体量可达血浆成分的40%,从而产生严重的肺水肿,最终出现急性呼吸衰竭。

也有学者认为,溺液使得肺表面活性物质变性,而海水可以稀释或洗掉肺表面活性物质。肺表面活性物质变性、含量降低均可导致肺泡萎陷,即肺泡的顺应性降低,从而加重呼吸功能障碍。

4. 非典型溺死 如水中休克死、水中猝死。另外还有迟发性溺死。

二、溺死的尸体征象

溺死的新鲜尸体可见发绀及窒息斑表现,还具有溺死的特有征象。

(一)体表征象

1. 口鼻部蕈样泡沫 溺液进入呼吸道,刺激呼吸道黏膜分泌大量黏液;黏液、溺液及空气三者经剧烈的呼吸运动而相互混合搅拌,产生了大量细小均匀的白色泡沫,这种泡沫因富含黏液而极为稳定,不易破灭消失,抹去后可再溢出;压迫尸体胸腹部或翻动尸体,泡沫溢出更多。这些泡沫涌出并附着在口、鼻孔和其周围,宛如白色棉花团堵塞呼吸孔道,故也称蕈样泡沫或蟹样泡沫(图4-5)。若支气管黏膜或肺泡壁由于压力增加引起破裂出血,则泡沫呈浅粉红色。蕈样泡沫是一种生活反应,对确认生前溺死具有一定的意义。但也偶可见于其他原因死亡的尸体,如有机磷农药中毒、勒死、癫痫、电击死等,应予注意鉴别。蕈样泡沫夏季可保持1~2 d;春秋季保持2~3 d;冬季保持3~5 d。泡沫干燥后,在口鼻部或其周围皮肤处形成痂皮样残留物。

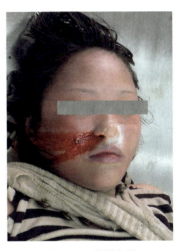

图4-5 蕈样泡沫

2. 尸斑浅淡 尸体在水中常随水流漂浮翻滚,体位多不固定,尸斑很难在身体的某一低下部位形成;同时,皮肤血管和竖毛肌遇冷水刺激而收缩,故尸斑出现缓慢而又不明显。溺死尸体经打捞出水并静置一定时间后,尸斑可以逐渐形成。

3. 手及指甲内异物 由于溺死者在淹溺时在水中挣扎和尸体痉挛,往往在水中抓有水草、树枝、泥沙或其他异物,指甲缝内也可嵌有泥沙。这种征象对确认生前溺死有重要意义。

4. 其他 如尸表温度较低、皮肤苍白、尸僵出现早、鸡皮样皮肤及洗衣妇手(washerwoman's hands)等非特征性表现。

此外,溺水者在落水或在水中漂流时,常可与各种硬物相互碰撞(如山崖、桥墩、河床、船底等)及被船只的螺旋桨击中,其尸表可留有生前、濒死或死后的各种损伤,应予注意鉴别。

（二）尸体内部器官征象

溺死尸体内部特征性的表现如下。

1. 上呼吸道内异物　溺死者在淹溺过程中，由于剧烈呼吸运动，可出现喉头、气管、支气管黏膜上皮肿胀、充血和出血。又由于溺水者在剧烈呼吸运动时吸入大量的溺液和水中异物，可使得气管和支气管腔内充满与口鼻部相同的白色或淡粉红色泡沫液。有时可发现随同溺液被吸入的异物，如泥沙、水草及植物碎片等。

2. 水性肺气肿　主要表现为肺体积膨大，重量增加，约为正常肺的2倍（图4-6）。肺表面有肋骨压痕，边缘钝圆，触之有揉面感，指压凹陷；肺表面湿润，光泽感强，颜色较淡，呈浅灰色，其中夹杂淡红色的出血斑块。浅灰色是肺泡缺血区。淡红色是出血区，此系肺内压增高，肺泡壁破裂出血并溶血所形成的溺死斑（paltauf spots），此斑多见于肺叶之间及肺下叶。切开肺时，流出大量泡沫状暗红色的液体，此称为水性肺气肿（aqueous emphysema）。此在溺死尸体中常见，以青壮年溺死者较为明显。水性肺气肿是因溺水者剧烈呼吸使溺液、空气、黏液三者在气道内相互混合而成泡沫，降低肺的顺应性，溺液吸入肺泡后不易排出而形成。水性肺气肿是一种生活反应。

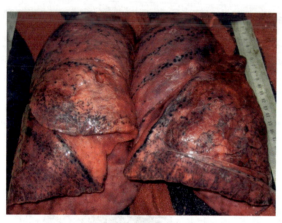

图4-6　水性肺气肿
肺体积膨大，肺表面有肋骨压痕，边缘钝圆

3. 胃及十二指肠内溺液与水中异物　溺液被吸入肺的同时，也可吞咽入胃，在活体胃肠蠕动下，再转入十二指肠内。所以在胃和十二指肠内可以看到溺液和异物，这也是一种生前溺死的有力证据。

4. 颞骨锥体内出血　溺死者中约70%的尸体可见到颞骨岩部出血，乳突小房内充满红细胞。出血的原因是由于溺液的压力和剧烈的呼吸运动，即溺液自口、鼻腔经咽鼓管进入中耳，或由外耳道经鼓膜（溺死者往往鼓膜破裂）进入中耳，导致颞骨锥体受压发生淤血或出血，也可能因为在溺死过程中窒息缺氧而造成的。过去国内外的许多学者认为颞骨锥体出血是诊断溺死的标准之一，但后来发现在窒息、损伤、猝死、中毒等案例中也能看到这种改变。所以目前认为这一征象对于鉴定溺死仅有相对意义。

5. 其他　另外还可见颅脑、颜面部淤血，呼吸辅助肌群出血及脾脏贫血等表现，其对溺死的诊断意义相对有限。

（三）实验室检查

在溺死的法医学鉴定中，还可通过实验室检查进一步诊断。器官组织硅藻、花粉、叶绿素等检验及左、右心内血液成分的差异等在区别生前溺死与死后入水具有一定的法医学意义。

法医工作者不能回避的是对水中腐败尸体的检验,这是法医学鉴定的一大难点,即使是溺死尸体,经过水中腐败过程,在新鲜尸体中的典型溺水征象均会消失。因此,水中腐败尸体溺死的鉴定更多地依靠实验室检测及排他性检验进行综合判断。

三、溺死的法医学鉴定

溺死尸体属于水中尸体。此类鉴定主要解决水中尸体的个人识别、死因鉴定、溺水性质鉴定及死亡时间推断。

(一) 水中尸体的个人识别

1. 新鲜(或轻度腐败)尸体的个人识别 水中尸体在静水或流水中均可发现,且多为无名尸体。对于新鲜或轻度腐败尸体,可根据容貌、身长、性别、发育状况、尸表斑痣、牙齿、指纹、发式及躯体上瘢痕等特点进行个人识别,同时需特别关注尸体衣物及具有身份信息的身份证、银行卡、手机卡、钥匙等进行唯一性认定的重要物品,还应注意其随身携带的手表、戒指、发夹、项链等物品。

2. 高度腐败尸体的个人识别 如水中尸体已高度腐败,除注意随身物品外,还需仔细寻找死者身上的特殊标记,如畸形、瘢痕、头发颜色、义齿和镶牙等。同时取下死者的下颌骨,以备根据牙齿和牙床的特征等人类学的信息推断死者的年龄并进行个人识别。

(二) 水中尸体的死因鉴定

水中尸体的死因鉴定主要解决是生前溺水死亡,还是死后入水的问题,这两者的鉴别主要依据有无生活反应,具体鉴别要点见表4-2。必要时还应取材做毒物分析以排除中毒的可能性。

表4-2 生前溺死与死后抛尸入水尸体的鉴别要点

项 目	生 前 溺 死	死 后 抛 尸 入 水
手	可能抓有异物(水草、泥沙等)	无
口腔、鼻孔	口鼻部蕈样泡沫	无
呼吸道	各级支气管和肺泡内可有溺液、泡沫和异物	仅上呼吸道有少量液体、异物,水压较大时可达下呼吸道,但无泡沫
肺	水性肺气肿,肺表面有肋骨压痕、溺死斑,切面有溺液流出	无
心	左心血液比右心的稀薄,各成分减少(淡水溺死)	左、右心血液浓度、成分相同
胃肠	可有溺液、水草、泥沙等异物	仅胃内可能有少量液体,一般不进入肠道
内脏器官	脑、肝、肾等器官淤血,但脾贫血呈收缩状	不一定有淤血等改变
硅藻检验	肺、大循环器官、骨骼、牙齿中均可检出相当数量的硅藻	内脏器官、骨骼、牙齿中硅藻检验阴性,有时仅在肺中检出少量

此外,溺死者身上也常可见各种类型的损伤,如表皮剥脱、皮下出血、内脏破裂、骨折等。损伤形成的原因复杂,必须仔细检查,明确损伤的性质和成因等,以澄清案件真相。

(三) 溺死的死亡性质

溺死多发生于江河湖海地区、水网密集区域,以自杀和意外事故为多见,他杀者少见。

在鉴定中,可根据案情调查提供一定的线索。

1. **自杀溺死** 自杀溺死的特点:①有自杀动机,如家庭矛盾、失恋或畏罪等;②女性多于男性;③可见试切创等自杀损伤表现,没有致死性他伤、中毒或他杀证据;④有时自溺者可有捆绑附着物,这些捆绑当事人可自己完成。

2. **意外溺死** 常发生于游泳、失足落水、癫痫发作或酒后失足落水。意外溺死有生前溺死特征,没有致命伤或其他谋杀迹象。现场勘验及案情调查常可得出结论。

3. **他杀溺死** 他杀溺死的特点:①有溺死的生活反应,但存在导致意识障碍的因素,如严重头部外伤、药物或酒精中毒的证据。②尸体被捆绑或身系重物,且捆绑结实,难以解开,死者自己难以完成。③常伪造现场,例如有的将死者的衣服、鞋袜、手表等遗物摆放在水边,有的在死者的口袋内塞入伪造的遗书伪装自杀,而凶杀现场则毁灭清除。④社会调查有他杀背景。他杀比例虽小,但其性质严重,是法医学检验的重点,在鉴定中必须提高警惕,应结合尸检、案情和现场勘查等情况相互印证,综合分析后得出可靠的鉴定意见。

(四)水中尸体死亡时间的推断

水中尸体死亡时间的推断主要根据尸体现象的发展程度来进行。对于新鲜尸体,可从胃中食物和消化状态推测进食后入水的大致时间。尸体改变与水温和尸体在水中的深度有关。主要是经验积累并结合当地气象、水文的信息进行综合评测。

经过系统全面的法医学鉴定,水中尸体,特别是新鲜的水中尸体的死因、死亡性质等较易判定,但高度腐败的水中尸体,甚至是腐败尸块一直是法医学鉴定的难点,应引起高度重视,结合多学科的知识进行综合判断。

第六节 特殊类型的机械性窒息

一、性窒息

(一)性窒息的概念及死亡机制

1. **概念** 性窒息(sexual asphyxia, or sex-associated asphyxia),又称性相关性窒息,是指性心理和性行为异常者以刺激和增强性快感为目的,在隐蔽处进行反常性活动,在此过程中措施失误或过度,意外导致窒息死亡。性窒息者多见于成年男性,偶有女性、年老者性窒息的报道。

2. **性窒息现场** 性窒息的现场常是隐蔽僻静场所,如卧室、浴室、地下室等处,这些场所当事人可独自进行预期的性行为活动而不被人发现或干扰。在现场有时可发现色情画报或色情书刊、自照的小镜子、妇女的发辫或胸罩等用品、花布、各种绳索、塑料薄膜袋。死者可着奇装异服,如身着女性花衬衣、内裤,假造女性乳房,梳长发或结女性发辫,用女性物品。还可以发现以往多次进行类似性窒息活动的痕迹,如绳索摩擦的印痕等。

3. **性窒息的死亡机制** 性窒息方式多种多样。最常见的是用各种绳索、长袜、围巾、头巾等缢吊,常引起性缢死(sexual hanging);或用绳索缠绕身体,捆绑手足,结成奇特绳套而进行绞勒；也有用塑料袋罩笼头面部而致缺氧。性窒息致死的机制与所采取的窒息方式有关。采用缢、勒颈方式者死亡机制与缢、勒死相同。性窒息的本意并非致死，只是企图在低氧窒息状态中获得性快感。其死亡的发生，是由于死者防范措施不力或窒息程度过度，如滑套偶尔拉紧、脚底下打滑、两腿发软、坐凳或垫在脚下的物体因故倒下，终以缢吊或绞勒窒息死亡。

（二）性窒息的尸体征象

尸体多为全裸或半裸体，生殖器裸露，并以手接触呈摆弄状。有的在阴茎上系以绳索或头上套上塑料袋。阴茎部位常有精液。尸体一般无明显暴力性损伤。但在身体的突出部位，如头皮、肩、肘等处有时可见擦伤或挫伤。尸体的窒息征象较明显，如颜面部青紫，眼结膜及口腔黏膜点状及小片状出血等；口鼻内血性分泌物，少数死者可因舌骨根部受压迫致舌外伸。为了不使颈部遗留印痕及引起疼痛，常在颈项部与绳索间垫有柔软的毛巾、围巾、衣服等物。有些性窒息者在颈部与绳索之间衬有柔软物体以减轻疼痛，所以颈部的索沟可不明显。性窒息死者内部器官的征象与缢死、勒死相同。

（三）性窒息的法医学鉴定

性窒息当事人采取这种怪异的窒息手段，是性心理和性行为异常的一种反映。其心理活动复杂，目前尚未完全明了。一般认为，用窒息方式，可在脑缺血而短暂缺氧的状态下，增强快感和性反应。

性窒息因其特异的绳套而常被认为是他杀。由于性窒息者常隐秘进行，其父母、亲友对其死亡提不出任何线索；若死亡现场为自己家中，其亲人发现后会顾及自尊及影响而掩盖真相，自行移去现场引起性窒息的用品和工具，这会给勘验带来一定困难。此类案件应进行综合分析，做出正确的鉴定。

二、体位性窒息

（一）体位性窒息的概念及死亡机制

1. 概念 体位性窒息（positional asphyxia）是指人体长时间被限制于某种异常体位，使呼吸功能受限及静脉回流受阻而发生窒息死亡。

2. 体位性窒息的死亡机制 将被害人的上肢或一下肢或双下肢捆绑，悬挂在某一高度，并持续一段时间；亦见于长时间的头部向下屈曲或长时间将两上肢水平伸展并固定在一定的位置上。由于重力的作用胸廓被动下拉，使呼吸肌长时间处于吸气或呼气的状态，导致呼吸肌的疲劳，肺换气功能障碍，呼吸运动逐步减弱。头下垂体位可使呼吸道受阻，影响呼吸道的通畅，呼吸运动不能正常进行。

（二）体位性窒息的尸体征象

发生体位性窒息者，常见肢体被捆绑的痕迹及身体其他部位被殴打所致的损伤。在一些因头颈或身体过度屈曲发生体位性窒息者中，暴力损伤不太明显。大多数体位性窒息者的窒息征象常较明显，如全身淤血、发绀、黏膜、浆膜及皮肤出血点，内部器官淤血、水肿等，但缺乏机械性暴力直接作用于颈部、口鼻部及胸腹部的表现。

（三）体位性窒息的法医学鉴定

体位性窒息多为意外致死，他杀或自杀者罕见。因体位性窒息而发生死亡的案件并不少见，但其致死的机制和过程较复杂，鉴定时应持慎重态度。尸体上有明显的体表及内部器官的窒息征象及有长时间固定在某一特定体位的现场事实。应排除呼吸系统、心血管系统等的疾病致死，排除中毒致死，进行综合分析，最终做出符合性诊断。

（李立亮）

第五章　其他物理性损伤

除机械性损伤、机械性窒息等常见的物理性损伤外，实践中还会遇到烧伤、中暑、冻伤、电击、雷击、气压损伤及辐射损伤等案件。本章将逐一介绍。

第一节　烧伤与烧死

热损伤（thermal injury）包括烧伤（burn）与烫伤（scalding）。由火焰、高温固体、电火花、强辐射热等热源导致的身体损害称为烧伤。通常所说的烧伤、烧死是指火焰与躯体直接接触后导致的损伤、死亡。高温固体物质与躯体直接接触时导致的损伤称接触性烧伤，固体物质表面温度在70℃以上时，与皮肤接触时间超过1 s即可导致皮肤全层坏死。如果躯体与火焰、热的固体表面没有发生接触，热量也未导致衣物燃烧，但热作用时间很长，也会导致皮肤出现红斑、水疱、皮革样化，甚至炭化，这种损伤称辐射热烧伤。

因热液（沸水、沸汤、沸油）、蒸汽与躯体直接接触所引起的组织损伤，称烫伤，或称汤泼伤。因烫伤引起的死亡称烫死。

因电能、化学物质、放射性物质照射引起的损伤在临床上也均被认为是烧伤，但在病理学改变、全身影响、病程、转归、预后等方面各有其特殊性，分别称为电（流）烧伤、化学性烧伤和放射性烧伤。

一、烧伤（死）的表现
（一）烧伤（死）的外表征象

高温作用于体表所引起的损害程度，主要取决于温度的高低与接触时间的长短，两者均与烧伤深度成正比。接触时间越长，热源温度越高，造成的损伤越严重。

1. **皮肤烧伤**　在烧死的尸体上，可见各种不同程度的烧伤改变。对皮肤烧伤深度的估计，临床上普遍采用三度四分法，而法医学尸体检验常有尸体炭化，因此采用四度分级法。

（1）Ⅰ度烧伤（红斑性烧伤）：为最轻度热损伤，40～50℃热源短时间作用于机体即可发生，损伤仅限于表皮，未突破基底层。长时间暴露在日光下，也可导致Ⅰ度烧伤。肉眼见损伤局部皮肤红、肿、干燥，不形成创面。3～5 d后局部由红转为淡褐色，表皮皱缩。稍重者可发生表皮浅层脱落，露出红嫩光滑的上皮面而愈合，不留瘢痕，可有短时间的色素沉着。皮肤红斑是生前受热作用的反应，但也可见于高温作用于刚死不久的尸体。死后1～4 h，尸体接触50～60℃热源，可产生表皮下血管扩张，是红斑并非生前热作用的可靠证据。

(2) Ⅱ度烧伤(水疱性烧伤)：较高温度热源(50～70℃)作用于机体可发生Ⅱ度烧伤,表现为表皮细胞坏死,表皮与真皮分离,水疱形成。水疱多为单房性,内富含蛋白质和细胞成分。若水疱破裂,裸露出红色充血的真皮。真皮层间质水肿、血管充血,生前烧伤存活4～8 h后可见中性粒细胞浸润。毛细血管内皮细胞肿胀,部分变性坏死,可见透明血栓。临床根据伤及皮肤结构的深浅又分为两类：浅Ⅱ度烧伤,仅伤及表皮全层和部分真皮乳头层；深Ⅱ度烧伤,伤及真皮网状层,但真皮深层及其中的皮肤附件结构仍保存。前者一般经过1～2周后痊愈,亦不遗留瘢痕,有时有较长时间的色素改变(过多或减少)。后者经3～4周可自行愈合,但易发生感染而遗留瘢痕,且瘢痕组织增生的机会也较多。死后不久的尸体受热作用也可导致水疱形成,但通常渗出液量较少,且无炎症反应。

(3) Ⅲ度烧伤(焦痂性烧伤)：温度在65～70℃以上始可发生,烧伤局部皮肤全层(包括附件)全部坏死,甚至可伤及皮下脂肪、肌肉和骨骼。肉眼见烧伤皮肤凝固变薄,形成半透明的褐色焦痂,硬如皮革,透过焦痂可见粗大血管网(为皮下淤滞或栓塞的血管),其间有些小血管与之相连。大面积的创面愈合形成大量瘢痕,以后可发生局部挛缩、畸形。

(4) Ⅳ度烧伤(炭化)：因火焰长时间烧灼后形成。火焰长时间的烧灼作用使组织中水分丧失,蛋白凝固,组织收缩,变硬变脆,外观呈黑色,称为炭化(charring)。若组织继续被火焰燃烧,则由炭化转为灰化。炭化完全破坏了皮肤及其深层组织,可达骨质,导致整个肢体或躯干阶段性大范围破坏。体表部分炭化者尚可生存,但整个体表炭化只见于尸体上。

当尸体严重炭化时,尸体重量减轻,身长缩短,肌肉遇高热而凝固收缩,由于屈肌较伸肌发达,屈肌收缩较伸肌强,所以四肢常呈屈曲状,类似拳击手在比赛中的防守状态,故称为"拳斗姿势"(pugilistic attitude)(图5-1)。拳斗姿势在死后焚尸也可形成,故不能以此鉴别生前烧死与死后焚尸。

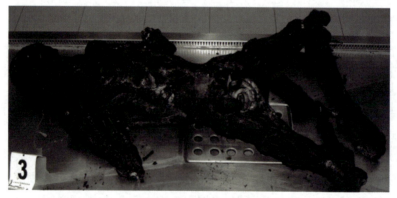

图5-1 严重炭化的尸体
四肢呈屈曲状,拳斗姿势

有时高温作用使皮肤组织中水分蒸发,干燥变脆,皮肤凝固收缩,发生顺皮纹的裂开,形成梭形创口,形态上类似切创,称为假裂创。在移动尸体时,炭化松碎的皮肤也会裂开。这种假裂创有时会被误认为是生前的机械性损伤。假裂创可发生在任何部位,但较多见于四肢伸侧及肘、膝关节和头部。当胸、腹壁破裂时,可有内脏器官脱出。

2. 眼部改变 火场中,由于烟雾刺激,被害人往往反射性紧闭双目,死后可在其外眼角形成未被烟雾炭末熏黑的"鹅爪状"改变,称外眼角皱褶。角膜表面和睑结膜囊内也无烟灰和炭末沉积。由于双目紧闭,睫毛仅尖端被烧焦,称睫毛征候。这些表现可作为生前烧死的证据。

3. 衣物残片 在火势不太严重的火场中,死者身上往往留有衣着残片,根据衣物残片或其他不易燃烧的物品可以帮助认定死者身份。同时,残存衣着覆盖部位的皮肤热损伤较轻,甚至没有热损伤的痕迹,这对判断烧死者当时的体位很有帮助。

(二) 烧伤(死)的内部征象

不论尸表烧损程度如何,火场中的尸体仍有尸体剖验的意义,因其内脏器官常保留较好,解剖时可提取组织和血液,检测一氧化碳、酒精或其他毒物,并可采取样本进行 DNA 分析。

1. 呼吸系统 在火场高温环境中,即使躯体未与火焰发生直接接触,现场中灼热的火焰、空气、蒸汽、烟雾或其他有害气体也会随呼吸进入呼吸道、肺,引起呼吸道和肺的损伤。呼吸道黏膜表面可见烟灰、炭尘沉积(图 5-2),有时与黏液混合形成黑色线条状黏痰;会厌、喉头、气管、支气管等处的黏膜充血水肿、出血、坏死,有时可形成水疱,严重者上述部位形成白喉样假膜,容易剥离。假膜主要由纤维蛋白、坏死的黏膜、黏液及以中性粒细胞为主的炎症细胞等组成。上述改变称为热作用呼吸道综合征(heat induced respiratory tract syndrome)。热作用呼吸道综合征说明火烧时被害人尚有生活能力,是生前烧死最确切的证据。

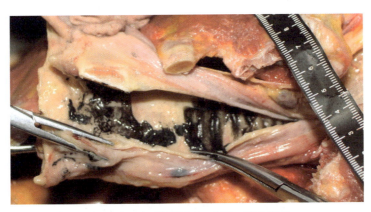

图 5-2 呼吸道黏膜表面烟灰、炭尘沉积

2. 心血管系统 心脏中的血液多呈鲜红色流动状,心外膜下可见点状出血,左心室内膜下可有出血点,心肌光泽减退,呈灰红色或土黄色。火灾现场可产生大量的一氧化碳,吸入人体后,与血液中的血红蛋白结合形成碳氧血红蛋白(HbCO),并随血液循环分布至全身各器官。因此,生前烧死者内脏器官多呈鲜红色或樱红色。

3. 颅脑 烧伤患者常有脑水肿、小脑扁桃体疝,有时可发生海马沟回疝,蛛网膜、脑实质充血、水肿,血管壁血浆浸润,有时发生纤维素样坏死。

头部受火焰高温作用,脑及脑膜受热、凝固、收缩,与颅骨内板分离,形成间隙,由于硬脑膜血管及颅骨板障的血管破裂,流出的血液聚集于该间隙中而形成血肿,即硬脑膜外热血肿(extradural heat hematoma)。硬脑膜外热血肿多呈砖红色或巧克力色;血肿外周部分血液发生凝固,可附着在颅骨内板上,血肿中心部分的血液可呈液态或半流体状,形似黏土;有时血液被高温煮沸产生气泡,致使血肿内形成许多大小不一的空泡,形似蜂窝状;有时颅骨被烧裂,板障骨髓内的脂肪渗出,则血肿内混有脂肪成分。血肿形成处的颅骨多被烧成焦炭状,软组织缺失。

4. **其他内脏器官改变** 被迅速烧死者,肝、脾、肾及消化系统的改变往往是急性休克的表现。食管、胃内有时可见炭末,说明死者在火场中有过吞咽行为,是生前烧死的证据。迟发性死亡者较多的改变是胃、十二指肠溃疡(Curling 溃疡)的形成。

二、死亡原因及机制

火场中死亡者除了火焰热作用导致死亡外,绝大部分是因中毒而死,部分是因机械性损伤而死亡,也有可能是多种原因同时导致死亡。

1. **烧死** 烧死的主要机制:①体表广泛烧伤,剧烈疼痛,反射性中枢神经系统功能障碍,导致原发性休克;②大面积烧伤者,由于血管通透性增高,大量血浆、组织液丢失,导致低血容量性休克;③红细胞被破坏释出 K^+,高钾血症导致急性心功能不全或心搏骤停;④内脏器官的并发症和继发感染。

2. **窒息** 在火场中由于吸入热的空气、火焰、烟雾或刺激性气体,引起急性喉头水肿、支气管痉挛,分泌物堵塞呼吸道,急性肺水肿,均可引起呼吸困难而导致窒息死亡。另外,火场中迎面扑来的火焰及烟雾也可使被害人不能呼吸,火场中氧气大量消耗后致空气中缺氧,这些因素均会导致被害人短时间内窒息而死亡。

3. **中毒** 火场中由于燃烧不完全,常产生大量一氧化碳,吸入后可导致急性一氧化碳中毒而死亡。生前烧死的健康成年人,血液中 HbCO 饱和度常在 40% 以上。除了一氧化碳外,火场中如有含氮物质如硝化纤维素膜燃烧时,还可释放出二氧化氮、四氧化二氮、氰化氢等剧毒气体;羊毛和丝织品燃烧时,会产生硫化氢和硫的氧化物;现代建筑、装潢过程中大量采用合成建筑材料、塑料、装饰材料等石油化工制品,燃烧时会释放出氯、磷、氰化氢及一氧化氮等有毒有害气体。吸入这些有毒有害气体后,也可导致被害人中毒死亡。

4. **机械性损伤** 现代建筑中经常使用的钢筋、混凝土,在高温时(650℃以上)就会软化崩塌,导致建筑倒塌,砸压火场中的人员,造成严重的机械性损伤,甚至导致死亡。火场中被害人慌不择路从高处坠落或奔跑中碰撞物体,也可导致严重机械性损伤而死亡。有些损伤极易被误认为他人故意所为,鉴定时需特别留意。

火灾现场未死亡者,如烧伤程度严重,也可能在烧伤后数小时、数天甚至数周后因烧伤的并发症而死亡。主要的并发症有继发性低血容量性休克,心、脑、肾、肾上腺功能衰竭,感染性休克等。

三、法医学鉴定与临床实践

（一）现场勘查

当火场上发现尸体时，需要法医、消防人员、刑侦人员和相关人员密切配合。火灾现场勘查的重点是收集引火物、寻找火源及带有纵火痕迹的物证。必要时可提取现场空气、死者残留的衣服及部分现场灰烬，以备检测用。

（二）生前烧死与死后焚尸的鉴别

在火灾现场发现的尸体须鉴别是生前烧死还是死后焚尸，鉴别的主要依据是尸体上有无局部或全身的生活反应（表5-1）。

表5-1　生前烧死与死后焚尸的鉴别

项目	生前烧死	死后焚尸
皮肤	皮肤烧伤伴有生活反应	皮肤烧伤一般无生活反应
眼睛	眼睛有睫毛征候与"鹅爪状"改变	无此改变
呼吸道	气管、支气管内可见烟灰、炭末沉着，呼吸道表现为热作用呼吸道综合征	烟灰、炭末仅在口鼻部呼吸道无高温作用的表现
胃	胃内可查见炭末	胃内无炭末
血液HbCO	高饱和度HbCO	无或极低（吸烟者）
死亡原因	烧死、中毒或压砸等	机械性损伤、中毒或机械性窒息等

一般情况下，鉴别生前烧死与死后焚尸并不困难。但在有些特殊情况下，尤其是濒死伤，尸体上既有致命性外伤也有生前烧死的证据，鉴别生前烧死与死后焚尸是一件复杂又艰巨的工作，应做系统全面的仔细检查，对案件进行综合分析判断，才能得出正确的结论。

（三）死亡方式

烧死多数属于意外或灾害，自杀与他杀较少见，但是利用火烧而焚尸灭迹以掩盖杀人罪行则较常见。意外或灾害性烧死者最多见，尸体检验常可发现典型的生前烧死征象，现场勘查可找到起火原因。对怀疑纵火焚尸案件，应仔细检查尸体是否有烧伤以外的机械性损伤。另外，有时需注意排除由建筑物倒塌所致的机械性损伤。烧伤也可诱发原有疾病的发作而致猝死，也有因猝死者的烟头掉落引起火灾的。在确定死亡方式时应注意鉴别。

（四）临床医生救治烧伤患者应注意的事项

1. 烧伤严重程度的估计　就烧伤对人体的影响而言，一般认为烧伤面积比烧伤深度更为重要，当Ⅱ度烧伤占1/2体表面积或Ⅲ度烧伤达1/3体表面积时，即可引起死亡。估算烧伤面积目前采用较多的有中国九分法和手掌法。

（1）中国九分法：成人体表面积推算见表5-2。儿童（12岁以下）的躯干和双上肢的体表面积所占百分比与成人相似。头颈部和双下肢可按下列简易公式计算。

$$头颈部体表面积(\%) = 9\% + (12 - 年龄)\%$$

$$双下肢体表面积(\%) = 46\% - (12 - 年龄)\%$$

表 5-2 中国九分法

部　　位		成人体表面积(%)
头颈		9
	发部	3
	面部	3
	颈部	3
上肢		18 = 9×2
	双上臂	7
	双前臂	6
	双手	5
躯干		27 = 9×3
	躯干前	13
	躯干后	13
	会阴	1
下肢		46 = 9×5+1
	双臀	5*
	双大腿	21
	双小腿	13
	双足	7*

* 成年女性的臀部和双足各占 6%

(2) 手掌法：一掌面积约等于体表面积的 1%。此法可用于小片烧伤的估算或辅助九分法的不足。具体做法：如果测量人员手掌与伤者手掌面积相同，则直接以测量人员手掌测量；或按伤者的手掌裁剪一块硬纸板来测量。

对烧伤严重程度的估计目前多采用 1970 年全国烧伤会议拟定的分类标准：

轻度烧伤：面积在 9% 以下的 Ⅱ 度烧伤。

中度烧伤：面积在 10%～29% 之间的 Ⅱ 度烧伤，或 Ⅲ 度烧伤面积不足 10%。

重度烧伤：烧伤面积在 30%～49%，或 Ⅲ 度烧伤面积在 10%～19% 之间。或烧伤面积不足 30%，但有下列情况之一者：①全身情况较重或已有休克；②较重的复合伤；③中重度吸入性损伤。

特重烧伤：面积在 50% 以上；或 Ⅲ 度烧伤面积在 20% 以上。

2. 对烧伤者的现场救治　尽快扑灭火焰，除去着火或沸液浸渍的衣服，迅速离开密闭和通风不良的现场，及时冷疗能防止热力继续作用于创面使其加深，越早效果越好。适用于中小面积烧伤，特别是四肢烧伤。方法是将烧伤创面在自来水下淋洗或浸入水中，或用冷水浸湿的毛巾、纱垫等敷于创面。灭火后检查伤者有无心跳、呼吸停止及大出血、窒息、严重中毒等情况，同时将伤者尽快撤离现场。保持呼吸道通畅、镇静止痛；初步估算烧伤面积和深度，判断烧伤的严重情况；注意有无吸入性损伤、复合伤等；用敷料或用清洁衣服、被单包扎创面，防止创面污染及搬运过程中再损伤；处理复合伤；补液治疗，现场不具备输液条件者，可口服含盐饮料，防止单纯大量饮水而发生水中毒。在现场急救后，应尽快转运伤者至医院进行治疗，途中注意防止休克。

第二节 中　　暑

中暑是指由高温(或伴有高湿)环境引起的,以体温调节中枢功能衰竭,汗腺功能衰竭和水、电解质丢失过多为特点的疾病。中暑死亡一般有典型的临床过程和环境条件,因此需进行法医鉴定者为数不多。

一、中暑发生的条件

(一)环境因素

环境温度是中暑发生的最重要因素,温度越高,发生中暑的概率也越大。一般环境温度超过30℃时达到一定时间即可能发生中暑,温度超过35℃则更易发生。日射病是在夏季烈日下暴晒、阳光直射条件下时间过长引起的;热射病是在高温、高湿环境中,特别是在有热辐射物体的环境中劳动,因通风不良、防暑降温措施不当而引起的。除温度外,空气中相对湿度大小对热射病的发生与否影响很大。如在环境温度32℃,相对湿度100%;环境温度38℃,相对湿度90%以上;环境温度45.5℃,相对湿度40%以上时容易发生中暑。环境温度60℃,相对湿度只要15%即可发生中暑。

(二)机体条件

中暑的发生与个体的体质强弱及健康状况也有密切关系。年老体弱、疲劳过度、肥胖、饮酒、饥饿、脱水、失盐、穿着不透风者,发热、甲状腺功能亢进症、糖尿病、心血管疾病、先天性汗腺缺乏等疾病患者,服用阿托品及其他抗胆碱能药物而影响汗腺分泌等患者,对高温的耐受性差,容易发生中暑。

(三)人为因素

在某些故意伤害、虐待的案件中,加害人用强日光或高温环境作为致伤因素,强迫被害人长时间暴露于热源之中,并禁止饮水,可使被害人短时间内发生中暑。在夏季,有时婴儿或儿童被留在小客车内,短时间内就可发生中暑,甚至死亡。

二、中暑的发生机制

正常人体温一般保持在37℃左右,这是在下丘脑体温调节中枢控制下产热与散热平衡的结果。人体散热主要靠辐射(60%),其次为蒸发(25%)和对流(12%),少量为传导。当周围环境温度超过皮肤温度时,人体散热只能靠出汗、皮肤蒸发和肺泡的呼吸。此时,血液循环和汗腺功能对调节体温起主要作用。在适应代偿期,人体大量出汗,皮肤血管扩张,增加散热,维持体温的恒定。但出汗过多会引起脱水与氯化钠减少,血液浓缩及血液黏稠度增加,丢失水分过多可引起循环障碍而发生热衰竭,丢失盐过多可引起肌肉痉挛而发生热痉挛。当高温超过一定限度,产热量远远大于散热量时,体温调节中枢失控,体温在短时间内骤增。此时汗腺功能发生障碍,出汗减少加重高热;心功能减弱,心输出量降低,输送到皮肤血管的血液量减少而影响散热。进一步发展,中枢神经系统由抑制转为兴奋,内分泌功能加强,分解代谢加强、产热更多,体温不断上升。又因高热时全身血管扩张,循环血量降低,导致周围循环衰竭,各器官组织缺氧,功能紊乱,结构破坏。缺氧导致毛细血管壁损伤,可促进血栓形成,或引起弥散性血管内凝血,最终引起多器官功能衰竭而死亡。

三、中暑死亡尸体的病理学改变

（一）尸体现象

中暑死者体内蓄积的热量较多,体温较高,且环境温度相对较高,因此尸体热量散发慢,尸冷发生较迟缓。尸斑出现早而且显著,呈暗红色。尸体腐败出现早,并易波及全尸,但有明显脱水者除外。

（二）皮肤

皮肤发红,触之温度较高,且干燥。有时可见出血点。光学显微镜下可见汗腺周围组织水肿,淋巴细胞浸润。

（三）内部器官

内部器官的病理学形态特征基本是休克引起的改变:①内部器官显著淤血、水肿,扩张的血管内红细胞充盈,黏滞成团;②全身各器官组织如脑、脑膜、肺、心包膜及心内膜等广泛小出血点。高温引起的原发病理形态学改变为神经细胞坏死,主要在大脑、小脑皮质,特别是小脑浦肯野细胞消失。高热造成的横纹肌损害对诊断热射病有一定的意义。光学显微镜下可见胸大肌、颈前肌肿胀,横纹消失,肌纤维溶解、坏死,有时肌质凝聚成嗜酸性颗粒。

四、法医学鉴定及临床实践

（一）法医学鉴定

对中暑死者的尸体检验常不能发现特征性改变,故应详细调查现场的环境条件,结合临床表现和尸体的病理形态学改变,同时进行毒、药物检测,排除其他死亡原因,综合判断。

1. **案情调查** 中暑有明显的季节性,或在特定环境下才可能发生。了解个体健康状况,特别注意既往心血管病史。原患疾病(如心血管疾病、腹泻等)者,中暑后更易发生死亡。

2. **尸体剖验** 中暑死亡者,尸检多无特异性发现。但小脑浦肯野细胞数目明显减少,血管内红细胞黏滞成团,骨骼肌肌纤维溶解、坏死等改变对诊断中暑有一定参考价值。因尸体冷却缓慢,应在死后 24 h 内测量尸温。

3. **其他** 排除其他死因。

（二）临床实践

1. **临床诊断** 热射病大多发病突然,无前驱症状(头痛、晕眩、恶心、呕吐等)。患者突然虚脱,意识丧失。典型表现有高热,颜面部灼热潮红,皮肤干燥无汗,昏迷。日射病患者出现脑膜刺激症状,剧烈头痛、头晕、眼花、耳鸣、剧烈呕吐、烦躁不安。严重者发生意识障碍、昏迷、惊厥。体温正常或稍高。

过高热、皮肤干燥无汗及中枢神经系统症状是诊断中暑最有价值的临床表现。诊断中暑前,应与中枢神经系统感染、脑血管意外、脓毒症、甲状腺危象、药物热和震颤性谵妄相鉴别。

2. 临床治疗 应快速采取降温措施,降温速度决定患者的预后。将中暑患者脱去衣物转移到通风良好的低温环境中,进行皮肤、肌肉按摩,促进散热。无循环障碍者,可用冰水擦浴或将躯体浸入 27～30℃ 水中降温。对循环障碍者,可采用蒸发散热降温,如用凉水反复擦拭皮肤和同时应用电风扇或空调。然后尽快将患者转送入院治疗。

第三节 冻伤与冻死

低温所致体表局部损伤称为冻伤(frostbite)。人体长时间处于寒冷环境中,个体因保暖不足,散热量远超过产热量,超过人体体温调节的生理限度,物质代谢和生理功能发生障碍所引起的死亡,称为冻死(death from cold)。冻伤或怀疑暴力死的冻僵尸体,多见于我国北方冬春季节。

一、冻伤(死)的发生条件

(一)地理及环境因素

大部分冻伤、冻死都发生在特殊的地理环境条件下。

1. 环境温度 气温寒冷是冻伤或冻死的主要条件。冻死常发生在寒冷地区或冬春低温季节。必须注意的是,有时气温在零度以上,但御寒物不足,暴露时间过长也会导致冻死。如江浙一带的山区在春秋季也偶有冻死的案例发生。

2. 风速 风是导致冻死的重要因素。风能加速热的散失,促进环境温度的降低。风速越大,散热越快。风速与体温下降成正比。

3. 潮湿 由于水的导热能力是干燥空气的 25 倍,水中散热比同样温度的干空气中散热要快得多,所以在水中比在同温度的空气中冻死更为迅速。正常人浸在 0℃ 的水中,只要 0.5 h 即可冻死;若在同样温度的空气中尚可生存数小时。

(二)机体因素

1. 年龄 婴幼儿及老年人体温调节功能低下,对寒冷十分敏感,尤其是早产儿更敏感,对外界环境的适应能力弱,易发生冻伤和冻死。

2. 饥饿和疲劳 在低温环境中,机体的新陈代谢和产热活动比较旺盛,需要有足够的营养物质的供应,才能抵御寒冷。饥饿和疲劳是促进冻伤和冻死的重要因素。

3. 外伤或疾病 慢性病(如糖尿病)患者和严重外伤者(特别是失血后)对寒冷的抵抗力降低,容易发生冻死。

4. 酒精或药物 饮酒适量时,皮肤血管收缩促进脑血液循环,可起到一时性御寒作用。但饮酒过量,皮肤血管扩张,血流增加,产生温暖感,主观以为体热增加、兴奋、减少衣着,实际上体热更易由皮肤发散,体温反而逐渐降低。深度醉酒者的体温调节中枢被酒精麻醉,以致不能通过寒战增加热能,所以体温迅速下降,易于冻死。巴比妥类或氯丙嗪类药物均使体温调节功能降低,促进冻死的发生。有报道巴比妥中毒者体温可下降至21～26℃。

5. 其他 个体对寒冷有耐受性差异及精神状态的差别。如精神病患者容易冻伤。

二、冻伤(死)的机制及表现

(一)冻伤(死)的过程及机制

在低温环境中,人体中心体温降至35℃,称体温过低(hypothermia)。体温约32℃时还能维持产热的代偿作用,低于此温度则机体代谢逐渐停止,体温迅速下降,血液循环和细胞代谢障碍,对全身各器官系统起损害作用。随体温下降的程度,机体经过兴奋增强期、兴奋减弱期,而后进入抑制期,可出现反常热感,发生反常脱衣现象。最后进入完全麻痹期,体温降至25℃以下,体温调节中枢功能衰竭,心跳、呼吸抑制,血压直线下降,各种反射消失,最终因血管运动中枢及呼吸中枢麻痹而死亡。

冻死的机制比较复杂,受个体和环境因素的影响较大。目前认为冻死主要是在低温下,血管扩张、麻痹、血流缓慢乃至停止所造成的后果。在此之前可发生心室颤动。当然,未发生心室颤动者心脏功能也会逐渐衰退,最终组织缺氧,包括脑缺氧后因血管运动中枢及呼吸中枢麻痹而死亡。

(二)冻伤(死)的表现

1. 体表改变

(1) 衣着情况:冻死者经常衣着单薄,尸体呈蜷曲状。但也有冻死前反而脱去衣服,全身裸露,或将衣服翻起,暴露胸部,或仅穿内衣裤,称反常脱衣现象(paradoxical undressing)。原因可能是由于低温作用下体温调节中枢麻痹,有幻觉热感。应注意与抢劫或强奸杀人案相区别。

(2) 面容与皮肤:面部表情似笑非笑,称苦笑面容。全身皮肤苍白或粉红,外露肢体部分由于竖毛肌收缩呈鸡皮状,阴茎、阴囊、乳头明显缩小。肢体未被衣物遮盖部分可有轻度、中度冻伤,呈紫红色或青紫色肿胀,与衣物遮盖部分有明显界线,其间可见水疱形成。

(3) 尸体现象:尸斑鲜红色或淡红色。尸体腐败明显延缓,但尸体解冻后,腐败即迅速发生。

(4) 体表轻微损伤:若因迷途受冻惊慌跌倒,或因酒醉摔跌,常在肢体及头面的突出部位形成多处擦伤和皮下出血。

2. 内部器官改变 大部分器官改变均属于非特异性改变。冻死者可见胃黏膜糜烂,胃黏膜下有弥漫性斑点状出血,沿血管排列,颜色暗红、红褐或深褐。形成原因可能是低温下腹腔神经丛使胃肠道血管先发生痉挛,然后血管发生扩张,使血管通透性发生变化,出现小血管或毛细血管应激性出血。这种胃黏膜下出血斑首先由苏联学者维希涅夫斯基报道,故称为维希涅夫斯基斑(Wischnevsky spots)(图5-3)。日本学者报道其发生率为85%～90%,是生前冻死尸体较有价值的征象。特别是在老年人及应激时间较长的情况下发生率高。

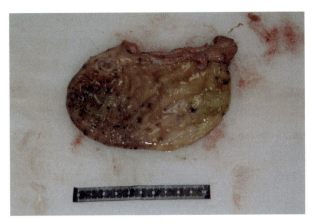

图 5-3 维希涅夫斯基斑

三、法医学鉴定及临床实践

（一）冻死的法医学鉴定

应详细调查现场的环境条件，进行系统尸体解剖，并进行毒物检测，排除他杀、自杀、中毒、疾病死亡后才能确定为冻死。

1. **环境条件** 勘查现场时，应详细调查当时的气象资料，记录现场温度与相对湿度。冻死一般发生在寒冷地区及高原地带，常在冬春季节。我国南方的冬季偶尔也可见冻死案例，长时间关闭在冷冻库中的人也可被冻死。

2. **死亡方式** 冻死大多数是自然灾害事件，他杀少见。冻死作为自杀手段极为罕见。

3. **尸体征象** 冻死者表现出的苦笑面容、反常脱衣现象、红色尸斑、冻伤、胃黏膜出血斑及髂腰肌出血对确定冻死均有一定的参考价值。

4. **实验室检查** 解剖时应提取血液及胃内容物进行毒物分析，排除中毒死的可能性。酒精和抑制中枢神经系统的药物能加速冻死的发生、发展，在检验时应该注意。

（二）临床实践

对冻伤人员，应迅速使伤者脱离低温环境和冰冻物体。迅速复温是急救的关键，但勿用火炉烘烤。宜用40～42℃恒温温水浸泡肢体或浸浴全身。对心跳呼吸停止者要施行胸外心脏按压和人工呼吸。对局部冻伤者要注意防治感染。全身冻伤的伤者复温后要防治休克和维护呼吸功能，使用利尿剂防治脑水肿和肾功能不全。

第四节 电流损伤

一、电流损伤的概念及影响因素

（一）电流损伤的概念

电流是导体内带电粒子在电场力作用下有规则移动的结果，电流通过人体引起可感知的物理效应称为电击。人体与电流接触引起的皮肤及其他组织器官的损伤及功能障碍称为电流损伤（current injury）或电击伤（electrical injury）。电流损伤所致的死亡称为电击死（death from electricity, or electrocution）。电击死多见于意外事故，但也有利用电击自杀或他杀的案件。

电击死必须同时具备3个因素，即带电的电源、通过人体的电流通路及人体接触地面。前提条件是人体成为电流通路的一个组成部分。常见的触电方式有单线（相）触电、两线（相）触电、跨步电压触电等。

医疗工作中用导管做心电图记录、安装起搏器、应用除颤器、测量内部血压等，某些导管内有导线或导电液体，从而提供了直通心脏的低阻电路（电流未通过高电阻的皮肤），导致存在直接通过心脏引起心室颤动的微电击的可能性。

（二）电流损伤的机制

电流通过人体引起损伤的主要机制是热作用和电流作用。

1. 热作用 电流的热效应是指电流通过导体时，由于电阻的存在，自由电子的碰撞，功率消耗引起发热，电能不断地转化为热能，这种产热现象称为热效应。电流进入机体后，由于人体皮肤、肌肉等组织具有一定的电阻，电能转化为热能，从而导致机体组织的烧伤表现。其中以高压电引起组织烧伤最严重，而电流的直接损伤常常难以肯定，故有人亦称电损伤为电烧伤（electrical burn）。临床检查电烧伤患者时需区别3种因素造成的烧伤：接触性电烧伤、电火花烧伤及触电后易燃物燃烧造成的火焰烧伤。三者常同时并存，也可单独出现。前者是真正的电烧伤，除因电流的高温作用外，还有电流的电离、电渗和机械作用，后两种系单纯高温热烧伤。

2. 电流作用 近些年的研究发现，电休克可导致细胞膜跨膜电位的去极化和离子通道的形态学改变，特别是钠、钾、钙离子通道改变。此外，因为细胞膜的隔离，细胞外高电压形成了一个强大的跨膜电场，在电场中平行纵向排列的大细胞（如肌细胞与神经细胞），均感受到足够大的跨膜电势，可导致细胞膜的破裂，大量细胞内的肌红蛋白和钙离子游离释出；电场最初引起细胞膜轻微损伤，这种"电致微孔"作用和继发的细胞膜破裂，最终导致无选择性的离子和蛋白酶漏出、细胞死亡。

（三）电流损伤的影响因素

影响电流损伤严重程度的因素很多，如电流类型、电流强度、电压、电阻、电流的作用时间、电流通过人体的途径及机体的状态等。

1. 电流类型 电流有交流电和直流电两种类型，两者均可造成电击伤或电击死，但以前者多见。人体对500 V以下的交流电比对直流电要敏感4~6倍，故在此电压范围内，相同电压的交流电比直流电更危险。70~80 mA的交流电可引起人体的心室颤动、呼吸和心搏骤停；但对250 mA的直流电，人体却可耐受。100 mA的交流电可在0.2 s内致心室颤动和停搏，而4A的直流电却反而可使心律失常者恢复窦性心律。直流电的电压越高，其电解作用越强，故对人体的危险性也越大。对人体最具危险性的是25~300 Hz（尤其50~60 Hz）的交流电，对<10 Hz或>1 000 Hz的交流电则较少引起电损伤。我国常用的频率恰恰是50~

60 Hz 的交流电,这种频率的交流电通过机体时,驱使细胞内的离子随该电流的频率往返运动的速度正好可令其在细胞内来回一次,使细胞受到最强烈的扰动和破坏。同时,这种频率的交流电又与机体组织器官的生物电节律相符,通过心脏时,心肌兴奋性发生变化,引起心肌纤维颤动;亦可使细胞膜发生去极化,引起骨骼肌发生强直性收缩,以致触电者手握住电源不放,延长电流通过时间,造成死亡。40～160 Hz 的电流最易引起心室颤动,300 Hz 以上的交流电的伤害作用减小,并随其频率的增高而伤害作用逐渐降低。

2. 电流强度 单位时间内通过已知截面的电量称为电流强度。它是影响电流损伤最重要的因素。通过机体的电流强度越大,引起机体的损害越严重。交流电 50～60 Hz,10 mA,直流电 50 mA,人手仍能脱离电源,不会发生损伤和生命危险,故上述数值被确定为人体的安全电流。个体对电流的敏感度存在一定的差异。多数人能耐受的最大电流值约为 30 mA,达 40 mA 时常致意识丧失。人体能摆脱电源的临界电流值远远低于产生心室颤动而致死的电流值。通常直流电电流强度达到 100 mA 时,交流电电流强度达到 70～80 mA 时,对人体可致命。

3. 电压 人体接触的电压越高,通过人体的电流越大,伤害越重。人体接触高压电时,会克服皮肤的高电阻,使皮肤烧焦开裂,皮下的电阻急剧下降,致使电流迅速增加。在法医学实践中,以 100～250 V 的交流电造成触电的机会最多,1 000 V 以上的高压电流造成电击伤亡的概率较小。与低压电相比,临床上高压电引起的休克较容易救治。这是由于高压电选择性地作用于神经系统和呼吸器官,通过有效的人工呼吸可以治愈。高压电的危险在于皮肤与电源之间形成电弧,使衣服燃烧,组织烧伤。焦耳热可高达 4 000℃,能使机体严重烧伤而死亡。反之,低压电主要作用于心脏的传导系统,引起致命性心室颤动。交流电致触电后休克死亡,多发生在电压为 220～250 V 时。电压 100 V 以下致死案例报道极少,因日常用电多为 110 V、220 V 或 380 V。

4. 皮肤电阻 电阻与电流强度呈反比。皮肤电阻越大,进入人体的电流量越少;反之,皮肤电阻越小,进入人体的电流量越多,对人体的损伤越大,死亡的可能性越高。人体组织的电阻对触电后果起重要作用。人体各种组织的电阻均不相同,皮肤、骨、软骨、毛发的电阻最大;脂肪、神经、肌腱、肌肉、淋巴管、血管的电阻次之;心、脑、血(体)液的电阻较小。

5. 电流作用于机体的时间 电流通过人体使人体发热、出汗,电阻降低,电流作用于机体的持续时间越长,人体电阻降低越多,通过人体的电流量越大,则后果越严重。通常可用电流值大小与触电持续时间的乘积(称电击能量)来反映触电的损伤程度。通电时间越长,能量积累增加,越容易引起心室颤动。

6. 电流通过机体的途径 电流的入口与出口之间即为电流通路。电流通过脑、心、肺是最危险的路径,严重时可致呼吸麻痹、心室颤动、心脏停搏、昏迷和瘫痪。触电后电流通过机体的途径约 80% 是由一侧肢体进入,另一侧肢体逸出。最常见的是由手入,从足出。电流由上肢至上肢或由上肢至下肢,特别是由左上肢经过心脏区域至右下肢,由胸腹部至背部,由头、颈部至手或足部,因均可通过心脏,十分危险。电流由下肢至下肢,由于不通过心脏及脑,危险性较小,但也有致死的报道。

7. 机体状态　电流引起人体损伤的程度与机体健康状态有很大关系。受热、受冷、疲劳、创伤、失血、兴奋、恐惧、忧郁、衰竭、过敏体质、患某些内分泌和心血管系统疾病等均可使机体对电刺激敏感性增高。而睡眠、麻醉、休克等却能使机体敏感性减低。老年人、儿童和体弱者较健康青壮年敏感。此外，触电者能否迅速脱离电源、是否及时得到抢救和抢救方法是否正确等均与预后有关。

8. 环境状况　意外触电伤亡事故多发生于潮湿的环境中。如在浴室内使用电吹风，相对湿度常使电吹风外壳带电；漏电电器或破损电线浸没于水中等。

二、电流损伤死亡的机制及表现

（一）电流损伤死亡的机制

电击后可能发生假死，如及时施行人工呼吸和胸外心脏按压，可以使触电者复苏。若电击致死，其死亡机制视触电情况有多种。

1. 心室颤动与心搏骤停　一定强度的电流通过心脏，使心肌细胞兴奋性增高，在心肌内形成许多异位起搏点，导致心室颤动、心力衰竭。

心室颤动是触电者早期死亡的主要原因，但由于这种心室颤动乃因电流刺激使得具有兴奋性的心肌细胞又获得兴奋性，是可逆性的，故此时最有效的急救措施是电除颤。引起心室颤动的时间与电流强度有关，电流强度越大，引起心室颤动所需时间越短，一般 200～700 mA 的电流仅需 1 s 就会引起心室颤动。2 A 以上电流通过心脏时，可直接导致心搏骤停。

2. 呼吸停止与窒息　高压电较易直接抑制延髓中枢，引起呼吸、心搏骤停。多数电击死者发生呼吸麻痹。电流通过颈髓上部或脑干，引起呼吸中枢麻痹，呼吸停止，继而死亡。较低电压电击时，电流可直接作用于呼吸肌，使之发生强直性或痉挛性收缩，甚至引起角弓反张，造成呼吸衰竭、窒息而死亡。

电流引起呼吸麻痹后，心跳和呼吸极其微弱，甚至暂时停止，处于假死状态，即所谓"电流性昏睡"(electric lethargy)。此时，瞳孔散大、固定但并不代表脑死亡，若及时进行有效的人工呼吸、胸外心脏按压、注射中枢兴奋药等抢救，可望使触电者复苏，不可轻易放弃对触电者的抢救。

3. 其他　电击当时未死者，有的可因各种并发症而死亡。高压电可造成电烧伤，故有普通热烧伤的一些并发症，如继发性休克（电休克、低血容量性休克及创伤性休克）、感染（局部感染、全身感染及特异性感染）、继发性出血、急性肾衰竭（肌肉广泛损伤导致挤压综合征样改变）、脂肪栓塞或内部器官破裂而死亡。触电后，也可由于高坠造成死亡。

（二）电流损伤的表现

电击伤及电击死者的病理学改变分为体表变化和内部器官变化两部分。

1. 体表变化　电击死者常显示窒息死亡的一般征象，如颜面发绀，指甲青紫，尸斑呈紫红色，尸僵出现早，皮下、浆膜下和黏膜下点状出血。

体表皮肤电流损伤可有电流入口（表现为电流斑）及出口，皮肤金属化、电烧伤等改变。

（1）电流斑：电流斑(electric mark)又称电流印记，其形成是由于带电导体与皮肤接触，电流通过完整皮肤时，在接触处产生的焦耳热及电解作用所造成的一种特殊皮肤损伤。电流斑常为1~2个，也可为多个。常见部位依次为手指、手掌、前臂、足底、胸部、肩、颈、小腿和足背等。电流斑多发生在电极接触面较小的情况下，当焦耳热产生的温度<120℃时，形成的电流斑最为典型。

典型的电流斑一般呈圆形或椭圆形，直径5~10 mm，色灰白或灰黄，质坚硬、干燥、中央凹陷，周围稍隆起，边缘钝圆，形似浅火山，外周可有充血环，与周围组织分界清晰(图5-4)。底部平坦或见裂隙存在，有时可附有灰烬和溶解的金属碎屑沉积。

电流斑可小似针头，大至直径数厘米或巨大。电流斑形态多样，常能反映导体与人体接触部分的形状，故借此可推断导体接触面的形状。

光镜观察，典型电流斑病灶中心部位表皮广泛坏死、脱落缺失。较具特征性的是，表皮细胞发生极性化改变，以基底细胞层最明显。病变中心基底层细胞及细胞核纵向伸长，或扭曲变形，呈栅栏状排列，细胞长轴与电流方向一致，称为流水样结构或核流(streaming of nuclei)，乃由于电流的极性作用所致。皮脂腺、毛囊、汗腺与毛细血管内皮细胞亦呈极性化，核变细长、深染，汗腺与毛细血管腔扁塌，甚至变成实体状细胞条索。真皮胶

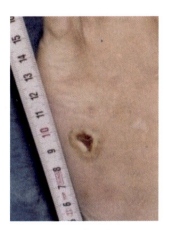

图5-4 典型电流斑
左足背外侧电流斑呈卵圆形，中央凹陷，周围隆起，色灰白，边缘钝圆

原纤维肿胀，均质化，甚至凝固性坏死，局部染色呈嗜碱性。真皮血管充血，有小灶性出血或血栓形成。

(2) 皮肤金属化：皮肤金属化(electric metallization of skin)又称金属异物沉积，系因电极金属在高温下熔化和挥发而成，金属颗粒在电场的作用下沉积于皮肤表面及深部皮下组织的现象。接触不同的金属元素，皮肤可呈不同的颜色(金属颗粒量较大时)，如接触铜导体，皮肤呈淡绿色或黄褐色；接触铁导体，呈灰褐色；接触铝导体，呈灰白色。当金属化现象不明显时，可采用扫描电镜X线能谱检测或微量化学分析等方法检查。

(3) 电烧伤：多发生在接触高压电、电流强度大，且通电时间长或电流短路时。由于局部皮肤与高压电源之间可形成电弧、电火花或高温，加上衣服燃烧的火焰同时起作用，温度可达3 000~7 000℃。电烧伤致使电流斑呈黄色或黄褐色，甚至炭化变黑。严重烧伤可以完全掩盖电流斑，可累及整个肢体或引起更大面积的损伤。

(4) 电流出口：因电流的轻度爆炸作用，使组织发生破裂，或由于电火花穿凿而发生小炭化孔。出口形态多样，可呈圆形、椭圆形、线形或不规则形。最常见于足部，也可见于上臂、下肢及腹部等处。电流出口与入口相似，但组织损坏更严重，常因轻度爆炸而呈裂隙状，也具隆起的边缘，边缘上可见裂口。镜下改变与入口相似，但无金属化现象，受损组织蜂窝状结构明显。出口部位之衣服及鞋袜也可被击穿。

(5) 电击纹：高压电击时，由于皮下血管扩张、麻痹、充血或出血，皮肤表面可出现树枝状花纹，称为电击纹。若无出血，电击纹存在的时间甚短，易消失。电击纹多见于高压电电击，

尤其是超高电压,其形成机制可能是电击时皮下血管扩张、麻痹、充血的结果,也可能是高压电或闪电放光后的"泼溅"引起皮肤轻度烧伤的结果。

2. 内部器官变化　心脏内血液不凝固、暗红色、有流动性,内部器官淤血及肺水肿等。有时可见心肌间质血管壁细胞核拉长,呈栅栏状排列。

高压电击时,骨因遭受电流热效应而发生坏死、胶原破坏和无机物熔化。熔化的特殊产物即所谓骨珍珠(osseous pearl),由磷酸钙融合形成,其形态如珍珠大小的小体,灰白色,内有空腔,多在受损骨的表面。

三、法医学鉴定及临床实践

电击死的法医学鉴定应根据尸体表面有无电流作用征象,如电流斑、电流烧伤、随身携带的金属物熔化等,进行完整的尸体解剖检验(包括病理组织学检查和必要的理化检查),结合案情和现场有无电击条件,鉴定是否确被电击、是生前电击死还是其他原因致死后伪装电击死。确定是电击死后,依据尸体上电流斑的位置、性状及有无其他反常的迹象,判断是意外、自杀或是他杀电击死。注意警惕他杀后再伪装成意外电击死的犯罪行为。

(一) 电击死的确认

经完整的法医学尸体解剖检查,发现有明确的电流斑,排除其他种类暴力死、中毒死和疾病死,结合案情调查和明确的触电现场,可做出电击死的鉴定。必要时,进一步通过金属的检出、组织化学及扫描电镜等检查,也可做出电击死的鉴定。

1. 触电案情调查和现场勘查　明确的触电案情和现场有时对确立电击死的诊断起决定性作用。

2. 确认电流斑及无电流斑的电击死　典型电流斑是诊断电击伤的重要依据。不典型电流斑的形态多样,与机体接触部位、方式及带电导体接触面的形状有关。有时,不典型电流斑易与皮肤的擦挫伤相混淆,必须结合组织学、组织化学染色和扫描电镜等手段综合判断。

如果触电现场环境潮湿,劳动者大汗淋漓或满手油污等情况下,接触面积大、皮肤电阻很低,就可无电流斑形成。水中(如在水田、池塘及浴盆内)触电常不形成典型电流斑,或仅形成单纯性表皮剥脱和皮下出血伴皮下组织质地变硬。

因此,虽然电流斑是鉴定电流损伤的重要依据,但没有电流斑者不能排除电击伤(死)。法医学鉴定应根据电源接触史,了解周围环境,并通过详细尸体解剖检查,并排除其他死因,综合判断。

3. 其他电击征象　皮肤金属化、电烧伤、电击纹、骨珍珠及窒息征象等均可作为电击死的依据。

4. 生前或死后电流斑的鉴别　究竟是生前抑或死后遭电击,至今仍是法医病理学鉴定难题之一。必须在进行完整的法医病理学尸体解剖检查的基础上,结合案情和现场具体情况,首先排除其他暴力性死亡、中毒或疾病死亡后再发生触电的情况。

(二) 死亡方式的确定

电击死(伤)多属意外,自杀或他杀电击亦有发生。电击死亡方式的判定,应根据周密的现场勘查和案情调查,结合尸体位置、姿势、电流斑的形状,电流斑或电烧伤的部位是否与电源位置、导体形状相符等情况综合分析认定。

1. 意外电击死　多发生在家庭或工业生产用电中。由于是瞬间的意外接触,没有人为操纵,意外电击死者较易形成典型的电流斑,而且电流斑多数发生在四肢或身体露出部位。

医源性触电多属意外电击。诊断或治疗过程中,使用医疗电器不慎,可发生事故。如触碰心内导管末端及在心电监测下进行心包穿刺术时,小至 $100\sim200\mu A$ 的电流即可导致心室颤动。有故障的心脏起搏器、心电示波器及心脏监护仪均可造成电击死而引起医疗纠纷。也有因内镜漏电在手术过程中患者触电死亡的报告。

2. 电击自杀死　多见于男性及精神病患者。现场安静,大多在室内,电击工具仍在现场,若见到其他损伤、窒息或中毒等均可自己完成,案情调查有自杀背景。一般保持原始电击现场及特殊设计的电路。

3. 电击他杀死　现场常被破坏,有可疑足迹或搏斗痕迹,电击工具常不在现场,若见到其他损伤、窒息或中毒等自己不易完成,社会调查有他杀背景,如被盗窃杀害、仇杀、奸杀等。多数是趁被害人没有防备或睡眠中突然袭击,或先用其他方法致其昏迷后再实施电击。现场常常被伪装成其他死亡(如缢死、服毒、溺死等)现场,或伪装成意外电击死现场。

(三) 电击损伤的临床实践

1. 电击损伤的临床抢救　发现触电者后,应用绝缘物迅速使其与电源分离。避免用手直接接触电极。对心跳和呼吸停止者立即进行心肺复苏,以减少并发症和后遗症。所有触电者应进行 48 h 心电监测,以发现迟发性心律失常。对心跳、呼吸极度微弱的触电者,需完善各项检查,避免将假死诊断为死亡,延误救治。

2. 电烧伤的处理　电烧伤局部一般采用暴露疗法。肢体水肿严重者,应尽早进行筋膜腔切开减压,防止肢体坏死。电接触烧伤应尽早将坏死组织切除植皮,若伤者情况较好,可采用一次性切除植皮,切除范围尽可能彻底,包括坏死肌,甚至骨骼。视创面情况进行自体游离植皮或皮瓣移植。全身治疗同一般烧伤,注意及早发现和处理复合伤。

第五节　雷 电 损 伤

雷电是带有大量电荷的云层与云层间、云层与空气间或云层与地面间的电位差急剧增大,以致在极短的时间内产生的巨大自然放电现象。

雷电属超高压直流电,其电压可高达 109 V,电流最高值为数万至 10 万 A,如此高的电压和电流放电,可击毙在电路中的任何生物体。此外,雷电尚具有极高的温度,可达 2 万～3 万℃;其放电时间短暂,单次电击时间仅持续约 0.01 s,重复的电击为 $0.01\sim0.1$ s。雷电直径可达 6 m,长度达 1.6 km。雷电支流能从数点击向地面,接触人体可引起伤亡。受雷击而造成的死亡,称为雷击死(death from lightning)。

雷电经常击中最高建筑物、大树及户外行人,尤其容易击中靠近大树、穿着湿衣物和携带金属物品的人体。室内靠近烟囱，或收听收音机、看电视、打电话者也易被雷击。在江河或海洋上航行、游泳或洗澡时也可受到雷击。

一、雷电损伤机制及表现

（一）雷电对人体的作用机制

雷电对人体具有电流的直接作用、超热作用及空气膨胀导致的机械性损伤作用。其中，电流的直接作用对人体的危害最大，可导致人体电休克、直接死亡或迟发损伤。雷电作用于人体可引起下述后果。

1. 死亡　受雷击者可当场死亡，或数天后死亡。机制可能是由于强大电流的直接冲击作用，导致心脏或神经中枢麻痹而死；或者死于电休克、局部高温、严重烧伤后继发性休克、感染或电机械力所致的内部器官破裂；或死于原有的心、脑等较严重疾病；甚至死于过度惊吓或神经性休克。

2. 雷击综合征　遭雷击后，如果受雷击者不死于雷击即刻，可产生雷击综合征（lightning syndrome），包括意识丧失、外周或脑神经功能暂时障碍，表现有闪电性麻痹、鼓膜破裂、传导性耳聋、前庭功能紊乱、视神经受损、视网膜剥离及皮肤烧伤等。

3. 雷击后的迟发效应　雷击后幸存者神经系统的异常较其他软组织损伤显著。可因周围神经分支受损，皮下组织血液循环障碍，引起皮肤营养不良性改变、神经疼痛、麻木或其他感觉障碍；脊髓受损症状如迟缓性麻痹、截瘫、感觉缺失或异常等，尤其是在肢体部位。这些后果可延续数月或数年之久。少数人可发生记忆力减退或健忘、精神障碍及性格改变等。

4. 机械性损伤　雷击时，压缩空气所产生的冲击波打击人体，可引起体表和体内各器官严重的机械性损伤如全身支离破碎、颅骨粉碎性骨折、各内脏破裂等，造成严重损伤致死。

（二）雷击死亡尸体的病理学表现

雷击死亡尸体的病理学表现分体表和体内变化两部分。

1. 体表变化　雷击所造成机体的损伤差异很大，体表可以有很广泛的损伤，或者没有任何体表损伤征象。可发现多数雷击死者有烧伤，如毛发烧焦乃至炭化；也可见电流入口及出口，表现为表皮破裂、穿孔，有时可见小孔状且边缘被烧毁的皮肤损伤，可能被误认为枪弹射入口。接触金属物体处的皮肤可发生电流斑。出口常见于手足，尤以足部最为常见。出口处皮肤、肌肉洞穿、炸裂，甚至伴有烧伤。

雷击死者具有的特征性体表变化如下。

（1）雷电击纹：雷电通过的皮肤上遗留下红色或蔷薇色树枝状或燕尾状斑纹称雷电击纹（lightning mark），或称为树枝状纹（arborescent marking, or dendritic pattern）。此乃由于强大电流通过时局部皮肤轻度烧伤及皮下血管麻痹扩张所致。雷电击纹由不同宽度的红线组成，多位于颈、肩、胸、前臂、腹股沟、大腿与腋窝等处皮肤。这种特殊花纹可能是雷击伤仅有的证据，有很大的诊断价值，但是它褪色或消失迅速，有时在死后 24 h 内即不复存在。

（2）雷电烧伤：由于闪电历时短，电流通过体表的面积广，很少看到雷击本身造成的严重烧伤。但是携带的金属物品如表带、项链、硬币等接触部位的皮肤，由于焦耳热效应或电弧效应，引起局部高热可产生烧伤。金属物品可熔化，使局部烧伤的形态类似上述物品。与高压电流损伤不同，烧伤程度常较轻。在电阻小的部位，特别是潮湿皮肤皱褶处，可形成线状烧伤。

（3）衣服及所带金属物品的损坏：受雷击者的衣服可被撕裂成碎片，有的被剥下，甚至抛离尸体一段距离。雷电入、出口处的衣帽鞋袜可出现圆形、境界分明的孔洞，或被烧焦。所携带的金属物品，如耳环、戒指、项链、金属衣扣、皮带扣、钢笔、表链、钥匙等可被熔化，相应皮肤有烧伤印记；铁制品可被磁化。

2. 体内变化 雷电死者内部损伤可以很严重，如骨折、脑损伤、鼓膜破裂、肾脏损害、眼部损害、血管和内脏器官破裂等。

二、雷击死亡的法医学鉴定

通过案情调查和现场勘验，弄清在案发当时、出事地点是否有雷击及遭雷击后出现的物体损坏证据，死者体表的特殊改变（雷电击纹、电流入口和出口等），以及死者身上携带的金属物品的熔化和磁化现象，详细尸体检查且排除其他死因，则雷击与死亡之间的关系容易判断。受雷击者可能不止一人，因而常有目击证人。

第六节 气压损伤及辐射损伤

物理因素损伤范围广泛，除前面章节所讲的损伤外，还有一些比较特殊且少见的损伤，如气压损伤、辐射损伤、超声波损伤、激光损伤及微波高频损伤等。在法医学实践中偶尔可遇到气压损伤与辐射损伤的鉴定。

一、气压损伤

人类长期适应或习惯在 1 个大气压（atm，1 atm＝101 kPa）的环境中生活，气压突然过低或过高的急剧改变，会引起人体功能障碍，甚至死亡。气压病（dysbarism）是指气压改变所致的疾病，而气压损伤（barotrauma）则是指气体进入组织所引起的机械性损伤，主要发生于飞行员、登山和潜水作业人员。近年来，随着潜水运动兴起，气压损伤在普通人群中也时有发生。与法医有关的死亡案例大多是死因可疑、涉及保险赔偿等问题或对死亡机制的咨询。

决定人体气压损伤的因素有：①人体有无对气压变化的适应能力；②气压改变（减压）的速度；③气压变化（低压）维持的时间。

（一）气压损伤的种类

1. 气压骤增造成的损伤 多见于爆炸现场，爆炸时人体周围压力骤增，或爆炸的冲击波可引起肺及其他内部器官的损伤。肺表面特别是沿各叶边缘可见气肿泡，有时在两肺尖有大疱形成，或沿肋骨内面条状分布。如气压甚高则可导致肺内出血，常见位置在肺的后面近脊柱处。爆炸冲击波也可引起肝、肠、横膈等器官的出血、破裂等改变。

2. **减压病** 人体无论是从高气压环境中迅速降至正常气压，或从正常气压迅速降至低气压，均可发生气压损伤，引起减压病或沉箱病（decompression disease, or caisson disease），潜水员特别容易发生。一般减压越快，症状出现越快，损伤和病情也越重。发病可在减压过程中，但多数均在减压后 1~36 h 内。该病主要见于深水作业者，如建造大桥、海底石油开采、涵洞作业等人员。

在深水作业或潜水运动时，肺泡中气体溶于血液，循环至全身各器官。气压越高，停留的时间越长，则溶解的气体越多。当作业或运动结束，上浮到水面过快时，人体周围气压从高气压迅速转向正常，气体则从溶解状态游离为气泡，聚于组织和血液中。减压越快，气泡逸出也越多。由于氧和二氧化碳能参加代谢，被组织逐渐吸收而利用。氮则长久以气泡状态存在血管中，由小气泡融合成大气泡形成空气栓塞，阻碍血液循环，使相应组织发生缺血或梗死。又因氮气在脂肪中的溶解度较血液高 4 倍，所以大部分氮气集中在脂肪、神经组织和关节囊的结缔组织中，难以除去。氮气泡在血管外可挤压血管并刺激神经末梢。

3. **长时间低气压对人体的影响** 长时间在低气压环境中工作、生活，由于长期缺氧，可致高山病综合征，表现为头痛、眩晕、鼻出血、工作效率降低。当适应这种环境后，则可发生代偿性红细胞增多症，血容量和血红蛋白升高、骨髓增生。快速进入 4 km 以上高原者，容易出现高原性脑水肿、高原性肺水肿，发病率低，但较易引起死亡。海拔 3 km 以上地区部分移居人群，早期出现缺氧性肺动脉高压，晚期则表现为高原性心脏病。

（二）气压损伤的法医学鉴定

法医学鉴定爆炸引起的冲击波对人体的损伤，应结合案情，对损伤仔细观察，推断致伤方式和爆炸点，应注意排除犯罪嫌疑人杀人后制造煤气泄漏爆炸伪造意外爆炸现场。

减压病多为灾害性事故，他杀、自杀罕见。法医学鉴定要解决的主要问题是确定死亡原因和死亡方式，排除其他原因所造成的他杀，揭露隐蔽的犯罪行为。

二、辐射损伤

辐射损伤是指机体在超出其所能耐受剂量的高能电磁辐射及载能粒子的作用下所发生的损伤。作用于人体的电离辐射分为天然辐射和人工辐射两类。天然辐射主要来自宇宙射线及地球本身的天然性核素等。这些辐射可以从外部对人体进行照射，也可通过空气、水、食物等吸入或食入人体内造成内照射。人工辐射包括核爆炸、核能生产过程中产生的辐射、医疗照射。人体在正常情况下经常接触的一些辐射，如宇宙射线、空气、土壤及食品、饮水等周围环境中的一些放射性元素，但由于剂量很小，且机体具有一定的耐受性，故不引起人体损伤。

随着社会的发展，电磁辐射和载能粒子已广泛应用于工业、农业、生物学及医学等领域，造福于人类，但如不注意防护，就有可能发生辐射损伤。

（一）辐射损伤的机制、影响因素及表现

1. **辐射损伤的机制** 机体发生辐射损伤主要是通过电离辐射。电离辐射是由粒子和电磁辐射产生的。所谓粒子是指一些微小但有一定质量、能引起物质发生电离的粒子，如介子、正电子、β粒子、氚核、中子、质子、α粒子等。它们的共同特点是有很高的运动速度，能穿透物质。无论粒子或电磁波辐射，作用于物质均能引起电离，故统称为电离辐射。辐射能作用于人体后引起机体内一系列变化，这些变化可分为两大类，即原发作用和继发作用。

（1）原发作用：是射线引起的辐射生物学过程（如电离、激发）及辐射化学过程（自由基形成），因而导致机体内大分子化合物结构的破坏及细胞某些细微结构的改变。

（2）继发作用：在原发作用的基础上，机体内出现一系列生理、代谢及结构形态上的改变。机体受神经、内分泌、循环及体液中各种因子的调节，当受到辐射时，上述调节环节发生障碍，引起严重的变化，从分子、细胞到组织及整个机体都可发生不同程度的损伤。

2. 辐射损伤的影响因素 同样的射线照射，如条件不一，所造成的损伤范围及损伤程度也不一样。影响辐射损伤的因素包括射线的剂量、性质、照射方式及时间、机体状况等。一般来说，射线的剂量越大，则发病越早，病变越重。不同性质的射线，其穿透力和电离力不同，对机体的损害也不一致。照射方式不同，对机体所致损伤也不一样。全身照射比局部照射损伤严重，内照射比外照射损伤大。

3. 辐射损伤的表现

（1）辐射损伤临床表现：主要根据人体受照射剂量的大小，从而产生一系列神经系统、消化系统、心血管系统及造血系统的功能障碍及临床症状。

（2）辐射损伤的病理学改变：各种组织受辐射后，实质细胞变性（严重者坏死），组织细胞萎缩，功能受损或丧失；血管扩张，内皮肿胀，甚至管壁坏死；后期内皮细胞增生，胶原增多，小血管壁玻璃样变性，管腔狭窄甚至闭塞；器官间质胶原纤维增生。出血和感染也是受辐射后常见的病变。

（二）辐射损伤的法医学鉴定

辐射损伤绝大多数是职业性损伤，部分由于灾害或医疗事故和核战争所致。由于电离辐射不易为人所觉察，也有个别他杀案例，自杀偶有所见。

法医学鉴定任务首先要证明是否为辐射损伤，必须详细了解案情、暴露情况及病理变化。鉴定辐射损伤致死，不仅必须在尸体内检测到放射性物质，或案情中证明曾接触大剂量辐射，而且必须存在辐射损伤所致病变。其次，必须调查造成辐射损伤的原因。属职业性损伤或灾害事故者，应了解事故发生经过及接触情况，怀疑自杀或他杀者应提出怀疑依据及其发现经过。

进行辐射损伤致死的尸体解剖不同于一般尸体解剖，术者必须注意自我防护，且需得到放射专业人员的密切合作，以保证鉴定的可靠性。

（李立亮）

第六章 猝　　死

　　法医学实践中,有一类死亡是由于患有某种疾病,但疾病的症状和体征可能很轻微或不明显,或未能被人觉察,而被认为是"健康无病"的人。当疾病突然恶化并很快导致死亡时,容易引起人们怀疑是暴力性死亡,特别是当死亡发生时旁边没有目击者,死亡发生在工作中、游玩时,甚至发生在睡眠或休息时,容易导致各种诉讼纠纷。这类死亡称之为猝死(sudden unexpected natural death, or sudden death)。

　　猝死可发生于任何场所,如在工作岗位上猝死、出差或旅游时住在旅馆中猝死、路上行走中猝死以及家中猝死等,少数死于医院内。由此可能涉及生产事故、交通事故、医疗纠纷,甚至怀疑是自杀、他杀。例如,如果这种突然的死亡发生在某次斗殴或有轻微损伤之后,容易使人怀疑是死于伤害;如果死亡发生在工作中,容易使人怀疑是死于工伤而引起劳务纠纷;如果死亡发生在他人驾驶车辆或道路上行走时,会被怀疑是交通事故死亡;如果死亡发生在旅馆或家中,会被认为是他杀或自杀;如果死亡发生在医院就诊过程中,容易引起医疗纠纷等。上述这些情况均需要进行法医学鉴定,以便查明死因、澄清是非,为妥善解决民事、刑事以及行政案件中的相关问题提供可靠证据。因此,猝死在法医学上占有重要地位。

第一节　概　　述

　　在法医学实践所遇到的死亡案例中,约70%为各种疾病所致的非暴力性死亡。我国猝死发生率为10~30人/(10万·年)。其中,绝大多数猝死是因潜在的器质性病变急速发展导致的不可逆转的结果,通过尸体解剖检查,可明确死亡原因;但有小部分(<10%)猝死仍然死亡原因不明,推测是因人体重要生命器官的急性功能障碍所致,如心室颤动等。此时,即使通过尸体解剖也难以明确死亡原因。

一、猝死的概念与特点
(一)猝死的概念
　　大多数疾病引起的死亡都有一个从发病、恶化到最后死亡的逐渐演变过程。但有些疾病的病程进展特别快,或者原先长期潜伏未被猝死者本人及周围人觉察而突然发作、迅速死亡。

　　猝死是指平时貌似健康的人,因潜在的疾病突然发作、恶化或功能障碍,而引起的突然、意外的死亡。

"猝"字的本意为"突然、出其不意",既有时间上的"突然性",又有"出其不意""难以预料"之意。很多暴力性(如中毒、窒息、损伤等)死亡不是猝死,但发生也很快,其死亡却是可以预料的。

(二) 猝死的特点

1. **突然性** 死亡发生突然、急骤、快速。世界卫生组织(WHO)一般将从疾病症状发作或体征出现到死亡的时间在 24 h 以内认定为猝死。法医学工作中所遇到的猝死案例,有些死亡特别迅速,从症状发作到死亡仅数十秒钟,被称为即时死(instantaneous death)。最多见于心脏的各种疾病。

2. **意外性** 发生死亡出乎人们的意料。无论猝死者自己还是周围人都意识不到会发生死亡。猝死的意外性比突然性更加重要,更具有法医学意义。猝死者生前貌似健康或仅有轻微的疾病表现,没有明显的危及生命的征兆,其亲属或周围的人,甚至医生都没想到病人会很快死亡。

3. **非暴力性** 死亡原因系非暴力性死亡。猝死的基本属性就是自然死亡,即病死。猝死可以是潜在的器质性病变发展的不可逆转的结果,也可以是由于功能失调如心室颤动或心搏骤停所致。判定猝死,必须首先排除暴力性死因,并查明猝死者所患的致命性疾病和功能障碍。有时猝死虽然发生在纠纷或某些暴力事件以后,但这些纠纷或轻微外伤只是作为诱因诱发了潜在疾病的突然发作或恶化。

4. **其他** 猝死多发生于夜间,常无目击者,男性较多,冬夏两季多发。猝死者男性显著多于女性(约 2 倍),其原因可能与体内性激素分泌有关,也与男性多嗜烟、嗜酒、暴饮暴食以及性情急躁等有关,且受体力劳动重、户外活动多、社会交往广、工作压力大等因素影响。猝死高发年龄段在初生至 6 个月、30～50 岁之间,可能与不同发育阶段的免疫力强弱、个体状况及易患疾病种类等有关。猝死的季节性倾向多因气候急骤变化如严寒和酷暑时节,容易发生心血管系统和呼吸系统疾病而猝死。

二、猝死的原因、诱因及猝死尸体的一般表现

(一) 猝死的原因

凡是能够引起死亡的疾病几乎都可以成为猝死的原因,包括急性病、潜在疾病或慢性病急性恶化、烈性传染病、异常或过敏体质等。

绝大多数(约 95%)猝死通过全面完整的法医学尸体解剖检查,均可发现足以确证死因的致命性疾病。其中,成人猝死以心血管系统疾病占首位,呼吸系统或神经系统疾病次之,消化、生殖系统和内分泌系统疾病较少;儿童猝死则以呼吸系统疾病最为多见。迄今,仍然有少数猝死(占 3%～7%)死于功能性或代谢性疾病,尚难以明确其死因,因为法医学尸体解剖检查常常无明显的异常病理改变,即所谓的"阴性解剖"(negative autopsy)。这类死亡称之为猝死综合征(sudden death syndrome)或死因不明,推测其多属于急性生命器官功能障碍。

(二) 猝死的诱因

猝死的原因为各种自身潜在的自然疾病,但猝死的发生往往与一些诱发因素有关。这些诱

因对健康人无害或危害较小,但对患有潜在的严重疾病或功能障碍的人有时却能引起猝死。

猝死的诱因很多。通过追问,猝死者亲属、同事或目击者反映猝死者在猝死发生前常有某些相关的诱发因素,如①强烈的情绪变化、精神紧张:过分的喜、怒、哀、乐、悲、思、恐等,是引起猝死的常见诱因;②过度劳累:体力活动突然增加,如疾跑、登高、斗殴、搬抬重物等;③暴饮暴食,主要指饮高度白酒和高脂肪饮食;④气候异常:过冷或过热;⑤其他:如轻微外伤、过度吸烟、急性感染、性交甚至睡眠中抑制等状况引起异常反应等(表6-1)。

表6-1 1 017例猝死发病情况

发病情况	例数	构成比(%)
睡眠中	203	20.0
医院内	138	13.6
走路、骑车	53	5.2
疾跑	38	3.7
运动、比赛	43	4.2
与人发生口角、激动	93	9.1
饮酒、吸烟、饱食	177	17.4
便秘、腹压增加	54	5.3
游泳、过冷、过热	23	2.3
休息、安静	55	5.5
其他或不明	140	13.8
总计	1 017	100

诱因在猝死的发生中只有轻微的影响,不能过分强调诱因对猝死的作用。通常,引起诱因的人对猝死者仅负有轻度的民事责任。对诱因的认定要严格掌握。诱因必须是与猝死的发生有密切关系,与猝死发生的时间间隔较短,并符合疾病或死亡发生的机制。值得注意的是,并不是所有的猝死都有诱因,有些猝死可在没有明显诱因的情况下发生,如睡眠中或安静休息时猝死。

(三) 猝死尸体的一般表现

1. **共有的征象** ①尸斑显著,呈暗红色,形成快,弥漫分布。②颜面部淤血;口唇、指(趾)甲发绀;面部皮肤,眼睑结膜,内脏的被膜、浆膜、黏膜可见点状出血。③心脏及大血管的血液呈暗红色、流动而不凝固。④各内脏器官明显淤血。这些征象都是非特异性的,并非猝死所特有,也可见于暴力性急性死亡(如中毒、窒息、雷电击等)案例,必须加以鉴别。

2. **特殊的征象** 导致猝死的潜在疾病大多都有明显的致死性病理形态学改变,但也有小部分可能没有明显的病理形态学改变,而仅仅表现为功能障碍(如功能性或代谢性疾病)或目前对其死因认识尚不清楚,即前述的阴性解剖。

三、法医学鉴定及临床实践

(一) 猝死的法医学鉴定意义

由于各种原因猝死常需要进行法医学鉴定。不少猝死的表现类似于某些暴力性死亡,或者猝死发生在与人争吵、斗殴后,容易被怀疑是暴力性死亡;有些犯罪分子以暴力方式杀人后,为了逃脱罪责,常谎报案情和将现场伪装成猝死现场;还有些涉及传染病、流行病、工伤、职业病或医疗纠纷等问题,为查明死因、澄清死亡性质、分清责任,均应进行法医学鉴定。目前,在我国没有法律强制规定且受传统封建思想的束缚,尸体解剖率仍较低,使得许多死亡原因无法明确,这就让犯罪分子有机可乘,杀人后伪装猝死而逃脱罪责。因此,重视对猝死的法医病理学尸体检验十分必要。

> **【案例6-1】** 某中年男子于夜间至医院急诊室告知值班医生,家中有一位80岁老人(继母),既往心脏病经常发作,今在家中如厕时倒地昏迷,现已心跳、呼吸停止,大小便失禁。据此,医生出具"心源性猝死"的死亡证明书,尸体被移置殡仪馆冷冻,准备3天后火化。曾被老人照顾过的李某听到老人突然去世的消息感到意外,就请了一位法医查看尸体,发现尸斑明显,口唇黏膜轻度破损;第2天尸体解冻后发现胸廓塌陷,尸体解剖见胸骨、肋骨凹陷性骨折,胸腔积血等异常。判定死因为口、鼻部被捂闷和胸部受压致机械性窒息。真相大白后,该男子交代:事发当晚与老人为住房的继承权问题发生争执,后趁其熟睡,用枕头捂闷其口、鼻,用棉被垫在其胸部并用双膝跪压,直至老人死亡。本案例提醒临床医生,在未见病人或尸体的情况下,不可轻易出具死亡证明书,以免被犯罪分子利用。

正确鉴定猝死具有重要的法医学意义。

首先,在法律方面,可查明死因,澄清是非,解除怀疑,揭露犯罪。猝死的正确鉴定可区分疾病死亡与暴力性死亡,从而为司法诉讼和民事调解提供科学证据,揭露和打击潜藏的犯罪,伸张正义,有利于维护社会秩序。

其次,在医学方面,可丰富、发展医学科学。通过对猝死的尸体解剖检验与鉴定,可明显提高疾病与死因诊断的正确率,为临床医学及基础医学提供反馈信息,促进医学的进步和发展,同时也可促进法医学本身的发展。

再次,猝死的死因统计是全社会死因统计资料的重要组成部分。全社会死因统计对全面了解国家和地区的医疗健康水平、修订相关政策和法律、法规,以及制定疾病的防治措施等均有重要价值。但许多猝死发生在医院外,这部分的死因统计只能由法医学鉴定予以补充、完善。

(二)猝死的法医学鉴定步骤和注意事项

1. 案情调查　猝死案例的法医学鉴定,首先应进行认真仔细的案情调查。应特别详细地了解发病时的症状、体征、抢救经过、发病到死亡的时间及其既往病史等。案情调查的重点在于分析可能的猝死原因,并与可能存在的暴力性死亡(尤其是中毒、机械性窒息、电击等)相鉴别。

2. 现场勘查　如有条件,法医应与有关现场勘查人员一起,参与现场勘查,特别是对死亡的地点、环境及死者的遗留物等要全面重点地检验。

3. 尸体检验　全面完整的尸体解剖检验是判明猝死死因的关键,是猝死法医学鉴定的重要环节。要根据病历资料、死亡经过等情况综合分析，周密考虑尸体检验的具体步骤，包括尸体外表检查、尸体解剖检查和各个内脏器官、组织的病理学检查。单纯的尸体外表检查是不能明确死因的，也无法揭露可能存在的隐蔽的暴力杀人犯罪。

部分死于功能性障碍的猝死，常缺乏明显的病理形态学改变。因此，应提取尸体的血液、尿液、胃内容物和器官组织等进行毒物分析、微生物学检查和生化检查等必要可靠的辅助检验，也有辅助诊断作用。

尸体检验应尽早（最好在死后24 h内）进行，以避免自溶或腐败等死后尸体变化干扰对死因的鉴定。有时即使尸体已经发生腐败，为了查明死因，法医也应做尸体解剖检查，因为有些病变仍然可能被鉴别，这也有利于排除某些特定的怀疑。这是法医学尸体检验显著不同于一般病理学尸体检验之处。

4. 科学地分析与鉴定死因　分析与鉴定死因时，一定要结合案情、现场和尸体检验结果，并运用医学和法医学理论和知识，综合分析判断，得出科学的死因鉴定结论。如前所述，多数猝死者有显著的器官病理形态学改变，从而明确死因（即病死）。值得注意的是，器官有显著病理形态学改变的人不一定必然发生猝死（即不是真正的死因）。因为其中的许多人仍能像正常人一样地生活和工作，不一定就在某次事件中死亡，可能存在与其他原因（如窒息、损伤、中毒等暴力因素）共存的情况，应加以区分。因此，诊断死因必须结合死前的疾病症状和体征，尽可能鉴别猝死的根本死因、直接死因、诱因等，以便准确地区分责任。

暴力因素与疾病同时存在的情况容易引起争议。究竟哪个是主要死因、哪个是辅助死因等死因分析与死因鉴定均比较困难，需要具备专业的法医学知识。

（三）临床实践

目前，多数死亡的确认与死因的诊断是由临床医生做出的。然而，大部分猝死发生在院外、病情进展迅速、多无目击者，这直接影响到临床医生对疾病和死因诊断的准确性，其死因诊断结果常常与尸体解剖的病理诊断存在较大不符。文献报道两者之间的不符合率高达20%～30%。这种现象主要与目前国人的尸检率较低有关。这不仅影响到死因统计的正确性，也阻碍了医学水平的提高。及时进行猝死的法医学鉴定可显著提高死因诊断的准确率。

临床医生学习猝死的法医学相关知识，可拓展诊断疾病的思路、认识疾病与死亡的关系、提高诊断疾病的正确率，便于及时调整诊疗措施，详尽告知病情风险，以减少医疗纠纷的发生；此外，法医工作者和临床医生开展对猝死病因及机制的深入研究，将有利于对猝死好发因素早期干预，降低猝死发生率，促进医学科学发展。

临床医生在实际工作中遇到患者猝死时，通常是千篇一律地在死亡证明书上填写患者的死亡原因为"猝死"，这显然是不妥当的。例如，是不是排除了中毒的可能？尸体外表没有明显损伤性改变，但尸体内部重要生命器官有无致命性、损伤性改变或致命性病理改变？由于没有进行病理学或法医学尸体解剖检查，因此，患者的死亡原因一栏如果要填写，也只能填写"死因不明"。此时，无论是从医疗方面提高临床诊治水平、促进医学科学发展，还是从尊重死者家属方面应该了解死亡的事实真相考虑，临床医生都应该积极与家属沟通，建议家属同意对死者进行病理学解剖或法医学尸体解剖检查，以明确患者真正的死亡原因。当然，正如其他学科还有未能解决的问题一样,法医学死因鉴定也有一些未能解决的问题。即使完全按照前述步骤进行猝死的法医学鉴定,仍有少数(占全部尸检的3%~7%)猝死的死因由于种种原因而不能明确鉴定,即前述的阴性解剖。此时,应该实事求是地鉴定死亡原因为"符合猝死",或"猝死的死因不明",或"猝死综合征"。同时,通过法医学鉴定,这小部分案例尽管不能明确其死亡原因,但可排除损伤致死、中毒致死或窒息致死等的可能性。

第二节 引起猝死的常见疾病

一、心血管系统疾病猝死

我国死因统计的第一位就是心血管系统疾病导致的死亡。由心血管系统疾病引起的猝死占所有猝死原因的首位,占猝死总数的50%~60%,其中,又以冠心病猝死最多见。

(一)冠状动脉疾病

冠状动脉疾病包括冠状动脉粥样硬化性心脏病(简称冠心病,coronary heart disease,CHD)、冠状动脉发育不良与畸形、梅毒性主动脉炎致冠状动脉开口狭窄、冠状动脉结节性多动脉炎、冠状动脉栓塞及冠状动脉肿瘤等。

在法医病理学鉴定实践中,以冠心病猝死最为多见。冠状动脉疾病共同的危害是引起冠状动脉血流减少、心肌缺血,最终导致患者急性心力衰竭或心律失常引发猝死。目前,因冠状动脉疾病猝死者有年轻化趋势。

【案例6-2】 某男,68岁。夏天的某日与人争吵,被人用半盆自来水从3楼浇头后,突然倒地并很快死亡。家属认为该男性系被数千克重的自来水浇砸死。法医学尸体检验见其心脏表面有较多纤维瘢痕,左冠状动脉主干及其分支高度狭窄,并见斑块堵塞冠状动脉管腔达75%以上。显微镜下见左冠状动脉主干粥样硬化,并可见新鲜的血栓形成;心肌细胞变性、坏死,可见较多散在片状纤维瘢痕。鉴定死因为冠心病急性发作伴新鲜血栓形成。

【案例6-3】 某男,40岁。晨起时被妻子发现死亡。法医学尸体检验见其右冠状动脉口重度狭窄并畸形(右冠状动脉口直径1.5 mm,伴有结缔组织隔膜)(图6-1)。追问死前表现,其妻告知,该男子多年来经常疲劳后感头昏、胸闷,喝杯咖啡后即好转。鉴定死因为右冠状动脉开口狭窄伴畸形。

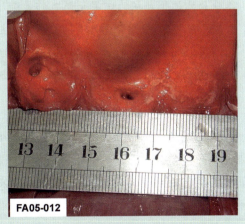

图6-1 右冠状动脉开口狭窄伴畸形
右冠状动脉口重度狭窄,直径1.5 mm,伴有结缔组织隔膜

（二）原发性心肌疾病

1. 心肌炎 心肌炎（myocarditis）是指心肌间质内有显著的炎症细胞浸润，心肌细胞有不同程度的变性、坏死或纤维化。

按病因不同，心肌炎可分为 4 类：①感染性心肌炎（如病毒性、细菌性、寄生虫性心肌炎）；②胶原性心肌炎（如风湿性、红斑狼疮性心肌炎）；③理化性心肌炎（如放射损伤性、毒物或药物毒性、代谢紊乱性心肌炎）；④不明原因心肌炎（如弥漫性间质心肌炎、肉芽肿性心肌炎）。其中，病毒性心肌炎引起的猝死最常见，以柯萨奇 B 病毒感染发病率最高。

【案例 6-4】 某男，32 岁。因身体不适前往医院就诊，诊断为胆囊炎。医生要求其住院遭拒绝，回到家中后由私人医生为其输液，后突然口吐黄水、嘴唇发黄，送医院抢救无效死亡。法医学尸体检验见心脏重量增加（380 g），胆囊周围大网膜及脂肪组织水肿。显微镜下见心外膜下及心肌间质弥漫性慢性炎症细胞浸润（以单核细胞和淋巴细胞为主），心肌细胞灶性溶解、变性、坏死，间质内小血管及毛细血管扩张、淤血。胆囊内膜增厚，胆囊壁高度水肿，未见明显炎症细胞浸润。全身多器官淤血。鉴定死因为心肌炎。

2. 原发性心肌病 原发性心肌病（primary cardiomyopathy）是指至今原因不明的原发于心肌本身的心肌损伤，表现为心脏显著肥大，重量增加，多因急性心力衰竭或急性心律失常猝死。

1996 年，WHO/国际心脏病联合会将心肌病分为：扩张型心肌病、肥厚型心肌病、限制型心肌病、致心律失常性右心室心肌病和未分类心肌病 5 类。其中，前 4 种即原发性心肌病，最常引起猝死的为扩张型心肌病和肥厚型心肌病。未分类心肌病为继发性心肌病。

【案例 6-5】 某男，35 岁，工人。某日在工作中突然倒地、口吐白沫、大小便失禁并很快死亡。家属认为该男子系工作疲劳过度后累死。法医学尸体检验见其心脏肥大，重 854 g，左、右心室均显著肥厚，冠状动脉主干及各分支、心瓣膜均未见明显病变；显微镜下见心肌细胞高度肥大，部分心肌细胞变性、坏死，心肌间质散在纤维化，伴少数单核细胞和淋巴细胞浸润。鉴定死因为肥厚型心肌病。

（三）高血压性心脏病

高血压性心脏病（hypertensive heart disease）以向心性心肌肥大、心脏体积和重量增加为主要特点，尤其是左心室壁明显肥厚，并常伴有冠状动脉粥样硬化病变。高血压性心脏病患者可能由于某些诱因的作用，心脏功能发生失代偿或者因并发动脉粥样硬化而加重心肌缺氧导致猝死。

【案例 6-6】 某男，32 岁。酒后驾车超速行驶，被民警拦截、押解至目的地时，呼之不应，送医院抢救无效死亡。家属怀疑其被打致死。法医学尸体检验见心脏肥大，重 750 g，左心室壁厚 1.8 cm，各器官小动脉壁硬化。分析认为，该男子生前患有高血压性心脏病，结合案情和毒物分析结果(血中酒精含量0.87 mg/ml),在剧烈活动、情绪紧张以及酒精的作用下,血压升高加重了原有病变心脏的负担,诱发高血压性心脏病急性发作致猝死。鉴定死因为高血压性心脏病。

(四) 主动脉瘤

主动脉瘤(aneurysm of the aorta)是指主动脉管壁局部病理性扩张。主要分真性主动脉瘤、假性主动脉瘤、主动脉夹层动脉瘤。按其病因可分为动脉硬化性主动脉瘤、梅毒性主动脉瘤、先天性主动脉瘤、主动脉夹层动脉瘤等。

所有主动脉瘤中,以主动脉夹层动脉瘤(dissecting aneurysm of aorta)最常见,常引起猝死。病变发生于中膜内,由于中膜先天缺陷,弹力纤维及平滑肌变性、坏死,或者粥样硬化,血液自内膜斑块破口进入管壁,使中膜或中膜与外膜之间分裂,其内充满血液成瘤状。猝死的原因是由于主动脉瘤向心包腔穿破,引起急性心包填塞,或向胸腔或腹腔穿破导致急性失血性休克。

【案例6-7】 某男,44岁。某日因咽喉痛去个体行医者处就诊,肌内注射青霉素,不久出现呕吐、腹泻,5 h后感极度不适、大汗,但意识清楚,经抢救无效死亡。尸体解剖见心包腔积血650 ml,升主动脉根部见夹层动脉瘤并破裂出血,破裂口距主动脉瓣0.8 cm,呈倒"Y"形,长4.9 cm,边缘不整齐,锯齿状。主动脉、冠状动脉、Willis环动脉呈明显粥样硬化病变。鉴定死因为主动脉夹层动脉瘤破裂致急性心包填塞。

(五) 其他

如细菌性心内膜炎、心瓣膜病、克山病、脂肪心、心脏传导系统疾病、川崎病、心包炎、Marfan综合征、心脏肿瘤等,均可引起猝死。

二、呼吸系统疾病猝死

呼吸系统疾病猝死占小儿猝死的第1位,成人呼吸系统疾病猝死占成人猝死的第3位。以各类肺炎致死者多见,其次是支气管哮喘、慢性纤维空洞型肺结核急性发作等。

(一) 肺炎

肺炎为小儿最常见的猝死原因,成人多为某些疾病或外伤的致命并发症。依致病原因和病变部位不同分为以下几种类型。

1. 支气管肺炎 又称小叶性肺炎,以小儿和老年人多见,病变特点为以细支气管为中心的化脓性炎症。肉眼观,肺内有多数散在的实变病灶,尤以两肺的背侧和下叶病灶较多,有时若干病灶融合在一起而发展成融合性支气管肺炎。镜检见细小支气管腔及其周围肺泡腔内有较多的中性粒细胞,伴有较多纤维素和少量红细胞。猝死机制主要由于炎症使肺内呼吸面积缩小而致呼吸衰竭,或并发脓毒症、肺脓肿、中毒性心肌炎等。

2. 病毒性肺炎 又称间质性肺炎,病变主要在肺间质。常由麻疹病毒、流感病毒、腺病毒、巨细胞病毒等引起，多见于小儿。病变特点为急性局灶性间质性肺炎，多数仅累及一个肺叶（以下叶多见）。肉眼观无特殊变化；镜下见肺泡间质明显增宽、充血，有以淋巴细胞和单核细胞为主的炎症细胞浸润。有的表现为出血性肺炎。严重病例可并发坏死性支气管炎和坏死性支气管肺炎。猝死机制系因肺泡间隔明显增厚、肺泡与血液间气体交换障碍，导致急性呼吸衰竭。

3. 大叶性肺炎 多见于成年人。病变典型者病程分4期：充血水肿期、红色肝样变期、灰色肝样变期和溶解消散期。一般大叶性肺炎猝死发生于灰色肝样变期，此期肉眼观察病变肺叶呈灰白色、质实，与非病变部位分界清；镜下见肺泡腔内充满渗出的大量中性粒细胞和纤维素。死亡机制多为重度感染导致感染性中毒性休克。

（二）肺结核病

肺结核病（pulmonary tuberculosis）是指由结核分枝杆菌引起的一种传染病。近年来肺结核病的发病率有上升趋势。引起猝死的病变类型主要如下。

1. 慢性纤维空洞性肺结核 慢性纤维空洞性肺结核是成年人常见的慢性肺结核，肺内有1个或多个厚壁空洞形成，肺叶内见新旧不一、大小不等、病变类型不同的结核病灶。猝死机制多因纤维空洞壁上的血管或洞内残存的梁状血管破裂致大出血而死于急性失血性休克；少数可因较多血液或干酪样坏死物质被吸入支气管内引起急性窒息死亡；偶见结核空洞病灶穿破肺胸膜或结核病变周围代偿性大泡破裂造成自发性气胸死亡。

2. 干酪样肺炎 病变呈大叶性或小叶性分布。肉眼观，病变处肺组织实变，切面呈黄色干酪样；镜下见肺泡腔内有大量浆液纤维素性渗出物，其中含有以巨噬细胞为主的炎症细胞，并见广泛的干酪样坏死。病情进展快，如未及时治疗，可迅速死亡，有"奔马痨"之称。猝死机制为坏死组织崩解产物吸收致严重中毒性休克或干酪样坏死物堵塞较大支气管而窒息死亡。

3. 急性粟粒型肺结核 常是全身粟粒型结核病的一部分。临床上多起病急骤，患者可在未及时明确诊断前即迅速死亡。肉眼观，双肺表面和切面见弥散分布的灰白或灰黄色粟粒大小的结节病灶；镜下呈典型的结核结节等病变。猝死机制为结核性毒血症、败血症或合并结核性脑膜炎而死亡。

结核病患者因大咯血猝死者，易被怀疑为暴力性死亡，应注意鉴别。

> **【案例6-8】** 某男，29岁。某日下午工作中突然口鼻腔大量出血，送医院抢救无效死亡。家属认为系损伤致死。尸检：尸表见口鼻腔、指（趾）甲明显发绀，未见明显损伤改变；气管、支气管腔内见较多新鲜血液；双肺肺胸膜与胸壁广泛粘连，双侧胸腔积液各约150 ml；两肺表面凹凸不平，满布大小不等的结节。切开双肺见左肺上叶及下叶、右肺上叶有较多大小不等的厚壁空洞，部分空洞内含较多豆腐渣样物；残存肺组织扩张、气肿。镜下见肺组织内较多结核结节、干酪样坏死，空洞壁由大量肉芽组织、纤维结缔组织、慢性炎症细胞等组成。鉴定死因为慢性纤维空洞性肺结核并发大出血引起窒息而死亡（图6-2）。

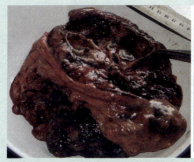
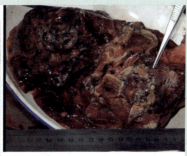

图 6-2　慢性纤维空洞性肺结核

双肺表面凹凸不平，布满大小不等的结节，切面见较多大小不一的厚壁空腔

（三）支气管哮喘

支气管哮喘(bronchial asthma)是一种由过敏原引起的Ⅰ型变态反应性疾病。过敏原多为某种食物、药物、化学品、动物皮毛、植物花粉等。死者多为青壮年，多在严重的哮喘持续发作中，因支气管痉挛和黏液阻塞气道致窒息，或因右心负担过重致右心衰竭而死亡。肉眼观，肺支气管扩张、肺实质不同程度纤维化及肺气肿。镜下见支气管慢性炎症性改变。

（四）肺栓塞

肺栓塞(pulmonary embolism，PE)是指肺动脉栓塞，包括血栓栓塞、脂肪栓塞、羊水栓塞、空气栓塞、细胞栓塞、虫卵栓塞等，是常见的猝死原因。肺动脉腔内找到血栓、脂肪、羊水、空气、虫卵等栓子可确诊肺栓塞。肺血栓栓塞约80%发生于骨折、大型手术等被制动或较长时间卧床的病人，血栓栓子大多来自下肢深静脉。当怀疑肺动脉栓塞猝死时，尸检应注意观察肺动脉的血栓，最好能在胸腔原位剪开肺动脉观察，同时注意检验下肢静脉有无血栓形成。

【案例6-9】　某女，55岁。车祸后右膝外侧至右足背大片皮肤挫碎、缺失，于左大腿前外侧取皮，行植皮术，术后第25天上午坐起时突然发生呼吸困难、全身抽搐并很快死亡。尸体解剖检查见：双肺上叶部分区域呈苍白色、贫血状，肺动脉主干及其分支饱满，于原位剪开肺动脉主干及两侧分支可见一条暗褐色"Y"形血栓栓子，质地较硬，堵塞肺动脉主干及其分支管腔；栓子切面部分区域呈红白相间结构。显微镜下见部分区域肺泡萎陷，灶性肺出血，部分区域肺实质缺血，毛细血管腔缩窄、空虚，肺泡壁变薄。常规毒物分析结果阴性。鉴定死因符合右下肢植皮术后长期卧床、血黏度增加、血流缓慢，最终因下肢静脉形成血栓并脱落栓塞肺动脉及其主干，导致反射性冠状动脉痉挛、急性心功能障碍而猝死（图6-3）。

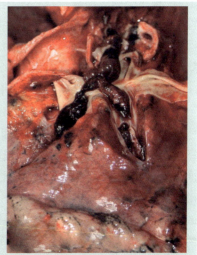

图 6-3　肺动脉主干及其分支血栓栓塞

肺动脉主干及两侧分支管腔内见暗褐色血栓栓子

【案例6-10】 某男,40岁。车祸后左下肢股骨及胫、腓骨粉碎性骨折,予以手术切开复位内固定手术。手术后第2天,突然发生心动过速、呼吸困难、意识模糊、皮肤散在瘀点,并很快昏迷,经抢救无效死亡。法医学尸体解剖检查发现肺淤血、水肿。显微镜下见肺小血管腔内含较多脂肪成分(图6-4)。鉴定死因为符合左下肢多发骨折手术后发生脂肪栓塞,导致呼吸和循环功能衰竭而死亡。

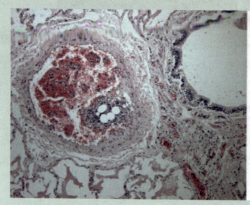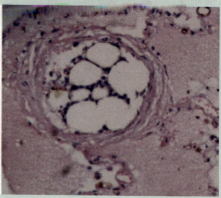

图6-4 肺血管脂肪栓塞
肺小血管内可见较多脂肪成分(姚季生供图)

三、中枢神经系统疾病猝死

可致猝死的中枢神经系统疾病包括脑血管疾病(脑动脉粥样硬化、颅内动脉瘤、脑血管畸形、脑血栓形成和脑栓塞)、颅内感染(病毒性脑炎、流行性乙型脑炎、化脓性脑膜炎、结核性脑膜炎)、颅内肿瘤、癫痫等。在法医学实践中所遇到的多为颅内血管病变所引起的出血性疾病(如自发性蛛网膜下隙出血、自发性脑出血)和脑肿瘤等。中枢神经系统疾病引起的猝死占成人猝死的第2位,为15%~20%。

(一)自发性蛛网膜下隙出血

自发性蛛网膜下隙出血(spontaneous subarachnoid hemorrhage,SSH)是指由血管疾病引起的蛛网膜下隙出血,又称病理性蛛网膜下隙出血。约占中枢神经系统疾病所致猝死的25%。致死性的SSH通常程度较重、范围大,多见于脑底部。出血来源多为脑底动脉瘤或脑血管畸形破裂。动脉瘤可为先天性,或由高血压和脑动脉粥样硬化病变引起。脑血管畸形破裂出血以动-静脉畸形多见。SSH多数无明显诱因而迅速昏迷、死亡。死亡机制主要是引起颅内压增高、脑疝形成。在法医学实践中,以头部轻微外伤促发蛛网膜下隙出血(外伤为诱因)最为常见,并常被怀疑为外伤性蛛网膜下隙出血,两者的鉴别十分重要。

【案例6-11】 某男,60岁。某日被人掌击头部后倒地、死亡。家属怀疑是头部外伤致死。尸检见头皮擦伤,未见颅骨骨折和脑挫伤,蛛网膜下隙广泛出血伴海马沟回疝和小脑扁桃体疝形成。病理检查见左颞叶脑动-静脉畸形。鉴定死因为左颞叶脑底动-静脉血管畸形破裂致 SSH；掌击为诱因。

（二）自发性脑出血

自发性脑出血（spontaneous cerebral hemorrhage）是指因脑血管病变引起的脑实质出血，又称原发性脑出血，俗称"中风"。以大脑出血最常见（约占 80%），脑干和小脑出血约占 20%。病死率以脑干出血最高。因此，对出血者预后评估有时出血部位比出血量更重要。自发性脑出血的常见病因是高血压和脑动脉粥样硬化，约占脑出血总数的 70%；其次是脑血管畸形和动脉瘤破裂，其他疾病如脑动脉炎、脑肿瘤等少见。

自发性脑出血所致猝死的案例常有明显的诱因，特别是精神情绪因素，如激动、争吵和体力活动增加等；少数病例发生于轻度外伤后，此时既有情绪因素，又有损伤因素，最易引发纠纷。死亡机制主要为颅内压增高、脑疝形成。

如有头部外伤史，需与外伤性脑出血鉴别。

【案例 6-12】 某男，26 岁。某日被人拳打和脚踢头部，当即倒地昏迷并很快死亡。尸检见左额颞部头皮擦挫伤，未见颅骨骨折，左额颞叶蛛网膜下隙片状出血，左颞叶裂创，深部见直径 4.5 cm 血肿，海马沟回疝和小脑扁桃体疝形成。仔细分离血肿部位，见大脑中动脉距离颈内动脉 5 cm 处有一直径 1.3 cm 的球形隆起，该球体壁可见长 0.5 cm 的不规则破裂口。显微镜检查示该隆起符合大脑中动脉血管瘤表现。鉴定结论为大脑中动脉血管瘤破裂导致大脑出血为主要死因，头部外伤为辅助死因。

（三）颅内肿瘤

颅内肿瘤的发生率低，约占全身肿瘤的 2%。常见的颅内肿瘤有胶质瘤、脑膜瘤和髓母细胞瘤等。猝死的机制主要是肿瘤出血或侵犯脑室引起脑脊液循环障碍，导致颅内压增高、脑疝形成。

【案例 6-13】 某男，7 岁。某日下午放学途中被同学推搡跌倒在地。当晚约 7：00 诉头痛伴恶心、呕吐。送医院，CT 检查示右小脑出血。9：15 拟实施手术前突然全身抽搐死亡。家属以伤害致死提起诉讼。尸体外表未见明显损伤性改变。尸检见枕部头皮下出血，颅骨未见骨折。显著的小脑扁桃体疝形成，右小脑表面蛛网膜下隙出血。水平切开小脑后见右小脑蚓部 3 cm×3 cm 出血灶，灶内见暗红色破碎的肿瘤样组织。镜下显示为髓母细胞瘤。鉴定死因为右小脑髓母细胞瘤破裂出血，引起急性颅内压增高、小脑扁桃体疝形成而猝死；外伤为诱因。

（四）病毒性脑炎

病毒性脑炎（viral encephalitis）是指由病毒引起的中枢神经系统的感染性疾病。多见于儿童，常见的有流行性乙型脑炎、脊髓灰质炎、狂犬病脑炎和单纯疱疹脑炎。以流行性乙型脑炎较常见。多在夏季流行，儿童发病率明显高于成人。临床上常出现高热、嗜睡、头痛、呕吐及不同程度的脑神经和脑膜刺激症状。各种病毒性脑炎的病理变化大致相同，表现为神经细胞变性、坏死，淋巴细胞在血管周围呈围管性浸润，小胶质细胞增生形成胶质细胞结节。病因诊断需血清学检验和病毒 DNA 分析，狂犬病脑炎的确诊则要在神经元细胞内检见狂犬病病毒包涵体。各种病毒性脑炎的死亡机制多因疾病高峰期时严重脑水肿、脑疝形成。

（五）癫痫

癫痫（epilepsy）有原发性与继发性之分。原发性者病因不明，多在儿童或青春期发病；继发性者病因为脑的器质性疾病或脑外伤。原发性者可无特殊病理改变；继发性者可检出作为癫痫病因的原发于脑部的疾病或外伤，如颅内肿瘤、病毒性脑炎、脑血管瘤、脑挫裂伤或瘢痕等。癫痫猝死的机制有多种，如心律失常、心搏骤停、窒息、神经源性肺水肿等。既往癫痫发作史不清者猝死，容易被怀疑中毒等暴力性死亡，通过尸检可排除对暴力致死的怀疑。有时癫痫发作导致高坠、交通事故致死或者坠落入水溺死，常需与暴力性死亡鉴别。

（六）其他

如脑梗死、化脓性脑膜炎、急性脊髓炎等。

> 【案例6-14】 某男，34岁，因头痛、头晕在医院门诊以"感冒"对症治疗，3天后突然死亡。尸检见：心底外膜下、双肺下叶肺胸膜下散在出血点；脑蛛网膜下腔血管扩张，蛛网膜下腔充满黄色脓液，右额叶脑脓肿（范围 2 cm×2 cm），脑切面见侧脑室、第四脑室积有大量黄色脓液。显微镜下见蛛网膜下腔血管扩张、充血，蛛网膜下腔充满中性粒细胞、脓细胞及大量絮状物，局部脑组织变性、坏死，大量中性粒细胞聚集，间质内小血管扩张、淤血。常规毒物分析结果阴性。法医病理学诊断：右额叶脑脓肿，化脓性脑膜炎，脑室（侧脑室、第四脑室）内积脓，海马沟回疝；心外膜、肺胸膜下点状出血；全身多器官淤血。鉴定死因为右额叶脑脓肿并发化脓性脑膜炎、脑室内积脓。

四、消化系统疾病猝死

消化系统包括消化道和消化腺（肝、胰）。以急性消化道出血或穿孔、急性出血坏死性胰腺炎、急性重型肝炎、急性胃肠炎等引起的猝死为多见。

（一）急性消化道大出血

多因胃或十二指肠溃疡病、肝硬化继发的食管胃底静脉曲张破裂、出血性胃炎、肿瘤侵蚀上消化道血管等引起。尸检时常见引起出血的上述原发病变、上消化道内残存的血液及急性大失血征象。猝死机制为急性失血性休克；有时血块可被误吸入呼吸道引起窒息而死亡。鉴定死因：根本死因为引起出血的上述原发病变；直接死因为急性失血性休克或误吸窒息。

（二）消化道穿孔

上消化道穿孔者多见于胃或十二指肠溃疡病，下消化道穿孔者多为重型阑尾炎、肠伤寒、肠阿米巴病、肠结核及肠梗阻等。年老或年幼者，临床表现如腹痛可不明显。鉴定死因：根本死因为上述原发病变；直接死因为急性腹膜炎、感染性中毒性休克。

(三) 急性出血坏死性胰腺炎

急性出血坏死性胰腺炎(acute hemorrhagic necrotic pancreatitis)是指胰液排出受阻、胆汁反流再加上暴饮(白酒)暴食(高脂肪餐)等，引起十二指肠黏膜充血、水肿，胰腺分泌亢进、腺泡破裂并发生自身消化，导致胰腺广泛性水肿、出血和坏死的急性炎症病变。本病病情凶险、死亡率高(占25%～50%)。好发于中年男性，发病前多有暴饮暴食或胆道疾病病史。临床表现为突然发作的上腹部剧烈疼痛，并向腰背部扩散，病情常迅速恶化，出现休克而死亡。少部分病人可无任何症状，而在睡眠中猝死。猝死机制多为休克(中毒性休克、低血容量性休克、神经反射性休克)及神经反射性心跳停止。

法医学鉴定时，应查明导致急性出血坏死性胰腺炎的原因，严格排除损伤、窒息及中毒等暴力或其他疾病致死。此外，尸体检验应尽早进行，并在剖开腹腔时，应先检查胰腺及其周围组织有无异常改变。

(四) 急性重型病毒性肝炎

又称急性暴发性肝炎、急性重型肝炎。病死率高，猝死者较少见。尸检可见皮肤和眼巩膜高度黄染，肝脏体积显著缩小，重量减轻。镜下见肝细胞广泛坏死，坏死周围和汇管区较多以淋巴细胞和巨噬细胞为主的炎症细胞浸润。猝死机制主要为急性肝功能衰竭、肝性脑病，其次为上消化道大出血所致失血性休克。应注意与某些毒物(如砷制剂、毒蕈、酵米面黄杆菌毒素)中毒所致的重型中毒性肝病(肝坏死)相鉴别。

> **【案例6-15】** 某女，18岁。4个月内黑便3次，2 h前突发晕厥1次入院。检查：贫血貌，血红蛋白90 g/L。在输血、补液过程中突然呼吸、心跳停止，抢救无效死亡。尸体解剖发现死者横结肠印戒细胞癌，并广泛转移至腹腔各器官，双肺动、静脉细小分支内广泛性癌栓栓塞，双肺淤血水肿，左、右心肥大，胸、腹腔内血性积液。鉴定死因为横结肠印戒细胞癌全身广泛转移并致肺细小血管栓塞，最终因循环、呼吸功能衰竭而死亡。

五、泌尿、生殖系统疾病猝死

泌尿系统疾病可发生猝死的主要为尿毒症。女性生殖系统疾病引起猝死较常见。

(一) 尿毒症

尿毒症是指各种原因导致肾衰竭后，体内的代谢产物和内源性毒物潴留所引起的临床病理过程。尿毒症时共同的病变特征是肾脏的肾单位大量被破坏以及全身其他器官和组织受损的病变，一般可有纤维素性心包炎、胸膜炎、假膜性肠炎等。尿毒症猝死机制多为中毒性脑水肿、肾性高血压等。

鉴于尿毒症患者死前有肾衰竭引起的全身多器官中毒的临床表现，鉴定时应注意与某些化学毒物中毒相鉴别，应取材做毒物分析。因尿毒症死亡的多数患者在死亡前就诊断明确，较少发生猝死，但有少数患者诊断猝死系因死亡前病情隐匿或诊断不清。

(二) 妊娠期高血压病

妊娠期高血压病(hypertensive disorders in pregnancy)是妊娠期特有的疾病，为严重的妊娠并发症之一,其发生与全身小动脉痉挛有关。我国发病率为9.4%。包括5种类型:妊娠期高血压、子痫前期、子痫、慢性高血压并发子痫前期、妊娠合并慢性高血压。表现为出现不同程度的高血压、蛋白尿、水肿、抽搐、昏迷。高血压、蛋白尿、水肿导致头晕、头痛、胸闷、恶心等,称为先兆子痫;进一步出现抽搐或昏迷,称为子痫。子痫多发生于妊娠晚期或临产前,称产前子痫,占71%;少数发生于分娩过程中,称产时子痫,占29%;偶有发生于分娩后24小时内的,称产后子痫。可因窒息、急性肾衰竭和心功能不全而猝死。鉴定应依靠死前的临床症状与体征。注意与某些痉挛性毒物(如毒鼠强、氟乙酰胺等)中毒鉴别。

(三) 羊水栓塞

羊水栓塞(amniotic fluid embolism)是指在分娩过程中羊水成分经子宫破裂的血管进入母体血液循环所引起的肺栓塞,继而发生休克、弥漫性血管内凝血和急性肾衰竭等一系列严重症状的综合征,起病急剧、病情凶险,又称妊娠类过敏性综合征。70%发生于胎儿娩出之前,30%发生于胎儿娩出之后(其中半数以上发生于胎儿娩出后5 min内)。患者大多在起病的数分钟到数小时内死亡,是一种严重的产科并发症,母亲和新生儿均有较高的死亡率。

羊水栓塞不仅易被临床忽略,尸检时也易被遗漏。由于单纯凭临床资料不能确诊羊水栓塞,最终确诊需要通过法医学尸体解剖检查,并结合临床表现综合判断。因此,死亡后的法医学或病理学诊断成为近些年来解决妇产科医疗纠纷的焦点。羊水栓塞者可在其肺小动脉及毛细血管腔内检出以角化上皮、胎粪、毳毛等为主要特征的羊水有形成分。确切的羊水栓塞的病理生理机制尚不清楚。其死亡原因最常见为阴道大出血致急性失血性休克;其次是因肺小血管反射性痉挛、肺动脉高压致急性心力衰竭和急性呼吸衰竭;个别患者可死于过敏性休克。

羊水栓塞的发病与某些诱发因素有关,如羊膜腔压力增高(多胎、巨大儿、羊水过多、子宫收缩过强、手术助产时强力按压等)、子宫血窦开放(前置胎盘、胎盘早剥、胎盘边缘血窦破裂、剖宫产或中期妊娠钳刮术等)、缩宫素应用不当、胎膜早破、滞产、胎死宫内等。过去认为本症难以避免和预防,但现在认为如果能做到密切关注羊水栓塞的诱发因素、仔细观察产妇生产进程、及早预防和处理有关异常情况,可减少其发病率和病死率。

【案例6-16】 某女,23岁。在个体行医者处分娩,经使用缩宫素和产钳娩下一个男婴后,部分胎盘未娩出,阴道流血不止,送某医院抢救无效,很快死亡。尸体解剖见死者全身体表及各器官呈严重贫血状,体表、子宫浆膜下、肠系膜等全身多处弥漫性点状出血,子宫颈广泛撕裂,血肿形成,子宫内膜见坏死及退变的胎盘组织残留,肺小血管内见角化上皮样物质及均质的伊红色纤维素样物质(图6-5)。法医学鉴定该女子的死因为羊水栓塞致死。

检查娩出的男婴,见肺泡无扩张,部分支气管腔和肺泡腔内充满淡红染色的角化物及无结构物(图6-6),灶性肺泡内出血,肺泡壁增厚,小血管扩张、淤血;肺及胃肠浮扬试验阴性(均下沉水底);多器官淤血;口唇和指甲发绀。分析认为:该男婴符合宫内羊水吸入窒息死。

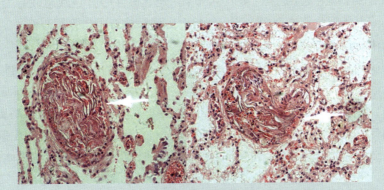

图 6-5 羊水栓塞镜下观
肺小血管内见角化上皮样物质及均质伊红色纤维素样物质(箭头)

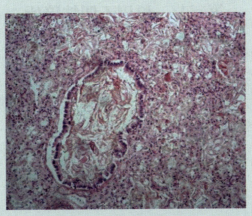

图 6-6 羊水吸入镜下观
肺泡无扩张,部分支气管腔和肺泡腔内充满淡红染色的角化上皮及无结构物

(四)异位妊娠

异位妊娠(ectopic pregnancy)亦称宫外孕,指受精卵在子宫腔以外部位着床发育,包括输卵管妊娠、卵巢妊娠、腹腔妊娠和子宫颈妊娠等。以输卵管妊娠多见,占90%以上。大多在妊娠2~3个月发生自发性破裂,伴有剧烈腹痛。尸体解剖可见子宫外妊娠处破裂,腹腔内积血,可见胎盘绒毛和胚胎组织。猝死机制为急性失血性休克。

六、内分泌系统疾病猝死

内分泌系统疾病猝死的发生率较低。某些内分泌系统疾病猝死者没有相应的病现形态学改变,诊断较困难,需结合案情、现场、死前表现、家族史以及相关的尸体化学、激素测定,并切实排除其他死因后,方可考虑本类疾病猝死。

(一)甲状腺功能亢进症

甲状腺功能亢进症(hyperthyroidism)简称甲亢,又称为毒性弥漫性甲状腺肿、突眼性甲状腺肿、Graves病或Basedow病,为甲状腺分泌甲状腺激素过多所致。以20~40岁女性多见。甲状腺弥漫性中度肿大,变硬。多因甲状腺功能亢进性心脏病致急性心力衰竭、水和电解质代谢紊乱或甲状腺危象休克而猝死。尸检时应仔细检查甲状腺和心脏。

(一) 糖尿病

糖尿病(diabetes mellitus,DM)指因胰岛素分泌不足等原因引起的糖、蛋白质、脂肪及水和电解质代谢紊乱为特征的一种内分泌及代谢性疾病。以血糖过高为标志。表现为多饮、多食、多尿、消瘦、皮肤瘙痒等。一般缺乏特征性病变。可因给重症糖尿病患者错误静脉输入大量葡萄糖溶液而诱发酮症酸中毒昏迷,并发心血管疾病和肾衰竭,或生前未被诊断突发糖尿病性昏迷而死亡。尸体解剖时可取尿液、左心血液、脑脊液和眼玻璃体液测定尿糖、血糖及酮体等。

第三节 原因不明性猝死

一、青壮年猝死综合征

青壮年猝死综合征(sudden manhood death syndrome,SMDS)是一种多见于青壮年男性、至今原因不明的猝死。其发病原因和死亡机制不明。本综合征具有以下特点:①死者绝大多数为20~49岁的青壮年男性;②平常貌似健康;③死亡迅速,多在睡眠或安静休息时突然发生,常无明显诱因;④完整的尸体解剖检验不能发现足以说明死因的器质性病变。

鉴定时,需结合案情、现场和尸体解剖等情况,并排除自杀、他杀和意外死后,慎重地做出符合本综合征的诊断。

二、婴儿猝死综合征

婴儿猝死综合征(sudden infant death syndrome,SIDS)是一种多见于1岁以内婴儿、至今原因不明的猝死。在欧美又称其为"摇篮死""睡床死"。其发病原因和死亡机制不明。本综合征的特点:①死者绝大多数为1岁以内的婴儿,90%为6个月以内;②平常看似发育正常和健康;③多在睡眠或安静状态下死亡;④完整的尸体解剖检验不能发现足以说明死因的器质性病变。

与SMDS类似,鉴定时,需结合案情、现场和尸体解剖等情况,慎重地做出符合本综合征的诊断。但必须特别警惕是否存在意外事故、杀婴和虐待婴儿所致的暴力性死亡。

三、抑制死

抑制死(death from inhibition)指身体的某些敏感部位受到对一般人而言微不足道的刺激后,通过神经反射作用迅即发生心跳停止的一类猝死。又称为生理性死亡、迷走神经抑制死、急性神经源性心血管衰竭死、神经源性休克死等。其特点有:①受刺激的部位神经分布丰富,如喉头、会厌、声门、颈部、胸腹部、会阴、肛门、子宫颈等;②刺激显著轻微,对一般人完全无害,如钝力轻度打击、扩张子宫颈、直肠指检、气管插管、胸或腹腔穿刺等;③死亡发生极快,多为即时死;④完整尸体解剖检验不能查出能解释死因的疾病或损伤。死亡机制不明。鉴定抑制死,需符合上述4个特点,有目击证人,并且通过完整的尸体检验排除其他死因,慎重地做出符合诊断。死前受到的轻微刺激可视为诱因。

【案例6-17】 某男,21岁。某日,数十人发生群殴,警察干预后停止。该男子来迟,被己方一人用拳头轻击胸部一下,当即身体瘫软倒地,出现昏迷、大小便失禁、抽搐,并很快死亡。在场的数人包括警察均见证其死亡经过。完整的法医学尸体解剖检验未见能解释其死因的疾病、中毒和损伤等异常改变。鉴定结论为该男子符合胸部被打击后导致抑制死。

【案例6-18】 某女,20岁。因停经、2个月余,在某非法行医者处行人工流产术。后突然死于流产手术过程中。经过完整的法医学尸体解剖检验,未能发现可解释其死因的严重疾病、毒物中毒和损伤等异常改变。追问流产手术全过程,发现非法行医者手术时,未经过使用宫颈扩张器逐步扩张子宫颈的步骤,直接将刮匙插入子宫腔刮宫,而该女子就在此时突然大叫一声、全身抽搐死亡。综合分析认为,该女子符合突然扩张子宫颈后导致抑制死。

(陈 龙)

第七章 虐待与杀婴

虐待与杀婴是常见于家庭成员间的暴力侵害。无论经济发展高低，还是东西方文化及国家制度等背景，对家庭成员使用暴力是一个全球广泛性存在的问题。男性和女性均可能遭受家庭暴力，但通常受虐者为女性。家庭暴力侵害是一种社会和生物因素共同作用的现象，直接暴力虐待本身更趋向生物性，而杀婴则更趋向社会性。在我国，虐待与杀婴是十分突出的社会问题，极大地危害社会治安、家庭稳定以及家庭成员的身心健康，需要特别关注。

第一节 虐 待

经常遭到共同生活的家庭成员或照顾人有意造成的精神或肉体上的折磨、摧残和迫害，称为虐待（abuse）。虽然虐待的类型、方式和动机多种多样，但其构成必须符合以下3点：①施虐者的行为是有意的或故意的，即施虐者有意地对被虐者进行肉体、精神上的摧残和迫害；②行为导致了被虐者肉体和（或）精神上的伤害；③施虐者与被虐者必须是共同生活的家庭成员或者照顾人。虐待的类型、方式和情节可以多种多样，后果也各不相同。根据我国刑法有关内容规定，对虐待家庭成员情节轻微的，如经常有些轻微的打骂，或偶尔不准吃饱饭，尚未对被虐者造成身心伤害的，不构成虐待罪，应以批评教育为主。只有情节恶劣的，如虐待的手段残酷、持续时间长、造成被虐者重伤或死亡等严重后果的，可以根据《刑法》第二百六十条规定："虐待家庭成员，情节恶劣的，处二年以下有期徒刑、拘役或者管制。犯前款罪，致使被害人重伤、死亡的，处二年以上七年以下有期徒刑。第一款罪，告诉的才处理，但被害人没有能力告诉，或者因受到强制、威吓无法告诉的除外。""对未成年人、老年人、患病的人、残疾人等负有监护、看护职责的人虐待被监护、看护的人，情节恶劣的，处三年以下有期徒刑或者拘役。单位犯前款罪的，对单位判处罚金，并对其直接负责的主管人员和其他直接责任人员，依照前款的规定处罚。有第一款行为，同时构成其他犯罪的，依照处罚较重的规定定罪处罚。"因此，虐待的法医学鉴定应以明确判断被虐者伤、亡与施虐者行为之间的因果关系为重点。因虐待行为的手段，有时与故意杀人的手段十分相似，并且虐待行为有时也会造成被虐者死亡的后果，目前越来越受到社会的关注。

一、虐待的类型和方式

虐待的手段多种多样，包含直接暴力行为，也包含单纯的精神伤害，如恶意谩骂、侮辱等。按施虐者在实施虐待过程中的方式不同，虐待主要可分为肉体虐待（physical abuse）、精神虐待(psychological abuse)、性虐待(sexual abuse)、经济虐待(economic abuse)、忽视(neglect)。其中肉体虐待是最常见的类型。

1. 肉体虐待　施虐者采用各种手段对被虐者的肉体进行折磨和摧残。主要的方式有：①经常采用拳打、脚踢、拧捏、捆绑及鞭挞等暴力手段造成被虐者肉体的机械性损伤；②故意用烟头灼烧、针扎、电击、强迫服用有害化学物质等造成被虐者肉体物理、化学性损伤；③不准吃饭、喝水、上厕所及睡觉等；④限制人身自由、体罚、强迫重体力劳动，甚至强迫自杀等。

2. 精神虐待　施虐者采用各种手段对被虐者的精神进行折磨和摧残。主要的方式是经常对被虐者进行：①侮辱、讽刺和恶意谩骂；②威胁恐吓；③贬低压抑；④疏远冷落。

3. 性虐待　施虐者以满足性欲为目的，通过暴力或者其他手段对被虐者的肉体和精神进行折磨和摧残。主要方式有：①对生殖器、肛门的玩弄、手淫、性交、口-生殖器接触、口-肛门接触等；②将被虐者裸体捆绑、鞭打、咬、掐、辱骂，有时还附加刀割、刻字、火烧、通电等残暴行为。

4. 经济虐待　施虐者对被虐者消费支出给予严重限制或没收，被虐者主要见于老年人。主要的方式有：①不承担对被虐者应有的经济赡养责任或克扣赡养费；②非法占有或处理被虐者财产；③经济骗局及诈骗性计划。

5. 忽视　主要见于对儿童及老年人，指施虐者严重且长期地忽视对被虐者基本需要的满足，包括身体、食品与营养、衣着、情感、安全、医疗、教育等。

二、虐待的表现和特点

由于施虐者的手段多种多样，虐待伤的种类、临床表现不一，损伤程度也各不相同，但其主要的特点为损伤部位广泛、损伤类型多样化、损伤程度轻重不一、新旧伤并存。

由于儿童、老人和妇女在家庭中常属于弱势群体，因此常常成为家庭虐待的主要受害者。以下主要介绍虐待儿童、虐待老人及虐待妇女的表现及特点。

（一）虐待儿童

虐待儿童(child abuse, or child maltreatment)意味着对儿童所应有权利的剥夺或侵犯，主要包括肉体虐待、忽视(躯体忽视、教育忽视、情绪忽视等)和性虐待等。受虐待的儿童所表现的症状和体征被称为虐待儿综合征(child abuse syndrome)。

世界上不分国家、地区和种族均普遍存在着虐待儿童的问题，这不是单纯的医学问题，更是一个社会问题，同时也是法医学鉴定的内容之一。1999年，WHO对虐待儿童做出的定义为：对儿童有义务抚养、监管及有操纵权的人有意做出的足以对儿童健康成长、生长发育及尊严造成实际的或潜在的伤害行为，包括各种形式的肉体虐待、性虐待及儿童忽视(child neglect)等。根据此定义，儿童的虐待应符合以下3点：①施虐者与受虐儿童之间有着密切的关系；②虐待应达到一定严重程度；③施虐的方式可以是肉体虐待、性虐待或忽视。

施以肉体虐待时，由于施虐者条件方便，手段多种多样，而受虐儿童又无抵抗能力，因此损伤可见于身体各个部位，损伤形式也多种多样，可以是软组织损伤、面部五官损伤、骨折及内脏器官损伤，其中以软组织损伤和骨折最为常见。损伤严重者可以致死。

儿童性虐待(childhood sexual abuse,CSA)存在于世界各地,它对儿童、青少年身心健康和社会适应能力造成的伤害可以持续到成年期,甚至影响受虐儿童一生。性虐待的内容包括对生殖器、肛门的窥查、玩弄、手淫、性交、口-生殖器接触、口-肛门接触等。在性别方面,受虐女孩比例明显多于男孩。CSA的临床表现主要在生殖器、肛门及其周围软组织的损伤,主要表现为不同程度及不同阶段的创伤,具体可表现为行动困难、阴唇皮肤增厚或色素沉着、青春期前女孩阴道开口水平直径超过4mm、撕裂伤、出血或污秽、反复尿路感染、肛周或会阴的撞击伤、肛门的反射性扩张和括约肌松弛等。

儿童忽视包括身体忽视、情感忽视、医疗忽视、教育忽视、安全忽视和社会忽视,其发生率远高于其他类型的虐待,但其发生较为隐匿,不易被发现。儿童忽视不仅可表现为儿童营养不良、发育迟缓、健康受损等直接后果,还可导致儿童心理、行为异常,对儿童的人格及其性格造成深远的影响,具体表现为缺乏安全感、自卑、焦虑、精神萎靡、适应障碍等。

(二) 虐待老人

虐待老人被认为是一种犯罪行为或是对老人的忽视,通常被称为漠视,可能是故意的,也可能是无意的。虐待可以是躯体上的,也可以是心理上的,还可以是经济或其他物质上的。不论何种形式的虐待,都会使受虐老人遭受不必要的痛苦和伤害,人权受到侵犯。英国虐待老人研究组织给虐待老人下的定义是:在本应相互信任的关系中发生的对老人的一次或多次不恰当的并致使老人受到伤害或处境困难的行为,或以不采取适当行动的方式致使老人受到伤害或处境困难的行为。该定义被预防虐待老人国际组织采纳。同时,英国虐待老人研究组织还将虐待老人分为4种类型:①肉体虐待,包括暴力行为、不适当的限制或禁闭、剥夺睡眠、饮食等。②精神虐待或长期口头侵犯,包括那些贬低老年人、伤害老年人,贬低老年人的个性、尊严和自我价值的言辞和交往。③经济剥削或物质虐待,包括非法使用或不适当地使用或侵吞老年人的财产或资金;强迫老年人更改遗嘱或其他法律文件;剥夺老年人控制个人资金的权利;经济骗局及诈骗性计划。④疏于照料,如不提供适当的食物、干净的衣服、安全舒适的住所、良好的保健及个人卫生条件;不准与外人交往;不提供必要的辅助用品;未能防止老人受到身体上的伤害;未能进行必要的监护。

法医学对虐待老人的研究主要集中于肉体虐待,包括暴力性损伤和饥饿。

受肉体虐待的老人,损伤形式也多种多样,可以是软组织损伤、面部五官损伤、骨折及内脏器官损伤,其中以软组织损伤和骨折最为常见。损伤可见于身体各个部位,且新旧伤并存。

受饥饿虐待的老人表现为:消瘦,营养不良,肌肉萎缩,皮下脂肪减少,甚至完全消失;因腹水积聚、腹壁脂肪减少及肌肉松弛引起的腹部膨隆,呈蛙状腹;皮肤色泽变深、干燥起皱;体重可减轻40%~50%。

(三) 虐待妇女

在我国,据中国妇女联合会权益部门的统计,丈夫对妻子实施家庭暴力的占虐待妇女案例的绝大多数,家庭暴力受害者中90%~95%是女性。家庭暴力的这种性别差异,主要为男性在家庭中占据主导地位,且较女性有更强健的体魄,易对女性造成伤害所致。

根据遭受虐待的部位和方式,女性虐待主要分为3种情况:肉体虐待、性虐待及精神虐待。

肉体虐待损伤：主要表现为全身软组织擦挫伤，多为拳脚所致；其次表现为挫裂伤和骨折，多为持家中用品如菜刀、拖把、锄头等打击所致，损伤部位以头部、内脏器官、四肢最多见，甚至毁容。

性虐待损伤：主要表现为外阴、阴道擦伤、裂伤或血肿；肛管裂伤、肛周擦伤及直肠张力降低；大腿内侧、乳房、上臂、腕部和膝盖等处均可能有指甲抓伤、咬伤或咬痕；有时也可见全身软组织擦挫伤、挫裂伤及多部位骨折。

精神虐待：主要包括忽略或看不起妇女，拒绝让其参加社交活动，公共场所或私下侮辱等。精神虐待虽然没有肉体上的暴力行为，但是却使受虐妇女失去独立自主的地位，缺乏成就感，往往伴有严重的心理障碍。

三、法医学鉴定及临床实践

对于所有虐待的鉴定均需要详细调查案情，仔细检查被虐者的身体。目前国内很多被虐者并不会选择去公安机关报案，尤其是儿童，但被虐者大多数情况下会选择去医院治疗，这就特别需要临床医生在碰到患者具有一些特殊损伤特征（如多处新旧不一的损伤等）时多加留心，考虑患者是否存在被虐待的可能，及时向公安机关报案。

（一）虐待儿童

对虐待儿童的法医学鉴定，应详细调查案情，全面检查各种伤痕、分清损伤的次数、时间、损伤种类和程度，判断虐待手段。对虐待儿童致死的案例，要与意外事故造成的死亡相鉴别。如从床上、椅子上或楼梯上摔下；将炉火上的沸水拉翻，造成烫伤或烧伤等。

根据体表检查及X线检查，结合临床（或案情）资料，如果查出反复发生的新旧不一的损伤（图7-1），包括多发性骨折、软组织损伤、内脏器官破裂及颅脑损伤、硬膜下出血可作为虐待儿综合征的鉴定。

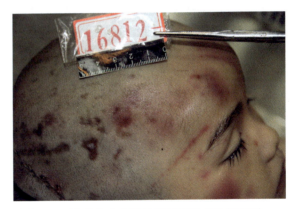

图7-1　被虐儿童右侧头面部皮肤多处新旧不一、形态各异的擦伤、挫伤（司鉴院供图）

虐待儿童的损伤还可与先天发育异常、自然性疾病或意外事故性伤害并存，也可能包含性虐待，在鉴定时应予以注意。

（二）虐待老人

对怀疑暴力虐待老人的法医学鉴定，应详细询问案情，了解被虐待的事实，同时通过体表及X线检查发现各种损伤，分清损伤的新旧、种类和程度，并与自然疾病或意外灾害的损伤相鉴别，从而判断虐待手段。

对怀疑以饥饿手段虐待老人的鉴定，除要询问监护人外，还要向知情者（如隔壁邻居等）

进行调查,并收集受虐老人的病例资料,明确被鉴定人有无器质性或精神性疾病,以及被鉴定人的个人营养情况。确定是否有饥饿、饥饿的程度及饥饿的原因。

(三) 虐待妇女

1. 肉体虐待的法医学鉴定 对受虐女性进行医学鉴定,应详细调查案情,在进行全身体表检查时,要利用照相等方法把证据收集、固定、保存下来;同时还要对损伤的种类及程度、是否为反复伤以及致伤物进行鉴定,并要与自然疾病或意外灾害的损伤及造作伤相鉴别。

2. 性虐待的法医学鉴定 应详细调查案情,了解性虐待经过情况,如发生的时间、现场。同时应注意性虐待的证据采集,主要包括以下几个方面:①受虐者在受到性攻击时衣服上遗留的血迹、污物、可疑精液斑痕;②拍摄或绘图记录受虐者在受到性攻击时所发生的撕裂伤、擦伤和其他损伤;③收集可疑施暴者的阴毛等。

第二节 杀 婴

一、杀婴的概念

杀婴(infanticide)是指使用暴力手段,加害分娩过程中或娩出后不久的已具有生活能力的新生儿生命的违法行为,特别当娩出的新生儿在 24 h 之内即被加害的,称为杀新生儿(neonaticide),用以区分加害存活时间更久的杀婴概念。杀婴在各个国家、各种人种、各种文化背景中均可能发生。胎儿或新生儿也可因其本身的疾病或母亲的疾病,或在分娩过程中遭受损伤而死亡,这类死亡属于自然死亡。

新生儿尸体的法医学检验,必须确定该婴尸是否为新生儿、有无存活能力、活产还是死产、分娩后存活时间及死亡原因。其中以有无存活能力及活产还是死产的鉴定最为重要。

二、新生儿存活能力的确定

胎儿出生后能够继续维持生命的能力,称为存活能力。确定新生儿有无存活能力,关键在于胎儿的发育程度,即成熟程度。

(一) 发育程度

新生儿有无存活能力,亦即胎儿在离开母体后能否继续存活,关键在于胎儿的发育程度。发育良好,能够继续存活就是具备了存活能力。通常以妊娠月数(或周数)来表示胎儿发育程度,凡胎龄超过 28 周而未满 37 周出生的活产婴儿为早产儿(preterm infant),又称未成熟儿(premature),出生后体重在 1 000 g 以下的多不能存活。据 WHO 规定,不论妊娠月数,凡体重在 2 500 g 以下的早产儿或弱体质儿,总称为未成熟儿。故作为存活能力界限的 28 周未成熟儿的特征对于法医学鉴定非常重要。妊娠 40 周的胎儿则完全成熟,称成熟儿。但胎儿如有严重畸形,如无头儿、无脑儿、消化道闭锁及其他生命重要器官的重度畸形等,则虽足月亦无存活能力。妊娠满 30 周以后的胎儿,经适当的护理与哺育一般也可以具备存活能力。

1. 体表及皮肤特征　成熟儿与未成熟儿的体表及皮肤特点,见表7-1。

表7-1　成熟儿与未成熟儿的体表及皮肤特点

项目	未成熟儿	成熟儿
皮肤	鲜红而皱、皮下脂肪少、毳毛丰富	红润丰满、皮下脂肪多、毳毛少
头发	细,乱而软	分条清楚
耳壳	软、缺乏软骨	软骨发育好,触之硬有弹性
指(趾)甲	未达指(趾)端	达于或超越指(趾)端
外生殖器(男)	睾丸未降至阴囊	睾丸降至阴囊
外生殖器(女)	小阴唇及阴蒂突出于大阴唇之间	大阴唇发育良好,掩盖小阴唇

2. 身长、体重和胎头径线　测量新生儿的身长及体重可用来推断胎龄。胎儿身长的增加速度相对较为恒定、均匀,故妇产科常以身长作为判断胎儿月龄的依据。此外,身长在死后变化比较小,而体重由于死后水分蒸发及腐败,每天可减轻6~25 g;若死后放入水中,在2周内吸收水分,又可使体重增加14%,故法医学鉴定中一般也以身长来推定新生儿的胎龄。由于腿的长度个体差异较大,因而测量顶臀高又比测量身长更准确。

胎头各径线(双顶径、枕额径、枕颏径、枕下前囟径等)的增长一般与胎儿体重增长相一致,其中以胎头双顶径值最有意义。胎儿足月时,双顶径的平均值为9.3 cm,枕额径的平均值为11.3 cm,枕颏径的平均值为13.3 cm,枕下前囟径的平均值为9.5 cm。

3. 骨化中心形成　在骨组织形成过程中最初发生骨化的部位称骨化中心(ossification center)。骨化中心随着的胎儿发育而发生相应变化,胎儿在出生前约11周有骨化中心806个,以后逐渐发育融合,出生时已下降到约450个,到成人时仅206个。由于骨化中心的出现、发育和消失的过程有一定时间顺序,故法医学鉴定实践中常用X线摄片法(目前也常用超声检查技术)测定骨化中心的数目、大小及愈合情况,作为对骨骼成熟程度的评价。这是判断骨龄的较好指标(目前已有中华人民共和国公共安全行业标准《法庭科学汉族青少年骨龄鉴定技术规程(GA/T 1583-2019)》颁布)。股骨骨化中心的形成可以作为新生儿成熟程度的重要标志,10个月的胎儿股骨下端骨骺内可见到海绵状圆形或椭圆形的骨化中心形成,直径约0.5 cm。当尸体腐败时,应用骨化中心推断胎龄月数较为有价值,胸骨柄在第6个月末、股骨下端及骰骨在第9个月末、跟骨在第5个月末、距骨在第7个月末出现骨化中心。

4. 肺的组织学特征　胎儿在前5个月肺组织像腺样,管壁衬以立方至柱状上皮细胞,5个月后,肺泡发育成腺样结构,以后肺泡壁上出现毛细血管,肺泡逐渐变大,呈多角形,此时肺泡内充满羊水。分娩后胎儿开始宫外呼吸时,肺泡更加扩张,同时液体被空气取代。部分羊水经上呼吸道排出,而部分则从肺泡吸收。故针对肺组织进行组织学检查对推断胎儿月龄有一定的意义。

(二) 影响成熟儿生存的因素

并非所有的成熟儿都具备存活能力,除各种暴力因素导致的堕胎和杀婴外,胎儿可因有足以致死的高度畸形、严重的疾病或重度分娩障碍而影响其存活能力。孕妇在妊娠早期、晚期或分娩前应用某些药物可对胎儿或新生儿造成不良影响,例如使用沙利度胺(商品名反应停,一种早孕时的止呕药),可导致胎儿"海豹状畸形";使用抗凝药双香豆素及华法林,可引起胎儿脑出血和死亡;使用肾上腺皮质激素(泼尼松、氢化可的松等)可导致无脑儿;使用吗啡作为强镇痛剂,可引起胎儿呼吸中枢抑制,从而导致胎儿在分娩时发生重度窒息,甚至死亡。

三、活产与死产的鉴别

判断新生儿是活产或死产,主要根据胎儿出生后是否进行过呼吸来判断,已呼吸过的为活产,未呼吸过的为死产。但活产不等同于具备存活能力。有足够存活能力的胎儿可以是死产,如因堕胎或宫内呼吸窘迫致死;相反,无存活能力的胎儿,如高度畸形或未成熟儿,可以是活产,而后死亡。胎儿在母体子宫内时,含营养物质及氧气的血液来自胎盘,肺脏并无功能,肺泡也并未扩张,肺组织似肝样呈实体状。出生后,胎盘循环即中止,胎儿即行呼吸运动,将空气吸入肺内,肺组织从而发生明显的改变。活产儿同时也将空气咽入胃肠道内,从而使胃肠道亦发生改变。

未经历呼吸的肺体积小,呈萎缩状居于脊柱的两侧,或贴附于胸腔后壁,边缘锐薄,其性状颇似肝,触之无弹性、无捻发感,重量小,一般为28~39 g,呈均匀的暗紫红色,血量少时呈淡红色;切面颜色一致,压之能流出少量血液。光学显微镜下见支气管和肺泡均未扩张。宫内窘迫的肺表面尚有小出血点。

已呼吸肺的肺容积增大,同时因呼吸建立时流入肺内的血液增多,重量增加,重约62 g,两肺前缘遮盖部分心脏,边缘钝圆,颜色较浅,表面显大理石样纹,触之有弹性及捻发感;切面也呈大理石样,压之有血性气泡逸出。光学显微镜下见支气管和肺泡已经扩张,肺泡壁变薄,肺泡壁毛细血管扩张,血液丰富。而呼吸微弱的肺,仅部分支气管及肺泡扩张,呈散在分布。

确定新生儿是否进行过呼吸运动,最常用的方法是肺浮扬试验(hydrostatic test of lung)和胃肠浮扬试验(hydrostatic test of stomach and bowel)。同时,也应做肺的组织学检查,一方面可以确定有无肺泡扩张及扩张的程度,以此证实有无呼吸;另一方面还可以查见病理改变及肺内异物(如羊水成分或外界溺液成分)以辅助确定死因。

(一)肺浮扬试验

未呼吸的肺不含空气,呈实体状,密度为水的1.045~1.056倍,投入冷水中即下沉;已呼吸的肺含有空气,肺的体积增大,密度小于水,投入冷水中不下沉。应用这一原理判定有无呼吸,称肺浮扬试验。据此可以判别新生儿是否曾经有过呼吸运动。这是判断新生儿是否活产的重要依据。

1. 检查方法 该方法于17世纪由德国法医工作者首先采用。按常规剖开胸、腹腔,分离颈部软组织。首先在喉头下方及膈肌上方分别结扎气管和食管,并在食管结扎上方切断,然后将舌、颈部器官连同心肺等一同取出,并投入冷水中,观察是否上浮、上浮的部位及其程度。如其下沉,则先切离心脏,并在气管结扎上方切断颈部器官,将肺连同气管投入水中观察浮扬反应。然后再切离肺门部的支气管,将左右肺分别投入水中进行试验。再剪开支气管,检查黏膜和内容物,必要时取内容物做涂片检查。接着分离各肺叶,分别投入水中观察浮扬反应。最后将各肺叶的不同部位剪取数小块肺组织投入水中观察。将各肺叶做切面检查,已呼吸的肺切面可见鲜红色泡沫状血液溢出。再以手挤压使气体逸出,或将小块肺组织包裹在毛巾内,绞挤毛巾后,取出再投入水中观察反应,如为已呼吸的肺虽被挤压,部分空气逸出,但仍上浮。如果浮起,还应注意尸体有无腐败,如已腐败则将肺小块用干纱布挤压后,再投入水中观察。

2. 结果的判定

(1) 全部阳性反应:新鲜的新生儿尸体,全部肺连心脏一起上浮,颈部脏器沉下,说明肺已充分呼吸,可以确证为活产。

(2) 部分阳性反应:新鲜的新生儿尸体,如全肺上浮,而个别部分的小块下沉,或全肺下沉,而个别部位的小块上浮,表明肺呼吸不充分,只有部分肺泡吸入空气。此种情况可见于肺膨胀不全的活产儿,包括原发性肺膨胀不全及继发性肺膨胀不全。前者是由于新生儿呼吸运动微弱,于出生后不久即死亡,以致部分肺尚未扩张。后者是由于新生儿曾有呼吸动作,但因支气管或细支气管被吸入的异物所堵塞,空气不能进入肺泡,肺泡内已有的气体被吸收,致使该局部浮沉试验呈阴性反应;或因肺炎等肺部疾病,使局部肺组织下沉。

部分阳性反应亦可见于施行人工呼吸的死产儿、腐败的死产儿、宫内呼吸(分娩中空气进入子宫内,胎儿吸入空气)的死产儿。当尸体其他部位亦可见腐败,肺泡壁已破裂时,则真假难辨。

(3) 全部阴性反应:新鲜的新生儿尸体,若全部肺下沉,表示空气尚未进入肺内,新生儿未曾呼吸过,可以推测为死产儿。有时活产儿肺亦可呈阴性反应,常见原因有:①未成熟儿呼吸功能不全,出生后死亡者,即使曾经呼吸,但肺泡内仅有少量空气,于死后被组织所吸收;②坠落产新生儿吸入便桶内容物而窒息死亡者,做肺的组织学检查,可以进行鉴别。

(二) 胃肠浮扬试验

胃肠浮扬试验是肺浮扬试验的辅助试验。由于新生儿做呼吸运动时将部分气体咽入胃,随着时间的推移,空气逐渐由胃进入十二指肠和小肠。根据胃肠内有无空气,可辅助判断是活产还是死产。同时,根据空气分布的部位可以推测新生儿生存的时间。但是,若尸体已腐败则胃肠浮扬试验毫无价值。

1. 检查方法 按常规剖开胸、腹腔,顺次结扎贲门、幽门、十二指肠上下端、空肠、回肠及结肠,然后分离肠系膜,将胃肠全部取出,投入冷水中,观察浮扬情况。如若胃及部分肠管上浮,可将下沉部位的肠管做多段双重结扎,然后分别剪下单独做浮扬试验。通过以上检查,可以得知空气进入哪段肠管,进而可推测胎儿出生后的存活时间。若胃肠全部下沉,则在幽门部做双重结扎,将胃单独取下,投入水中,如仍然下沉,则在水中将胃壁做一剪口,观察有无气泡逸出;同样在水中将各段肠管分别各做一剪口,观察有无气泡逸出。

2. 结果的判定 ①新鲜的新生儿尸体的肺和胃肠浮扬试验均呈阳性反应,可证明是活产儿。②肺和胃肠都不含空气,试验均呈阴性反应,可推测是死产儿。③部分肺或整个肺含有空气,而胃肠内不含空气,提示为存活时间很短即死亡的活产儿。④肺全部下沉,而胃或部分肠管含气上浮,此种情况极少见,可能因异物堵塞呼吸道,致使肺发生继发性膨胀不全,而原已吸入的少量空气被吸收,故肺浮扬试验呈阴性。此时,空气已经咽下,胃肠上浮,说明曾经呼吸过。

(李备栩)

第八章 性侵害及异常性行为

性行为(sexual behavior)是指性成熟之后,两性之间发生的与性有关的各种行为的统称。我国法律所容许的性行为只限婚姻法规定的夫妻关系之间,凡是超出此关系的其他一切性行为均属非法性行为。

第一节 性侵害的分类

性犯罪(sexual crime)是一个古老而普遍的社会现象。凡是触犯刑法规范,通过身体接触或非身体接触方式,来获取性满足的违法性行为均可称为性犯罪。在我国刑法中,没有性犯罪的专门定义,而是分散于刑法分则中的有关条款,如强奸、轮奸、奸淫幼女、猥亵妇女、侮辱妇女、猥亵儿童、聚众进行淫乱活动、重婚,以及组织、强迫、引诱、容留、介绍卖淫等。

性犯罪可划分为两大类:一类是性侵害犯罪(sexual assault),即所谓有受害人的性犯罪,包括强奸罪、猥亵罪等;另一类是没有侵害他人的性犯罪,即所谓无特定受害人的性犯罪,包括卖淫嫖娼、传播污秽物品罪等。本章主要介绍性侵害犯罪。

一、强奸

男性违背妇女的意志,采用暴力、胁迫、利诱、欺骗、药物或其他手段,使其不敢或不能抵抗,强行与之发生婚姻以外的性交行为称为强奸(rape)。

性交在生物学上的定义是指阴茎插入女性阴道内并完成射精的过程。但在法律上则不强调上述两个过程,我国司法实践中是以"插入"为认定强奸罪既遂的标准,即男性的生殖器插入到女性的体内为强奸既遂,至于是否射精与既遂未遂无关。特别需要引起重视的是:如果强奸的对象是幼女,则以"接触"为认定标准,即只要男子的生殖器与幼女的生殖器接触,不论是否射精,或处女膜是否破裂,均构成强奸既遂。

《刑法》第二百三十六条规定:"以暴力、胁迫或者其他手段强奸妇女的,处三年以上十年以下有期徒刑。奸淫不满十四周岁的幼女的,以强奸论,从重处罚。强奸妇女、奸淫幼女,有下列情形之一的,处十年以上有期徒刑、无期徒刑或者死刑:(一)强奸妇女、奸淫幼女情节恶劣的;(二)强奸妇女、奸淫幼女多人的;(三)在公共场所当众强奸妇女的;(四)二人以上轮奸的;(五)致使被害人重伤、死亡或者造成其他严重后果的。"

奸淫不满14周岁的幼女,以强奸论,从重处罚。也即14周岁是区分奸淫幼女与强奸妇女的法定年龄。对于发育未全、未达性成熟年龄的幼女,由于各方面的发育均未成熟,加之缺乏对事物是非的判断能力,因此不论其本人是否同意,均以强奸罪予以从重处罚。同样,对其他因智力、精神残疾而不能辨认自己行为的妇女,不论其本人是否同意,一旦与其发生性行为,亦构成强奸罪。

二、猥亵

猥亵行为(indecency)是指以满足性欲为目的,用性交以外的方式实施的淫秽行为。其中用淫秽下流的语言和动作调戏、猥亵妇女的行为即侮辱妇女。猥亵、侮辱妇女的行为既可由男性进行,也可由女性进行,既可以是单个人进行,也可以是多个人一起进行。

猥亵表现形式有多种,常常是成人侵犯儿童或男性侵犯女性,但侵犯对象也可以是男性。例如,男性强行与妇女或幼女拥抱、接吻、抚摸乳房、抠摸性器官,或以阴茎顶撞妇女身体、臀部、会阴等处,以达到性欲的满足。猥亵是损害社会道德、有伤风化的淫秽行为,严重的猥亵可摧残被害人的身心健康,甚至感染或转播性病等。

猥亵属于不道德行为,通常会受到社会道德的谴责,情节严重的,会受到行政处分或治安管理处罚。《中华人民共和国治安管理处罚条例》第四十四条规定:"猥亵他人的,或者在公共场合故意裸露身体,情节恶劣的,处五日以上十日以下的拘留;猥亵智力残疾人、精神病人、不满十四周岁的人或者有其他严重情节的,处十日以上十五日以下拘留。"对于以暴力、胁迫或其他方法强制猥亵妇女或者侮辱妇女的行为则属于刑事犯罪行为,《刑法》第二百三十七条规定:"以暴力、胁迫或者其他方法强制猥亵妇女或者侮辱妇女的,处五年以下有期徒刑或者拘役。聚众或者在公共场所当众犯前款罪的,处五年以上有期徒刑。猥亵儿童的,依前两款的规定从重处罚。"

第二节 性侵害的医学检查

一、性成熟的判定

正确判断被强奸者是否幼女,除了考虑年龄因素,还必须结合被强奸者性器官及第二性征的发育情况判断是否达到性成熟。

(一)第一性征发育

第一性征发育即生殖器官的发育,外生殖器从幼稚型变为成人型。表现为阴阜隆起,皮下脂肪丰富并富有弹性。大、小阴唇变肥厚并有色素沉着,大阴唇遮盖小阴唇的程度明显减少。阴蒂突出并隆起,阴道长度及宽度增加,阴道黏膜变厚并出现皱襞,弹性明显增强,分泌物的 pH 值为 3.8～4.4,具有一定的抗感染能力。

子宫增大,尤其是子宫体明显增大,使子宫体占子宫全长的 2/3。子宫长 7～8 cm,宽 4～5 cm,厚 2～3 cm。输卵管发育成粗而直的状态。性成熟后,卵巢表面由于产生各个发育阶段不等的卵泡和黄体而变得高低不平。

（二）第二性征出现

第二性征出现是确定性成熟的一个重要标志，包括音调变高，乳房发育，出现阴毛及腋毛，骨盆横径发育大于前后径，胸、肩、髋部等皮下脂肪增多，形成女性特有体态。

乳房是女性第二性征的最初特征。到青春后期乳房有明显的突出，膨隆丰满，圆墩而光滑，成半球形，乳头进一步突出并有色素沉着，由粉红色变成淡褐色。胸部、臀部皮下脂肪丰满，骨盆变宽，从而形成女性特有的曲线体型。

（三）受精能力与妊娠能力

受精能力是确定性成熟的重要标志之一。具备了受精能力，也就具备了妊娠能力。一般根据有无月经、是否排卵来判断有无受精能力。

月经初潮初期卵巢发育尚未完善，部分属于无排卵性月经周期，待月经完全稳定，又有周期性排卵时，则具备了受精能力和妊娠能力，说明已经性成熟。

（四）分娩能力

分娩能力亦是判断性成熟的一个重要标志，通常根据骨盆大小来确定。一般认为16～17周岁女子的骨盆大小已发育到适合胎儿娩出。性成熟女性的骨盆各径线正常值如下：髂棘间径23～26 cm；髂嵴间径25～28 cm；骶耻外径18～20 cm；坐骨结节间径8.5～9.5 cm。

确定性成熟，除根据上述各项生物学特征外，还应结合全身状态（如身高、胸围等）、精神状态、有无独立能力及培养教育子女能力等社会学特征全面考虑，综合分析。

二、处女膜检验

处女膜是阴道黏膜在阴道口反折形成的一圈薄层黏膜皱襞，由坚韧的黏膜组织构成，色淡红，表面光滑，其内外两面均为复层鳞状上皮覆盖，中层为含有弹性纤维结缔组织、血管及神经末梢所构成，厚1～2 mm。中层结缔组织丰富者，处女膜较肥厚而富有弹性，不易破裂；而结缔组织少者，处女膜菲薄、脆弱、易破裂。

处女膜中央有一孔，称为处女膜孔，一般直径为1～1.5 cm，仅能插进小手指尖并有紧迫感。处女膜分为基底部、膜部及游离缘3部分。与阴道壁相连的部位称为基底部，处女膜孔的边缘部位称为游离缘，基底部与游离缘之间则为膜部。游离缘多数平滑而平整，有的部位有皱褶。处女膜的宽度因年龄、发育及处女膜的类型而异，成年妇女尚未生育的处女膜一般宽度为0.8～1.0 cm。

根据处女膜的形态特征，可分为以下几种类型：环状处女膜、半月状处女膜、唇状处女膜、锯齿状处女膜、叶状处女膜、剪彩状处女膜、中隔状处女膜、筛状处女膜、无孔处女膜。而实际案例中，真正锯齿状处女膜、叶状处女膜或剪彩状处女膜并不多见，常见者为在环状处女膜或唇状处女膜等的基础上有1～3条潜在的自然切迹，而且深度可不一致，这时应该严格区分是自然切迹，还是裂缘。处女膜多在初次性交时破裂，并引起少量出血和疼痛。

检验时，检查者以左手拇指、示指或示指、中指分开受害人的双侧大、小阴唇，并向下后方牵引，使处女膜完全暴露，观察并检查处女膜的形态、颜色、宽度、厚度及弹性；处女膜有无红肿、有无黏膜下点状出血、触之有无疼痛感等;游离缘的特征,如颜色、厚度及平整情况;处女膜的形状、大小等。若不能完全暴露处女膜,可用右手执一根消毒的钝头玻璃棒以钝头紧贴处女膜内面,向外轻轻挑起检查一周,仔细观察处女膜各部位的改变,尤其是游离缘的破裂口和自然切迹。必要时可用放大镜检查,测量处女膜孔大小,如为圆形则测量直径,如为椭圆形则测纵径及横径,必要时根据处女膜孔的大小,试探可否伸进一小指、一示指、一中指或者两个手指;同时试探阴道腔的大小,松紧度如何,有无紧缩感,据此有助于判断被害人曾否性交。按时钟标志法记录并绘图处女膜破裂的检查所见,必要时可照相留证。为了避免感染,月经期不宜做阴道检查,如处女膜孔太小,需要特别注意避免造成医源性损伤(目前已有中华人民共和国公共安全行业标准《性侵害案件法医临床学检查指南(GA/T 1194)》颁布)。

三、妊娠的检验

性成熟的女子被强奸后,可能妊娠。妊娠证明有过性交,但不一定是强奸所致。对胎儿或婴儿组织做 DNA 测定,根据遗传规律,可以提供肯定或否定罪犯的科学依据。

四、性病感染的检验

强奸时偶可感染性传播疾病(sexually transmitted disease,STD),如淋病、梅毒、艾滋病、软性下疳、硬性下疳、淋病性淋巴肉芽肿等。淋病是指由淋病双球菌引起的急性或慢性分泌性(卡他性)尿道炎,主要通过性交传染,被强奸后 3~5 d 可有多量黏液性脓性渗出物。梅毒是由梅毒螺旋体(也称苍白螺旋体)引起的一种慢性传染病,通常通过性交或从母体通过胎盘传染。

尖锐湿疣(又称生殖器疣)是由人乳头瘤病毒(human papilloma virus,HPV)感染引起的皮肤、黏膜良性赘生物,往往由性接触传染。艾滋病是由人类免疫缺陷病毒(human immunodeficiency virus,HIV)引起的一种传播性疾病,其传染途径为性交传播、注射针头传播、输血或其他血液制品传染、母婴传播。

第三节 性侵害的法医学鉴定及临床实践

女性被强奸后,可留下许多痕迹和证据,对判断强奸关系重大。因此,对可疑强奸案件应及时勘验现场,收集物证,对被害人及犯罪嫌疑人进行详细、认真的检查、记录、照相。

一、调查询问

在检验之前,分别向被害人及其监护人(包括父母)、相关部门了解有关案情,如被害人的一般情况(年龄、文化程度、职业、平时生活习惯及生活作风、婚配情况、家庭情况、社交情况)、月经史、有无怀孕分娩史等;并向被害人询问被强奸的有关情况,包括时间、地点、加害手段及过程,有无抵抗及搏斗情况,有无撕破罪犯的衣服,有无咬伤、抓伤部位,罪犯有无射精等。

二、现场勘查

强奸案现场如在室内,应观察室内家具、物件等陈设是否整齐,有无移动,床上被褥、枕席、床单是否凌乱;如现场在室外草地或土地,则需观察有无相应的压痕及拖拉痕,现场有无凶器、血痕、精液斑、毛发或其他物证。在现场查勘时,对现场的被褥、床单、席子、床垫、草纸、野外草地应仔细寻找有无血痕,有无精液斑,有无阴毛等,可按被害人提供的线索,认真寻找精液斑或其他可疑之处,注意检查有无犯罪嫌疑人的手帕和衣服的碎片、纽扣等。所有一切均应详细记录,并照相留证,条件允许时最好录像留证,然后分别提取,以供检查。

三、身体检查

身体检查主要解决是否性交及是否有暴力侵害。解决这两个问题,必须进行外阴部和全身的检查,对于被害人的检查最好由女法医或女医生进行,如为男法医或男医生检查则必须有一位女工作人员在场。目前国内大部分公安机关遇到强奸案件时,一般都将被害人送到当地医院妇产科,由妇产科医生进行相关检查,故临床医生在检查时要仔细描写并记载各损伤的部位、数目及特征,尤其是要注意提取有关物证。

(一)处女膜损伤的检验

一般认为,当有直接机械性暴力作用于处女膜时,常导致处女膜破裂。绝大多数处女膜破裂,通常发生于第一次性交时,日常生活如游泳、跑步等运动一般不能引起处女膜的破裂,故处女膜破裂通常是曾发生性交的证据。但一些意外事件,如跳高、体操等剧烈运动及清洗外阴不当等,偶尔也会引起处女膜破裂。

处女膜新鲜破裂见于初次性交后1~2 d,表现为破裂的处女膜局部红、肿、痛,裂缘不平直,呈撕裂状,裂缘两边尚可吻合,裂口基底部有血痂、炎症等现象。3~5 d后经过修复,裂缘变得稍为钝圆,但尚为粉红色。1周以后裂口两侧边缘呈收缩状、裂隙变大,用镊子将对应两边破裂缘夹住拉平,尚能吻合。痊愈后的处女膜形成陈旧性裂口,裂缘钝、厚、圆,裂缘失去正常红嫩色,已基本无法吻合,裂口基底部呈钝角、较厚。处女膜一旦破裂,裂口较难愈合。

性交所致的处女膜破裂好发于处女膜的后半部,相当于时钟标志3~9点范围内。环状处女膜破裂的部位最多于时钟的4~5点及7~8点,其次为3点及9点等处。破裂口常为对称性2条,少数为3条或1条,半月状处女膜破裂则常见于6点处。处女膜破裂一般是游离缘开始裂向基底部,凡是破裂口深达基底部者称为完全破裂,未达基底部者称为不完全破裂。性交所致的处女膜破裂,不完全性破裂居多。

检查处女膜时,必须严格区分处女膜的自然切迹与处女膜的破裂。通常处女膜的自然切迹存在于处女膜的各部,较浅(叶状除外),游离缘菲薄、锐细、红嫩一致,延续光滑,呈粉红色,自然切迹的凹缘较深时,游离缘薄锐,多呈靠拢或叠合状,平滑整齐。而陈旧性破裂的处女膜,其破裂口多存在于处女膜后半部,深度较深,创角较厚、圆顿,呈钝角,颜色淡白色,无红嫩性,不能靠拢叠合,不平滑,可呈乳头状。

处女膜是否破裂,对判断处女曾否性交具有一定的价值,但并不能证明是否为强奸,也有虽然经数次性交,处女膜并未破裂,直到分娩时才破裂的,这种情况见于结缔组织及弹性纤维丰富的处女膜。因此,处女膜检验无破裂,也并不等于没有发生性交,故不能排除强奸的可能性。对于已婚妇女或已有性生活多年的女性,检查处女膜已基本无意义。

(二) 其他损伤部位的检查

一般认为,一个犯罪嫌疑人不可能对一个健康且清醒状态下的成年妇女进行强奸,除非两人的体力相差悬殊。犯罪嫌疑人为了达到强奸的目的,对被害人多采取突然袭击方式,如打击头颅部,扼勒颈项部,捂压口鼻部,用手帕布团等物堵塞口腔,并绑缚手足等,使被害人失去知觉或不能抵抗。因此,机械性窒息及机械性损伤往往是强奸案中最多见的致伤方式和致伤原因。检验时应仔细描写并记载各损伤的部位、数目及特征。另外,由于被害人的防卫或抵抗,故在被害人脖子、大腿内侧、乳房、上臂、腕部和膝盖等处可有掐伤、指甲抓伤、咬伤或咬痕等。同时,由于抵抗,衣裤可能被撕破,衣裤上也可能沾有现场上的泥土、血痕、精液(斑),收集这些物证并与现场进行对比,可以推测作案的原始现场。

(三) 物证收集与检验

物证收集与检验对于强奸案认定和侦破具有重要的意义。一般情况下,强奸均有射精,因此阴道内检出精液很重要。性交后数小时可检见大量有尾或无尾的精子。因精液多集中于阴道后穹窿,故采集阴道内容物以该部位最合适,用妇科消毒棉签插进阴道内,在后穹窿多次擦拭后取出做1~2张涂片,再摊开棉花,在阴凉处晾干,用纸包好,送实验室检查,但是如果阴道已反复冲洗或坐浴,则较难检出精液。若发现精液黏附在会阴部、大腿内侧或腹壁上,则用湿纱布擦拭后再摊开晾干。有时发现被害人的部分阴毛黏成一簇,可能为黏稠的精液黏合所致。因此,从根部剪下这簇阴毛,做精液(斑)检查很有价值。

抗P30血清沉淀反应、抗人精液血清沉淀反应、亮氨酸氨肽酶(ALP)检测,对判断无精子或缺乏精子的精液(斑)具有重要的法医学鉴定价值。

精液(斑)的采集与检验,越新鲜结果越准确。精液(斑)检出阳性,只能说明曾有过性交,但不一定是强奸遗留,特别对已婚妇女或已有过性生活的女性做结论时更需谨慎。相反,即使未检见精液(斑),也并不能排除被强奸的可能性,较多因素可影响精液(斑)的检出。例如,加害人并未射精;加害人使用避孕套(工具)、男结扎术后或患无精子症;检材提取不当或检验技术有差错;时间久或被害人已经反复冲洗阴道或坐浴等。

第四节 异常性行为

异常性行为是指性心理和性行为严重偏离正常轨道,表现为性欲或性爱对象的异常,或者满足性欲的行为方式异常,又称性变态(sexual perversion)或性倒错(sexual deviation)。

异常性行为一般可分为两种类型:一是性行为对象异常,如同性恋、恋童癖、恋兽癖、恋物癖、恋尸癖、乱伦等；二是性行为方式异常，如窥阴癖、露阴癖、异性装扮癖、性虐待癖、性受虐癖、性窒息等。

异常性行为者大多并非性欲亢进的淫乱之徒，他们大多性欲低下甚至不能完成正常的性生活；也并非全是道德败坏、流氓成性之人，大多数人一般社会生活适应良好、工作尽责、个性内向、害羞，具有正常的道德伦理观念，对自己的性变态行为触犯社会规范也多有愧疚感；并没有突出的人格障碍，除对单一的性变态行为屡教不改之外，一般没有其他反社会行为；大多数人认为对寻求性欲满足的异常行为方式，自己是有充分的辨认能力与控制能力的。故一般只有当异常性行为对社会构成危害时，才涉及法医学鉴定，鉴定的目的是确认是否为异常性行为，对他人有无损伤及损伤的程度，行为人有无行为能力和责任能力，异常性行为的原因是心理疾病还是精神障碍。鉴定时，应该依据作案前、后及作案当时的表现综合分析来加以推定，必要时做心理学的人格测定、精神状态、脑电图、脑血流图等检查。

（李备栅）

第九章　常见人身损害的法医学鉴定

人身损害的鉴定内容广泛，但凡与法律相关的人体伤、残及其他生理、病理等医学问题都应该进行鉴定。所谓人身损害鉴定，是指根据司法机关或者有关部门的委托鉴定要求，运用临床医学、法医学及其他学科的理论和技术，对被鉴定人进行检查，再根据相关鉴定标准得出相应鉴定意见。通过相关人身损害的法医学鉴定，可以为司法机关及相关部门的审判、调节和赔偿工作提供相应证据。其中涉及人身死亡的损害鉴定，一般为法医病理学范畴；而活体的损害鉴定则主要涉及法医临床学和法医精神病学。本章中所介绍的法医临床学和法医精神病学，主要包括损伤、伤残的鉴定；涉及医疗损害及其他特殊致伤因素的内容，详见其他章节。

第一节　概　　述

一、法医临床学的概念及工作内容

（一）法医临床学的概念

法医临床学是现代法医学的一门重要分支学科，是指运用法医学、临床医学知识及其他自然科学技术研究并解决与法律相关的人体伤、残及其他生理、病理状态等问题的一门学科。其研究和解决的内容为法律上有关活体医学的问题。在过去，由于本学科主要应用临床医学知识研究和解决相关法律问题，亦有人将本学科称为临床法医学。

法医临床学研究的对象为活体，通过对机体生理、病理状态的产生机制、发生发展过程及各种临床辅助检查结果的研究分析，从而对损伤性质、损伤程度、性功能及其他病理状态与损伤之间关系等出具客观、科学的鉴定意见。

（二）法医临床学的工作内容

法医临床学的工作内容与法医学工作内容基本一致，主要包括以下几个方面。

1. 现场勘查　鉴定人员通过对现场情况的了解，可以帮助对损伤机制的分析，同时有助于对致伤物性质、种类的分析和推断。

2. 人体检查　《刑事诉讼法》第一百三十二条规定："为了确定被害人、犯罪嫌疑人的某些特征、伤害情况或者生理状态，可以对人身进行检查，可以提取指纹信息、采集血液和尿液等生物样本。犯罪嫌疑人如果拒绝检查，侦查人员认为必要的时候，可以强制检查。检查妇女的身体，应当由女工作人员或者医师进行。"法医临床学人体检查的主要内容包括被鉴定人的个人特征、损伤情况及生理或病理状态。具体包括以下内容。

(1) 个人特征：包括胎记、文身、聋哑、口吃等。

(2) 生理状态：醉酒、吸毒、精神障碍等。

(3) 损伤：明确损伤的部位、特征，确定损伤的原因及性质，进而推断损伤机制及形成方式，同时评定损伤的程度，判断损伤时间，对损伤预后进行判断。

(4) 伤残：在明确损伤的基础上，对损伤所造成的后遗、残留症状和体征进行检查，同时根据不同伤残评定标准进行伤残程度的评定。

(5) 劳动能力：判断被鉴定人是否具有劳动能力或者是否存在劳动能力的丧失。

3. **物证检查**　主要是指对致伤物的检查，同时包括与损伤特征之间的对比。

4. **文证审查**　鉴定人根据提供的临床资料、与鉴定相关的证明材料及当事人陈述等书证内容进行审查分析、研究，通过专业知识来判断相关材料的真实程度。

二、法医临床学鉴定

（一）鉴定程序

法医临床学鉴定的程序主要包括以下步骤：①案件的委托。涉及人身伤害案件的损伤程度鉴定必须由司法机关进行委托，委托方须提供加盖公章的委托书，同时在委托书上注明所委托事项，同时需要对案情加以简要介绍；涉及民事纠纷（主要为伤残鉴定）的案件，可以接受个人委托。②案件受理。鉴定机构在收到委托书后，应当及时组织人员对相关材料进行审查，根据鉴定机构自身能力、条件及鉴定许可范围，做出是否受理案件的决定。对于不予受理的案件，应当及时将有关鉴定资料退还委托方，并出具"不予受理通知书"，告知委托方不受理案件的原因。③案情调查。鉴定人员在进行鉴定时，应当尽可能详细了解案件发生的时间、地点、原因及具体情节，以便对其损伤的性质等做出准确判断。④人体检查。主要是指对伤者（被鉴定人）的身体检查，有时还需要辅以必要的临床医学辅助检查；对体表检查应当进行详细、规范记录，测量需准确，同时对所有损伤必须拍照，涉及功能检查的，在必要时可以进行摄像。⑤鉴定文书的制作。

部分案件在判断致伤方式或者损伤机制时，仅仅依靠体格检查难以形成准确判断，此时需要与委托方及时沟通，调阅相关现场勘查资料，或者进行现场重建，以便得出确切的鉴定意见。

（二）鉴定原则

法医临床鉴定的一般性原则主要包括以下几项：①合法性原则；②客观性原则；③独立性原则；④保密性原则。其中，关于合法性原则中，需要特别注意的是鉴定程序是否合法。在实际工作中，即使鉴定程序中出现细微的差错，亦有可能导致整个鉴定在法律层面上无法成立，造成鉴定意见不能被司法机关采纳。

三、法医精神病学的概念及工作内容

（一）法医精神病学的概念及分类

法医精神病学是指研究与法律有关的人类精神疾病和精神状态的法医学分支学科。

法医精神病学有狭义和广义两种概念。其中狭义的法医精神病学是指依法对疑似精神障碍的涉嫌违法者或者诉讼当事人的精神状态和相应法律能力的鉴定，传统上又称为司法精神病学。

广义的法医精神病学所研究的内容则包含与法律相关的精神障碍及各种精神健康问题，除狭义概念所包含内容外，还包括对劳动能力、损伤程度及伤残程度的评定，同时还涉及精神病矫正、精神卫生立法及临床实践中的伦理学和其他法律问题等。

（二）法医精神病学鉴定的概念及内容

法医精神病学鉴定是指具备相应资质的法医精神病鉴定人员应用精神医学知识、技术和经验，依法对被鉴定人某特定时段的精神状态及其是否具备承担相应法律责任或义务的能力做出的评定。

由于其研究和鉴定对象的特殊性，对从事法医精神病学鉴定的鉴定人的要求与其他法医鉴定人的要求并不完全一致。根据相关规定，从事法医精神病学鉴定的鉴定人需要具有与法医精神病学鉴定业务相关的高级专业技术职称；具有与法医精神病学鉴定业务相关的专业职业资格或者高等医学院校本科以上学历，从事法医精神病学工作5年以上；具有与法医精神病学鉴定业务相关工作10年以上经历，具有较强的专业技能。符合上述规定条件的人员，才可以向司法行政部门提出执业申请并在获取执业证书后从事法医精神病学鉴定。

法医精神病学鉴定的任务主要包括以下几个方面。

1. 刑事案件 明确被鉴定人（被告人/犯罪嫌疑人）是否患有精神障碍，患有何种精神障碍，该精神障碍与其所实施的危害行为之间的关系，并评定其有无刑事责任能力；明确被鉴定人（被告人/犯罪嫌疑人）在诉讼过程中的精神状态，是否有受审能力；明确被鉴定人（被告人/犯罪嫌疑人）在服刑期间的精神状态，是否有服刑能力。

2. 民事案件 明确被鉴定人是否患有精神障碍，患有何种精神障碍，该精神障碍对其自身意愿表达的影响，确定被鉴定人是否具有民事行为能力。

3. 其他类型 需要明确被鉴定人（被害人）受侵害时的精神状态，是否具有自我保护能力或性防卫能力；明确各类案件中疑似精神障碍证人的精神状态，是否具有作证能力。

目前，在我国，随着《中华人民共和国精神卫生法》的颁布与实施，针对精神障碍患者的诊断问题，提出了"精神疾病医学鉴定"的概念，并将其纳入司法鉴定机构执业范围内。所谓精神疾病医学鉴定，是为了充分保障精神障碍患者及其监护人的救济权，在已经进行2次临床诊断的情况下，由独立的第三方鉴定机构进行医学鉴定的程序。该项鉴定工作虽然由司法鉴定机构来实施，但其本质上仍属于医学鉴定，而非司法鉴定。

第二节 损伤程度鉴定

损伤是指机体受到外界物理、化学、生物等各种致伤因素作用，造成的组织、器官结构破坏或功能障碍。可以分为致命伤和非致命伤。根据我国现行法律、法规及鉴定标准，可将非致命性损伤分为重伤、轻伤、轻微伤。在实际工作中,还存在一些损伤特别轻微,尚未达到鉴定标准中轻微伤要求的案例。损伤程度的鉴定意见往往是案件定性(刑事案件、治安案件)的重要依据。

一、损伤程度的概念及其分类

(一) 概念

损伤程度的鉴定是指鉴定人受委托方委托,对被鉴定人进行检查,根据我国现行最高人民法院、最高人民检察院、公安部、国家安全部、司法部联合下发的《人体损伤程度鉴定标准》,做出重伤(serious injury)、轻伤(minor injury)、轻微伤(slight injury)或者未构成轻微伤的鉴定意见。

(二) 分类

1. 重伤 重伤是指使人肢体残废、毁人容貌、丧失听觉、丧失视觉、丧失其他器官功能或者其他对于人身健康有重大伤害的损伤,包括重伤一级和重伤二级。重伤一级是指各种致伤因素所致的原发性损伤或者由原发性损伤引起的并发症,严重危及生命;遗留肢体严重残废或者重度容貌毁损;严重丧失听觉、视觉或者其他重要器官功能。重伤二级是指各种致伤因素所致的原发性损伤或者由原发性损伤引起的并发症,危及生命;遗留肢体残疾或者轻度容貌毁损;丧失听觉、视觉或者其他重要器官功能。

2. 轻伤 轻伤是指使人肢体或者容貌损害,听觉、视觉或者其他器官功能部分障碍或者其他对于人身健康有中度伤害的损伤,包括轻伤一级和轻伤二级。轻伤一级是指各种致伤因素所致的原发性损伤或者由原发性损伤引起的并发症,未危及生命;遗留组织器官结构、功能中度损害或者明显影响容貌。轻伤二级是指各种致伤因素所致的原发性损伤或者由原发性损伤引起的并发症,未危及生命;遗留组织器官结构、功能轻度损害或者影响容貌。

3. 轻微伤 轻微伤是指各种致伤因素所致的原发性损伤,造成组织器官结构轻微损害或者轻微功能障碍。

其中,重伤二级是重伤的下限,与重伤一级相衔接,重伤一级的上限是致人死亡;轻伤二级是轻伤的下限,与轻伤一级相衔接,轻伤一级的上限与重伤二级相衔接;轻微伤的上限与轻伤二级相衔接,未达轻微伤标准的,不鉴定为轻微伤。

二、损伤程度鉴定标准

既往我国在损伤程度鉴定时使用的标准共有3个,分别是最高人民法院、最高人民检察院、司法部、公安部发布的《人体重伤鉴定标准》《人体轻伤鉴定标准(试行)》,以及中华人民共和国公共安全行业标准(GA/T146—1996)《人体轻微伤的鉴定》。由于上述3个标准制定、发布单位不同,其中关于轻伤的鉴定标准自发布之日起长期处于试用状态,且轻微伤的鉴定标准仅仅为行业标准;同时在不同损伤程度标准的上、下限衔接之间存在较多模糊区域,使各鉴定机构在实际操作过程中产生较多问题。因此,"两高""三部"在进行调查研究并广泛征求各家意见后组织相关专家共同编写并发布《人体损伤程度鉴定标准》,该标准自

2014年1月1日起实施。

新标准的主要特色是将原来有关重伤、轻伤、轻微伤的3个鉴定标准融合成为一个鉴定标准，并在重伤、轻伤的鉴定中提出分级的概念，明确规定各伤/级之间的上下衔接，进一步加强了人体损伤程度鉴定的标准化和规范化。同时，该标准对于鉴定时机、伤病关系处理等原则进行了规定。

三、损伤程度鉴定及临床实践

（一）鉴定原则

1. 认真细致 活体损伤必须由鉴定人亲自检查，明确是否存在损伤，区分诈伤和造作伤；对一些细微损伤或一过性功能障碍（如意识障碍等）的症状及体征亦须认真检查并记录，以避免遗漏可能存在的严重损伤或某些损伤的认定。在实际工作中，最早接触到伤者的往往是临床医生。因此，临床医生在接诊过程中应当对损伤部位、性质、创口形状及创腔内是否存留异物等在病史资料中予以详细记载；同时在治疗过程中尽量减少扩创等操作，以最大限度保护原始损伤的基本形态，以便于后期推断致伤工具和分析致伤方式等。

2. 实事求是 必须坚持实事求是的原则，具体伤情具体分析。鉴定人应当以客观实事为依据，重视临床资料，不偏听偏信，必须客观、全面检查伤者，在综合各种因素的情况下进行分析、判断。

3. 区分医源因素 必须坚持以原发性损伤或由损伤直接引起的并发症或者后遗症作为鉴定依据，不能因治疗后伤情好转而减轻原损伤程度，亦不能因医疗失当而加重原损伤程度。

（二）注意事项

1. 检查方法的选择 鉴定人原则上应使用无创性检查方法，对于必须使用有创性检查方法的，应提前向被鉴定人说明。检查过程中，禁止一切足以造成危险、侮辱人格或有伤风化的行为；对女性被鉴定人进行身体检查时，应当有女性工作人员参加或者被鉴定人亲属在场。

2. 鉴定时机 对涉及功能类的损伤程度鉴定，原则上应在损伤后的90天以后进行。而对涉及神经系统损伤的鉴定，原则上在伤后6个月以后进行。

3. 文证审查 单纯以文证审查方式出具鉴定文书的，应具备下列条件：①被鉴定人因客观原因确定不能接受检验的；②符合损伤程度评定标准中以原始损伤或者由原始损伤所直接引起的并发症进行鉴定的规定；③经委托方确认其所提供的文证资料真实、可靠。

第三节 伤残程度鉴定

伤残程度鉴定一般是在被伤害者因伤致残、丧失劳动能力后，需依法得到经济赔偿，以便保障其生存权利时进行。

一、残疾及劳动能力的概念及分类

残疾(disability)是指因各种因素造成躯体功能或精神心理的障碍,不能或难以适应正常的社会生活和工作,这种功能障碍一般应当为永久性或难以恢复的情况。损伤致残称为伤残(impairment)。伤残程度的等级取决于伤后器官、肢体缺失或畸形及伴随功能障碍程度,对伤者日常生活能力、工作学习能力和社会交往能力的影响程度。伤残(残疾)程度的鉴定涉及工伤、交通事故、人身伤害、保险、医疗损害等赔偿事项,是这些案件处理的重要依据。

劳动能力(labour capacity)是指人类进行劳动的能力,包括体力劳动和脑力劳动,可以分为3类:一般性劳动能力、职业性劳动能力、专业性劳动能力。在实际生活中,劳动能力的高低取决于个体年龄、体质特征、智力发育状况等多种生物学因素;同时包括各种社会因素和社会心理因素,如家庭状况、受教育程度、职业种类等。

丧失劳动能力是指因各种因素造成失去劳动的能力,无法从事劳动,或是原有劳动能力减弱,从而造成个体与原从事工作之间不相适应。劳动能力的丧失根据其持续时间可以分为暂时性劳动能力丧失和永久性劳动能力丧失;在永久性劳动能力丧失中,根据其劳动能力丧失的程度又可以分为完全劳动能力丧失和大部分劳动能力丧失。

二、伤残鉴定标准

我国关于伤残鉴定的标准并不统一,由于各伤残鉴定标准制定单位不同,且标准制定的基本原则、方法以及赔偿关系亦不一致,因此,对于同一名伤者,不同的伤残鉴定标准中伤残(残疾)等级的划分存在较大差异。目前强制性标准有两个,分别是《人体损伤致残程度分级》和《劳动能力鉴定—职工工伤与职业病致残等级》。除此之外,还有一些涉及行业内部的伤残评定标准,如军人致残的评定标准《军人残疾等级评定标准(试行)》,涉及人身意外保险理赔的《人身保险伤残评定标准》等。其中《人体损伤致残程度分级》应用广泛,适用于人身损害致残等级鉴定,且对伤病关系处理进行了规定:当损伤与原有伤、病共存时,应分析损伤与残疾后果之间的因果关系,根据损伤在残疾后果中的作用力大小确定因果关系的不同形式,可依次分别表述为完全作用、主要作用、同等作用、次要作用、轻微作用、没有作用,并规定除损伤"没有作用"外,均应按照实际残情鉴定致残程度等级,同时说明损伤与残疾后果之间的因果关系;判定损伤"没有作用"的,不应进行残疾程度鉴定。

三、伤残(残疾)鉴定及临床实践

在进行伤残(残疾)评定时,必须根据案情和鉴定目的,选择最适当的鉴定标准,以避免对案件当事方的利益造成损害;同时在鉴定过程中,必须注意以下事项。

1. 注重后果　伤残(残疾)等级的鉴定应当以治疗终结后的结果作为评定依据,即鉴定的基础应当建立在治疗终结后所遗留的组织、器官结构的破坏和功能障碍之上。

2. "伤""残"不同　鉴定时需要注意损伤的严重程度与伤残程度并不一致,即有"伤"不一定有"残","伤"重不等同于"残"重。例如,颅脑损伤中的急性硬膜下血肿,伤后出现昏迷等神经系统症状、体征，经临床治疗后恢复良好，未遗留功能障碍，日常生活、学习、工作等能力不受影响。因此，损伤后是否能构成伤残（残疾），必须经过相应法医学严格检查才能得出明确的鉴定意见。

3. 伤病关系　鉴定实践中，应注意处理伤、病与残之间的关系。在一些伤残（残疾）鉴定案件中，由于伤者自身原因，会出现自身原有疾病与损伤共同参与致残的现象。一般来讲，三者之间会出现以下几种关系：①伤残（残疾）系损伤直接导致，与原有疾病无关，即完全责任，如既往患有小儿麻痹症，外伤造成下肢毁损伤，行下肢截肢治疗；②伤残（残疾）系原有疾病所致，与外伤无关，即没有作用；③损伤诱发原有疾病的发作并致残，以基础疾病为主，即次要或轻微作用；④损伤加重原有疾病并致残，以损伤为主，即主要作用；⑤伤残（残疾）系损伤与原有疾病共同作用所致，不分主次，即同等作用。目前，我国尚未制定关于损伤与疾病关系定量评估的具体标准、方法，故有学者提出"伤病参与度""事故参与度"的概念，即根据事故（外伤）行为所造成损害的程度（参与度）按比例反映于赔偿额度中。但亦有部分法律工作者认为，根据《中华人民共和国侵权责任法》有关规定："被侵权人对损害的发生也有过错，可以减轻侵权人的责任。"有关伤者（被鉴定人）的个人体质状况对损害后果的发生虽然具有一定的影响，但其个人体质状况并不是侵权责任法等法律规定的"过错"。因此，伤者不应因个人体质状况对外伤导致的伤残（残疾）存在一定影响而自负相应责任。

4. 鉴定时机　一般来讲，伤残（残疾）鉴定的时机应当确定为医疗终结时间。所谓医疗终结系指伤者经过一段时间治疗后，临床确定治愈的时间；或者存在一定程度后遗症，但临床认为无须处理或无法处理。伤残（残疾）鉴定时间过早或过晚，均有可能损害案件当事方的利益。在实际工作中，有时会遇到当事方提出要求提早进行鉴定。此时，鉴定机构应当告知当事双方提前鉴定可能会出现伤残（残疾）等级偏高或者偏低的问题。

5. 标准附录的应用　鉴定标准规定以外的伤残（残疾）情况，可以根据伤者实际情况，比照标准中最相近的条款和分级原则（附录条款）对其伤残（残疾）等级进行评定。需要注意的是，必须使用与伤者情况最相近的条款，不能单独使用标准的分级原则来进行伤残（残疾）评定。

6. 注意识别诈病（伤）　在伤残（残疾）鉴定中，往往会出现被鉴定人为了多获取赔偿款项而故意夸大病情、隐瞒既往病史或造作某种功能障碍的症状、体征。因此，在进行伤残（残疾）鉴定时，应当充分了解案情、认真分析并充分结合客观检查结果才能得出实事求是的鉴定意见。

【案例9-1】　某年某月某日，李某某（女，47岁）因交通事故受伤，造成右下肢骨折。据某医院门（急）诊病历及出院小结记载：神清；右膝肿胀，压痛，活动受限；局部皮肤擦伤；X线、CT检查示：右胫骨平台骨折。入院后行骨折切开复位内固定术治疗。

鉴定检查：伤后6个月进行鉴定，左膝外侧瘢痕，长10 cm。右膝局部压痛，右膝关节活动明显受限，活动度：伸展－10°，屈曲30°；左膝关节活动度：伸展10°（过伸），屈曲145°；

双下肢肌力正常。复查CT示：右胫骨平台陈旧性骨折，内固定在位，关节面平整，右胫骨轻度骨质疏松。调阅鉴定中心相关监控资料，李某某在进入鉴定中心前及在鉴定中心攀爬楼梯过程中，其右膝关节活动基本正常，弯曲活动角度可达90°左右。

分析及鉴定意见：根据法医检验体格检查，李某某右膝关节活动度仅为15°（伸展－10°，屈曲25°），左侧膝关节活动范围为155°（伸展10°，屈曲145°），分析其膝关节功能丧失应当超过90%。根据原《道路交通事故致残人员伤残评定》相关条款规定，应当评定为九级伤残。但根据相关监控资料，其右膝关节活动度在90°左右，其膝关节功能丧失约为42%，根据相关标准，应当评定为十级伤残。

上述案件中的争议焦点在于被鉴定人出于某种目的，在检查过程中故意夸大其右膝关节功能障碍。因此，在鉴定过程中，为排除相应伪装、造作情形，鉴定人应从多方面、多角度对被鉴定人进行观察，并以其实际情况进行鉴定。

临床实践中，被鉴定人在外伤后初期诊疗过程中，一般会积极配合治疗，但是，一部分被鉴定人为了获取更多赔偿，在随访过程中，故意夸大伤情，如肢体关节活动度减少、肌力减弱、视力障碍、听力障碍等。因此，临床医生在接诊过程中，尤其是后期随访中，应注意患者主述及体格检查结果是否与损伤的愈合转归相一致。

第四节　法医精神病鉴定

一、法定能力的鉴定

精神障碍患者的法定能力包括刑事责任能力、民事行为能力、受审与诉讼能力、服刑与受处罚能力、作证能力，以及自我保护能力（性防卫能力）等。所有法定能力的评定，均建立在被鉴定人是否存在精神障碍的诊断基础之上。

（一）刑事责任能力

刑事责任能力是指个体辨认和控制自己行为的能力，即能否辨认自己行为的性质、意义和后果并自觉控制自己行为的能力，是犯罪构成要件中犯罪主体的必要条件之一。其中辨认能力的存在是控制能力存在的前提，即只有在辨认能力存在的前提下，才需要确认其控制能力状况。目前，大多数国家对于精神障碍患者刑事责任的分类采用"三分法"原则，即"无刑事责任""限制刑事责任"和"完全刑事责任"3个层次。

1. 无刑事责任能力　《刑法》第十八条规定："精神病人在不能辨认或不能控制自己行为的时候造成危害结果，经法定程序鉴定确认的，不负刑事责任。"此处的"不能辨认或不能控制自己行为"系指完全丧失辨认或控制能力，即其所实施的危害行为系基于其精神病理症状，或者与其精神病理症状直接相关。

2. 限制刑事责任能力　又称部分刑事责任能力，是介于无责任能力和完全责任能力之间的情形。《刑法》第十八条规定："尚未完全丧失辨认或者控制自己行为能力的精神病人犯罪的,应当负刑事责任,但是可以从轻或减轻处罚。"在实际工作中,限制刑事责任能力的评定往往是最为复杂的难点之一,以目前的医学认识水平而言,难以对其限定责任的程度进行具体量化。

3. 完全刑事责任能力 又称有刑事责任能力。《刑法》第十八条规定:"间歇性精神病人在精神正常的时候犯罪,应当负刑事责任;醉酒的人犯罪,应当负刑事责任。"其所谓"精神正常的时候"系指其具备完整的辨认和控制能力;"醉酒"则是指普通醉酒,不包括病理性醉酒及复杂性醉酒。一般认为患有精神障碍,但并不丧失辨认或控制能力的,或者曾患有精神障碍但目前已治愈或处于缓解状态的,以及大多数反社会性人格障碍、性心理障碍、诈病者,均具有完全刑事责任能力。

在对刑事责任能力进行评定的时候,需要特别注意的是禁忌采用"有病推定"的思维模式,而应当遵循"无病推定"的原则。对所有的被鉴定人均应假定其为精神正常,且具有完全刑事责任能力,除非有确凿的证据能够证明其患有精神障碍,并对其辨认和控制能力产生影响时,才可以做出相应责任能力的认定。

(二) 民事行为能力

民事行为能力是指公民以自己的行为依法行使权利和承担相应义务,从而发生法律关系变动的资格。

公民的民事行为能力包括公民以自己的行为独立进行民事活动的能力,还包括对自己的过失行为承担民事责任的能力;可以分为"一般民事行为能力"和"特定民事行为能力"。

我国《民法通则》规定,具有民事行为能力的公民,是指达到法定年龄、精神健全,且具备一定的社会知识和经验,在民事法律问题中能够正确表达自己意思,并理智地处理自己事务的人。其中《民法通则》第十三条具体规定:"不能辨认自己行为的精神病人是无民事行为能力人,由他(她)的法定代理人代理民事活动;不能完全辨认自己行为的精神病人是限制民事行为能力人,可以进行与他(她)的精神健康状况相适应的民事活动;其他民事活动由他(她)的法定代理人代理,或者征得他(她)的法定代理人的同意。"因此,我国将民事行为能力分为3种,即完全民事行为能力、限制民事行为能力和无民事行为能力。

1. 完全民事行为能力 是指公民有能力以自己的行为取得和行使法律所允许的权利,同时承担和履行相应民事义务。一般来说,达到成年且精神正常的公民,可以被认为具有完全行为能力;对于16周岁以上、不满18周岁的公民,以自己的劳动收入为主要生活来源的,亦应视为完全民事行为能力人。

2. 限制民事行为能力 又称部分民事行为能力或不完全民事行为能力,是指可以独立进行一些民事活动但不能独立进行全部民事活动。限制民事行为能力在内容上,既包括人身行为能力和财产行为能力都受限制(如精神病人),也包括只有人身行为能力受限制而财产行为能力不受限制(如年满18周岁的,未达到法定婚龄的成年人,其不享有结婚的人身行为能力),还包括只有财产能力受限制而人身能力不受限制。

3. 无民事行为能力 是指不具有以自己的行为取得民事权利和承担民事义务。不能辨认自己行为的精神病人就是无民事行为能力人。

（三）其他法律能力的评定

1. 诉讼能力 又称为诉讼行为能力，即当事人能否理解诉讼过程的意义，能否理解自己在诉讼过程中的地位、权利，是否具有行使自己诉讼权利的能力。如果当事人为刑事案件中的犯罪嫌疑人，则称为受审能力。诉讼能力或受审能力一般为阶段性，而非长期性；在当事人经过一段时间临床治疗后，其精神障碍症状如出现明显缓解，则其诉讼能力/受审能力亦随之恢复。

2. 服刑能力 是指服刑人员能够合理承受对其剥夺部分权益的惩罚，清楚地辨认自己犯罪行为的性质、后果，合理理解刑罚的性质、目的和意义，并能合理控制自己言行以有效接受惩罚的能力。服刑能力同样不具有长期性，在精神障碍患者经过临床治疗，待其精神症状消失，精神活动恢复正常，能够接受刑罚后，其服刑能力亦随之恢复。

3. 作证能力 是指公民能将自己看到或者听到的有关案件真实情况提供并作为证言的能力。在《刑事诉讼法》和《民事诉讼法》中均明确规定，不能正确表达意见的人，生理、精神上有缺陷或者年幼、不能辨别是非者，不能作证。在法医精神病学实践中，仍然需要首先确定当事人是否存在精神障碍，同时当事人是否由于精神障碍造成其丧失对客观事物的是非辨别能力，以及是否能够通过语言文字准确表述事实。作证能力的鉴定意见只能是"有"或者"无"，不能出现"部分作证能力"的表述。

4. 自我性防卫能力 是指女性被害人受到性侵害时，对两性行为的社会意义、性质及其后果的认识、判断和理解能力。其判断标准包括被害人受到性侵害时的精神状态、对性行为的实质性理解能力，以及对性本能冲动的自我控制能力等。

二、精神障碍的医学鉴定

《中华人民共和国精神卫生法》第三十二条至第三十五条中，规定了有关精神障碍医学鉴定的内容，其主要内容为针对具有危害他人安全行为或者危险的严重精神障碍患者实施住院治疗，患者或其监护人对需要住院治疗的诊断结论有异议，不同意对患者实施住院治疗时，可以要求再次诊断和鉴定。

再次诊断仍属于临床诊断范畴，可以由原医疗机构进行，也可以向其他具有合法资质的医疗机构提出要求，但必须由初次诊断以外的两名及以上精神科执业医生进行。

精神障碍医学鉴定则是在再次诊断仍认为患者需要住院治疗，而患者或者其监护人对此结论存有异议，不同意患者住院治疗的，由患者或者监护人委托依法取得执业资质的鉴定机构进行鉴定。该鉴定机构为独立第三方机构，系经司法行政部门审核、登记，并取得精神障碍医学鉴定执业资质的司法鉴定机构。

三、精神损伤的法医学鉴定

精神损伤是指个体遭受外来各种因素作用，大脑功能活动发生紊乱，出现认知、情感、意志和行为等方面的精神功能紊乱和缺失。此概念不仅是指个体遭受损害的过程，同时还包括损害后产生的精神障碍后果。而"精神损害"则通常是指个体的名誉、利益、健康、事业等受到损害或者损失,并不一定出现精神障碍。

目前,我国进行精神损伤法医学鉴定的法律依据为《刑法》《民法》,评定标准参照《人体损伤致残程度分级》,但该标准涉及精神障碍的鉴定条款过少、过于简单,相对于精神活动的复杂性及精神损伤的影响因素众多、评定难度较大等情况,仍存在较明显的不足。

在各类人身损害案件的后期处理中,大多数会涉及赔偿事项,其中有关精神障碍患者的鉴定,需要进行精神伤残的评定。根据案件性质的不同,可以采用《人体损伤致残程度分级》或《职工工伤与职业病致残程度鉴定标准》进行鉴定。

(贺　盟)

第十章　医疗纠纷与医疗事故

随着我国法律、法规的不断完善以及公民法律意识和自我保护意识的不断增强,如何科学、客观、公正地处理好医疗纠纷与医疗事故,维护医患双方的合法权益,将直接影响到医疗秩序的正常运转、医学科学的发展和社会环境的和谐与稳定。一直以来,医疗纠纷和医疗事故的鉴定是法医学鉴定的主要任务之一。在所有的医学教科书中,只有法医学教科书中涉及医疗纠纷与医疗事故方面的内容。法医学工作者介入医疗纠纷和医疗事故的处理,已逐渐成为社会各界人士的共识。

2002年4月4日,由国务院总理朱镕基签署颁布《医疗事故处理条例》,于2002年9月1日起实施。全文分七章、六十三条。包括总则1～4条、医疗事故的预防与处置5～19条、医疗事故的技术鉴定20～34条、医疗事故的行政处理与监督35～45条、医疗事故的赔偿46～52条、罚则53～59条、附则60～63条。该条例替代了1987年6月29日由国务院颁布的《医疗事故处理办法》,强调处理医疗事故应该公开、公平、公正、及时、便民,坚持实事求是的科学态度,做到事实清楚、定性准确、责任明确、处理恰当。

2009年12月26日颁布、自2010年7月1日起实施的《中华人民共和国侵权责任法》("第七章　医疗损害责任"中规定了十一条"医疗损害责任"的法律适用条款)是现行的处理医疗纠纷、医疗事故、医疗损害的法律、法规。随着大众对健康需求的日益增长,医疗行业的服务量也与日俱增,预防和避免医疗纠纷的发生迫在眉睫。

2018年7月31日,由国务院总理李克强签署颁布《医疗纠纷预防与处理条例》,于2018年10月1日起施行。全文分五章、五十六条。包括总则1～8条,医疗纠纷预防9～21条、医疗纠纷处理22～44条、法律责任45～53条、附则54～56条。强调处理医疗纠纷,应当遵循公平、公正、及时的原则,实事求是,依法处理。同时,第五章附则、第五十五条规定,对诊疗活动中医疗事故的行政调查处理,依照《医疗事故处理条例》的相关规定执行。

【案例10-1】李某,男,10岁。7月13日晚,因无法咽食并腹痛、呕吐被送入某市第一医院就诊。观察5天未见好转、诊断不明。7月19日到该市第二医院就诊,询问病史得知发病前有过较大话梅梗入史,食管镜检查发现食管有2 cm×2 cm的异物梗阻,取出话梅肉及其他食物残渣后未进一步处理,病情逐渐加重。7月21日转入上海某医院。7月22日下午4点,患儿自行呕吐出1个话梅核后,出现烦躁、面色青紫、颈静脉扩张等心包填塞症状。经抢救无效于8月3日晚上11点死亡。

法医学尸体解剖鉴定意见为:李某系因食管内话梅核(飞碟状,中央隆起、边缘锐利,

1.5 cm×1 cm)完全性梗阻后，引起食管上段、纵隔、心包底瘘管形成，终因心包腔积脓、胸腔积脓、纵隔脓性窦道形成，发生脓毒血症、感染性休克、全身多器官功能衰竭而死亡。

家属方和医院方争议的焦点：患儿家属认为，第二医院医生7月19日对患儿行食管镜检查时，因动作粗暴导致食管破裂、穿孔，致使患儿最终死亡。李某的死亡与该院的医疗措施不当直接相关。第二医院认为，本院医生治疗措施得当，患儿有行食管镜检查的指征，探查过程符合操作常规。患儿的食管穿孔乃食管异物长期存留所致，患儿死亡与医疗措施之间无直接相关性。患儿的死亡与其他医院误诊误治、延误病情密切相关。

法医学分析认为：李某从出现典型的食管异物完全梗阻症状至出院，第一医院在长达5天时间内，一直未仔细询问病史，未做任何有意义的检查，未给出明确的诊断，未采取任何有效的措施，也未及时转上级医院，从而错过了最佳的治疗时机，属于典型的误诊。第二医院明确食管完全梗阻，但行食管镜检查时，仅仅取出话梅肉和食物残渣，未见话梅核，也未进一步明确话梅核位置；此外，明知食管梗阻已经6天（尽管食管镜检查操作未明显违反诊疗护理常规、规范，但因长时间异物梗阻，食管壁可能已经受压坏死、自行发生穿孔），仍继续被动观察2天，进一步延误了患儿的病情。

鉴定意见：本例为一级甲等医疗事故。第一医院没有详细询问病史，没有采取积极诊断和治疗措施，误诊误治，延误病情，该过错与李某食管异物长期存留并导致食管穿孔之间存在直接因果关系，医疗行为相关度为70%~80%。患儿有行食管镜检查的指征，第二医院使用食管镜发现并取出了部分梗阻物，操作过程符合诊疗护理规范和常规，但没有进一步检查，也没有及时采取积极有效措施或及时转上级医院治疗，该过错与李某食管异物长期存留并导致食管穿孔同样存在因果关系，医疗行为相关度为20%~30%。

第一节 概 述

1987年6月29日，国务院发布《医疗事故处理办法》。2002年4月4日，国务院颁布《医疗事故处理条例》，于2002年9月1日起施行。目的是"为了正确处理医疗事故，保护患者和医疗机构及其医务人员的合法权益，维护医疗秩序，保障医疗安全，促进医学科学的发展，制定本条例（医疗事故处理条例之第一条，下同）"。要求是"处理医疗事故，应当遵循公开、公平、公正、及时、便民的原则，坚持实事求是的科学态度，做到事实清楚、定性准确、责任明确、处理恰当（第三条）"。

《医疗事故处理条例》与原来的《医疗事故处理办法》的主要不同点在于以下几方面。

(1) 医疗事故内涵扩大：取消了以往的医疗事故责任事故和技术事故的划分；根据对患者人身造成的损害程度，将医疗事故分为四级，其中，造成患者重度残疾的提升为一级乙等医疗事故；对发生医疗事故的医疗机构和有关医务人员的处罚加重（第五十五条）。

(2) 患者有权复印病历：患者有权复印或者复制其门诊病历、住院志……以及国务院卫生行政部门规定的其他病历资料。……医疗机构应当提供复印或者复制服务并在复印或者复制的病历资料上加盖证明印记。复印或者复制病历资料时,应当有患者在场……(第十条)。

(3) 关于非法行医:非法行医造成患者人身损害,不属于医疗事故(第六十一条)。

(4) 法医参加事故鉴定(第二十三条)。

(5) 医疗事故鉴定改由医学会主持(第二十条至第二十四条)。

一、医疗纠纷的概念及特点

医疗纠纷(medical tangle)是指医患双方对诊疗护理过程中发生的不良医疗后果及其产生的原因认识不一致而发生纠纷,并向卫生行政管理部门或司法机关提请诉讼,要求追究责任和赔偿,在事实真相未查明之前统称为医疗纠纷。

医疗纠纷具有以下特点:①患者确实发生了不良医疗后果,如死亡、残废、延长医疗时间等;②不良医疗后果发生在诊疗护理过程中;③就诊地是各级医疗机构、个体诊所以及非法行医者;④双方的纠纷不能通过协商调解解决。

导致医疗纠纷的原因,一般以临床死因诊断不明、死者亲属怀疑死因诊断及用药不当为多见;对于医方来说,医护人员诊疗措施失误(医疗事故)、服务态度不好或缺乏同情心、言语不当或故意挑拨、不良医德医风以及医院组织管理混乱等也是常见的原因;对于患方来说,故意隐瞒病情、不遵照医嘱治疗、拖欠医药费、缺乏医疗常识等导致不良后果。此外,无医疗过失,如疾病自然转归急骤恶化猝死,因病情特殊或复杂或患者体质特殊而出现难以预料的并发症或医疗意外,非精神病患者在诊疗期间发生自杀、他杀或意外伤害而患方有意嫁祸医方等,均归咎于医方而引起纠纷。

待事实真相查明之后,医疗纠纷或是医疗事故,或是非医疗事故。即便是医疗事故,若医患双方经过协商调解消除了分歧,解决了矛盾,也不称为医疗纠纷。

因此,医疗纠纷并不意味着一定是医疗事故,但医疗纠纷案件中通常包含有医疗事故。据有关资料分析,医疗纠纷死亡案件中,医疗事故占 58.8%,非医疗事故占 41.2%。

二、医疗事故的概念及分级

(一) 医疗事故的概念

医疗事故是指医疗机构及其医务人员在医疗活动中,违反医疗卫生管理法律、行政法规、部门规章和诊疗护理规范、常规,过失造成患者人身损害的事故(第二条)。医疗机构是指依照《医疗机构管理条例》的规定取得"医疗机构执业许可证"的机构(第六十条)。

医疗事故构成条件如下。

1. 行为主体必须是医疗机构及其医务人员　指经过考核和卫生行政部门批准或承认,取得相应资格和执业证书的医疗机构及其医务人员,也包括在医疗机构工作的管理人员、后勤服务人员。

未经卫生行政部门批准、私自开业的非法行医人员,不论其是否接受过正规医药卫生教育、是否取得卫生技术职称,在诊疗护理过程中如发生不良医疗后果,构成医疗纠纷(但不构成医疗事故),情节严重者可按非法行医罪处理。

2. 诊疗护理有主观过失行为　医疗机构及其医务人员的诊疗护理过失必须是非故意的或意外的,包括疏忽大意过失和过于自信过失。否则是故意杀人或故意伤害。

(1) 疏忽大意过失:是指在诊疗护理过程中,根据行为人的职称和岗位责任制要求,应当预见到自己的行为可能对患者造成危害,因为疏忽大意未能预见到;或对于危害患者生命、健康的不当做法,因为疏忽大意而未能做到有效防范,致使危害发生。

(2) 过于自信过失:是指行为人虽然预见到自己的行为可能给患者造成危害后果,但轻信自己的技术、经验或有利的客观条件能够避免,因而导致判断或行为上的失误,致使危害发生。

3. 过失行为同时具有违法性和危害性　违法性是指过失行为违反了医疗卫生管理法律、行政法规、部门规章和诊疗护理规范、常规。危害性是指过失行为所造成的不良医疗后果造成患者死亡、残废、器官组织损伤并致功能障碍。

4. 不良医疗后果与诊疗过失行为之间有因果关系　有时患者的不良医疗后果并不是医疗机构及其医务人员的过失行为引起,或者虽然有医疗过失,但未造成不良后果,均不构成医疗事故。不良后果与过失行为之间的因果关系,应从疾病的发生、发展直至死亡的进程中,科学地进行分析、判断。

有下列情形之一的,不属于医疗事故(第三十三条):①在紧急情况下为抢救垂危患者生命而采取紧急医学措施造成不良后果的;②在医疗活动中由于患者病情异常或者患者体质特殊而发生医疗意外的;③在现有医学科学技术条件下,发生无法预料或者不能防范的不良后果的;④无过错输血感染造成不良后果的;⑤因患方原因延误诊疗导致不良后果的;⑥因不可抗力造成不良后果的。

值得注意的是:非法行医造成患者人身损害,不属于医疗事故,触犯刑律的,依法追究刑事责任;有关赔偿,由受害人直接向人民法院提起诉讼(第六十一条)。

(二) 医疗事故的分级

为了科学划分医疗事故等级,正确处理医疗事故争议,保护患者和医疗机构及其医务人员的合法权益,根据《医疗事故处理条例》,制定了医疗事故分级标准。

由医学会组织的专家鉴定组在进行医疗事故技术鉴定、卫生行政部门在判定重大医疗过失行为是否为医疗事故或医疗事故争议双方当事人在协商解决医疗事故争议时,应当按照医疗事故分级标准确定的基本原则和实际情况具体判定医疗事故的等级。

医疗事故分级标准列举的情形是医疗事故中常见的造成患者人身损害的后果。

按照国务院颁布的《医疗事故处理条例》和卫生部《医疗事故分级标准(试行)》,根据对患者人身造成的损害程度,医疗事故分为4级(第四条)。

1. 一级医疗事故　一级医疗事故是指造成患者死亡、重度残疾的事故。可分为以下两等。

(1) 一级甲等医疗事故:造成患者死亡。

(2) 一级乙等医疗事故:重要器官缺失或功能完全丧失,其他器官不能代偿,存在特殊医疗依赖,生活完全不能自理。如植物人状态;极重度智能障碍;临床判定不能恢复的昏迷;临床判定自主呼吸功能完全丧失,不能恢复,靠呼吸机维持;四肢瘫,肌力0级,临床判定不能恢复。

2. 二级医疗事故 二级医疗事故是指造成患者中等残废、器官组织损伤导致严重功能障碍的事故。可分为以下4等。

(1) 二级甲等医疗事故:指器官缺失或功能完全丧失,其他器官不能代偿,可能存在特殊医疗依赖,或生活大部分不能自理(有5种情形)。

(2) 二级乙等医疗事故:指存在器官缺失、严重缺损、严重畸形情形之一,有严重功能障碍,可能存在特殊医疗依赖,或生活大部分不能自理(有22种情形)。

(3) 二级丙等医疗事故:指存在器官缺失、严重缺损、明显畸形情形之一,有严重功能障碍,可能存在特殊医疗依赖,或生活部分不能自理(有23种情形)。

(4) 二级丁等医疗事故:指存在器官缺失、大部分缺损、畸形情形之一,有严重功能障碍,可能存在一般医疗依赖,生活能自理(有30种情形)。

3. 三级医疗事故 三级医疗事故是指造成患者轻度残疾、器官组织损伤导致一般功能障碍的事故。可分为以下5等。

(1) 三级甲等医疗事故:指存在器官缺失、大部分缺损、畸形情形之一,有较重功能障碍,可能存在一般医疗依赖,生活能自理(有38种情形)。

(2) 三级乙等医疗事故:指器官大部分缺损或畸形,有中度功能障碍,可能存在一般医疗依赖,生活能自理(有27种情形)。

(3) 三级丙等医疗事故:指存在器官缺损或畸形,有轻度功能障碍,可能存在一般医疗依赖,生活能自理(有37种情形)。

(4) 三级丁等医疗事故:指存在器官缺损或畸形,有轻度功能障碍,无医疗依赖,生活能自理(有18种情形)。

(5) 三级戊等医疗事故:指存在器官缺损或畸形,有轻微功能障碍,无医疗依赖,生活能自理(有15种情形)。

4. 四级医疗事故 四级医疗事故是指造成患者明显人身损害的其他后果的事故(有16种情形)。

三、医疗损害的概念及特点

2009年12月26日颁布并于2010年7月1日起实施的《中华人民共和国侵权责任法》"第七章 医疗损害责任"规定了11条"医疗损害责任"的法律适用条款,以强调保护患者在诊疗活动中的相关民事权利。如第五十四条,患者在诊疗活动中受到损害,医疗机构及其医务人员有过错的,由医疗机构承担赔偿责任。当然,作为一部法律,其中的"第六十四条,医疗机构及其医务人员的合法权益受法律保护。干扰医疗秩序,妨害医务人员工作、生活的,应当依法承担法律责任。"也兼顾了对医务人员正当权利的保护,对医学发展起到促进作用。

医疗损害是指医疗机构及其医务人员在医疗活动中,由于医疗过错行为造成患者人身损害(包括生命健康权、财产权、隐私权等)的结果。

医疗损害与医疗事故概念的共同点是：都是在诊疗活动中的医疗机构及其医务人员；都是指诊疗活动中的医疗过失行为（医疗损害为医疗过错）造成患者的损害结果，两者都有因果关系。实际鉴定工作中，医疗损害的"医疗过错"与医疗事故的"医疗过失行为"两者实际差别极小，都是鉴定"医疗机构及其医务人员在诊疗活动中，是否存在医疗过失行为，及其与患者人身损害结果的因果关系"。两者相同点：都不区分主观动机（故意或过失）是什么，都可以说是由"医疗过错"造成；医疗行为违法性要件一致，都是违反了以法律、法规、规章、诊疗规范、常规为客观衡量标准的法定诊疗义务；因果关系都只对人身损害的结果，对医疗损害中包括的其他一般的损害侵权（如产品责任、隐私权、亲权、财产权等）不是鉴定内容；目前对人身损害结果的等级评定都按卫生部《医疗事故分级标准（试行）》执行；对责任程度（参与度）的判定标准和方法基本相同；都不涉及诊疗活动中除医疗行为以外的问题（如在医院自己摔伤、饮食后腹泻等）。两者不同点是：医疗损害的主观因素包含"过失"和"故意"，医疗事故则单由"过失"造成。前者对患者造成的损害除了对生命健康权的侵害，还包括财产权、隐私权等其他侵权内容。可见，医疗损害的概念比医疗事故的概念覆盖面广。此外，医疗事故技术鉴定的结论为"是否属于医疗事故"；而医疗损害鉴定则不判定是否属于医疗事故，只定是否有医疗损害及责任（参与度）。

医疗事故之"医疗过失"与医疗损害之"医疗过错"的差别："过失"表现为疏忽大意（行为人应当预见到自己的行为会引起某不良后果却没有预见）、过于自信（虽已预见却自信能够避免），由此造成的医疗事故或医疗损害，即便情节严重并造成严重后果，触及刑法构成犯罪，也只能构成"医疗事故罪"，不能以"伤害罪"或"杀人罪"论处。"故意"，指行为人明知自己的行为会发生什么样的不良后果，却希望或纵容这种结果发生。由此造成的人身损害，在民事赔偿上适用医疗损害侵权责任，但在刑事上不能以"医疗事故罪"，只能以"伤害罪"或"杀人罪"论处。

第二节　医疗事故的类型及常见原因

按照诊疗护理过程，医疗事故可发生在诊断、治疗、护理及管理等多个环节，某些医疗事故往往涉及多个环节。通常按医疗事故发生的科室，将医疗事故分为以下几类。

一、手术相关医疗事故

手术科室医疗事故最常见，包括外科、妇产科、麻醉科、眼科、耳鼻喉科、口腔颌面外科、美容整形科等。

手术科室医疗事故发生原因多见于术前诊断错误、术前准备不充分、手术决策错误；术中不遵守操作规程，手术时误伤或误摘组织器官、手术结扎不良导致术后大出血、在手术创口或体腔内遗留纱布、器械等异物；手术后不注意观察、护理不佳、出现危急情况时未积极抢救等。

【案例10-2】 某男,76岁。因前列腺肥大于某医院泌尿外科行前列腺摘除手术。术后1周,病人死亡。家属认为,单纯的前列腺摘除手术不应该导致死亡,要求进行法医学鉴定。法医学解剖发现:腹腔内有大量污秽发臭的浑浊液体伴少许粪样物,在距离回盲部25 cm处的回肠肠管被一针缝线缝于腹壁上,肠内容物从缝线处的肠壁漏出进入腹腔。该男性系手术错误操作导致肠壁穿孔、肠内容物溢出,最终因弥漫性腹膜炎、感染性中毒性休克而死亡。构成一级甲等医疗事故,院方负完全责任。

手术操作时需要多学科的协作共同完成,其中任何一个环节的缺陷,都可能导致不良后果。特别是麻醉科室,需要与多科室合作,与手术的进程密切相关,容易发生医疗过失。如麻醉方案选择不当、麻醉术前准备不充分;麻醉药物使用过量、术中错用麻醉药物、麻醉师擅离职守而未及时发现病人的紧急情况;技术失误,如硬膜外麻醉时将麻醉剂误入蛛网膜下隙、腰麻用药量过大导致全脊髓麻痹、局部麻醉药物过量或误注入血管导致中毒、弄错气源而误将一氧化氮作为氧气吸入等。

二、输血输液医疗事故

1. **输血事故** 可见于配错血型、送错血样、贴错标签、领错血、输入污染的血制品等。输血事故一般发生很快,病人常有溶血反应、黄疸,甚至休克等。发生输血事故后,必须检查所输入血液的血型、有无细菌污染等。由于乙型肝炎、丙型肝炎、艾滋病等可通过血液制品传播,因此对于血液制品需严格把关。

《医疗事故处理条例》规定,疑以输液、输血、注射、药物等引起不良后果的,医患双方应当共同对现场实物进行封存和启封,封存的现场实物由医疗机构保管;需要检验的,应当由双方共同指定的依法具有检验鉴定资格的机构进行检验鉴定。

2. **输液事故** 常见于输入污染液体、输液过量或过快、误输外用药液(如乙醇、新洁尔灭液)等情况时,出现输液反应如发热反应、急性肺水肿、细菌污染等,尤以发热反应最严重,可导致死亡。

输液发热反应又称为热原反应,致热原主要来自人体外的微生物及其代谢产物、细菌内毒素。引起发热反应的原因很多,主要有:①液体被细菌污染;②输液用具消毒不彻底;③输液环境不洁,增加了液体污染的机会;④液体本身含有杂质;⑤病人年老体弱,机体抵抗力和对药物的耐受性差。

三、用药不当及药物过敏医疗事故

1. **用药不当医疗事故** 如医生开错处方、护士执行医嘱错误、药剂师发错药以及滥用药物等。用药过量多见于对婴幼儿用药却误用成人剂量。

2. **药物过敏医疗事故** 属于医疗事故的过敏反应性休克,指违反有关规定,对易引起严重过敏反应的药物,未经皮试即贸然注射;或在皮试过程中因疏忽大意将药物种类或浓度配错,而导致的药物过敏性休克。一般药物过敏性休克有下列几种情况:①应该做皮试的药物没有做，如青霉素、破伤风抗毒素等；②发生在做皮试过程中；③发生于常规不做皮试的药物。其中②、③两种情况不属于医疗事故。

【案例10-3】 某女，45岁。因患下颌皮肤疖肿、发热，于晚上9:30赴某医院请求注射药物青霉素。因患者反复强调这几天都注射这种青霉素，而且是同一厂家、同一批号的产品，希望医院为其补注射一针（白天因故没有注射）。因此，当晚22:00许，医院在未做皮试的情况下，给其肌内注射青霉素160万u。1 min后患者昏迷，血压测不出。经抢救，40 min后血压仍测不出，50 min后血压为60/40 mmHg，遂以"青霉素过敏性休克"收住院治疗。入院查：呼吸30次/分，脉搏90次/分，血压70/60 mmHg，昏迷，口唇轻度发绀。后出现感染加重征象，经支持对症治疗2 d后，突然出现瞳孔散大、呼吸和心跳停止而死亡。法院委托某法医学鉴定中心进行法医学鉴定。法医尸体解剖检查结果：重度脑水肿，小脑扁桃体疝和两侧海马沟回疝；会厌及其周围水肿，气管黏膜点状出血；多器官淤血、水肿、炎症细胞浸润；右下颌疖肿趋于愈合。在排除其他死因后，分析认为该女性符合青霉素过敏性休克，并继发感染，最终因脑缺血、缺氧引起重度脑水肿、脑疝形成而死亡。本例属于医院违反了有关规定，对易引起严重过敏反应的药物（如青霉素），未经皮试即贸然注射，导致患者发生药物过敏性休克死亡的严重后果，已构成一级甲等医疗事故，院方负完全责任。

四、误诊误治医疗事故

主要涉及包括内科、儿科、传染科、精神科、中医科等科室。误诊、误治是非手术科室最常引起医疗事故的原因。这些科室的医生主要根据自己的观察（望、问、闻、切），结合有关的辅助检查和自己的经验判断患者的病情。因此，容易发生医疗失误。如对急腹痛的妇女诊治不仔细，未考虑宫外孕；急性毒物中毒误诊为疾病而延误救治；不做必要的辅助检查而凭主观经验误诊；仅注意病变局部而忽略全身状况等。

【案例10-4】 某女，35岁。某日凌晨0:30以急腹痛来某医院就诊。主诉：腹痛即刻，停经45天。检查：腹部压痛（＋），反跳痛（±）。予以抗感染、止痛、输液等对症处理。5 h后该女性猝死。尸体解剖见面色苍白，腹腔大量积血，右侧输卵管壶腹部破裂，并见一小团血凝块样物，取材镜下观察见大量胎盘绒毛。显然，该女性死于右侧输卵管宫外孕破裂、失血性休克。医生在长达5 h的时间内，没有测量血压、没有请妇产科医生会诊、没有想到生育期妇女停经要考虑怀孕可能、没有仔细观察患者病情变化，属于典型的误诊、漏诊，构成一级甲等医疗事故，院方负完全责任。

实际工作中，判断误诊、误治要具体情况具体分析。如患者病情进展过快，或就诊时间过短，或疾病症状不典型而猝死，或疾病罕见导致误诊、误治，则不属于医疗事故。

五、诊疗过程医疗事故

诊疗过程医疗事故是指在诊疗过程中技术操作失误所致医疗事故。主要有：①针刺不当。在诊疗过程中针刺不当可发生意外损伤和并发症，如引起气胸、心包填塞、蛛网膜下隙出血、延髓出血、消化道穿孔等，均可产生不良后果。②空气栓塞。在某些诊疗过程中，因操作不慎引起空气栓塞而危及生命，多见于加压输血输液、手术误伤颈部及胸部静脉、人工气胸或气腹、肾周围空气造影、输卵管通气术、吸引器人工流产术及鼻窦穿刺术等情况。③放射治疗。放射治疗剂量过大、照射时间过长或对位不准等，均可造成放射性损伤事故。④妇产科行人工流产刮宫术，导致子宫穿孔、肠穿孔以及破伤风感染等。

六、护理不当医疗事故

常因有章不循及违反操作规程所致。如发错或用错药物导致患者药物中毒，甚至死亡；肌内注射部位不当，损伤神经；产房护士将婴儿抱送错误等。

【案例10-5】 某男，16岁。因吞服大量镇静剂而昏迷（药物中毒），医院予以对症抢救治疗。后因出现药物过敏，护士在患者右臀部位注射抗过敏药物氯苯那敏（扑尔敏），20 min后右臀注射处出现红块，患者仍处于昏迷状态；患者苏醒后，感觉右臀注射处特别疼痛伴右腿麻木。医生告知问题不大。医院建议住院治疗，但第2天，患者家属拒绝，签字要求出院。患者回家后，一直不能行走，右臀部不能着床，腿痛麻木，夜不能眠。肌电图检查结果为：右侧坐骨神经损害，腓神经完全性损害，胫神经重度损害，右侧臀上、臀下部分性损害。20天后，家属找医院要求赔偿。某区医学会和市医学会先后对其鉴定，2次鉴定均认为该患者右侧臀部坐骨神经损伤与患者在医院抢救过程中肌内注射氯苯那敏有关，目前无任何资料证明有其他因素参与；家属签字拒绝住院并在出院后20天内未及时就诊，延误了坐骨神经损伤的最佳治疗时机。故2次鉴定结果均为三级乙等医疗事故，院方负次要责任。

七、预防接种医疗事故

预防接种时没有一种疫苗是绝对有效和安全的，接种疫苗具有一定的危险性。《预防接种异常反应鉴定办法》规定，因接种单位违反预防接种工作规范、免疫程序、疫苗使用指导原则、接种方案等原因给受种人造成损害的，按照《医疗事故鉴定办法》向医疗事故技术鉴定委员会申请鉴定；如果对疫苗质量或者疫苗检验结果有争议，按照《药品管理法》向药品监督管理部门申请处理。

在预防接种导致的医疗纠纷处理过程中，应明确预防接种不良反应（adverse events following immunization）的概念。预防接种不良反应是指预防接种后发生的，可能与预防接种有关的健康损害，包括一般反应、异常反应、事故、偶合症、心因性反应等。

预防接种医疗事故仅占预防接种不良反应中的极少部分，是在预防接种实施过程中，违反预防接种工作规范、免疫程序、疫苗使用指导原则、接种方案等造成受种人的机体、组织器官形态及功能损害。主要见于以下几种情况。

1. **疫苗管理不规范**　进货渠道不正规、使用劣质疫苗、疫苗不按冷链储运，导致疫苗失效或效价降低，不能达到免疫、保护受种人的作用。

2. **疫苗接种对象掌握不严**　每种疫苗都有特定的预防接种对象，对年龄、既往病史、过敏史、预防接种史、妊娠情况、是否有发热及免疫系统疾病等均有严格的要求。

3. **接种操作不规范**　各种疫苗均有特定的注射部位、注射剂量，而且需要遵守安全消毒规范。疫苗不规范的注射可造成受种人发生血源性感染、脓肿、败血症等传染性疾病，以及毒性注射、过敏性休克、淋巴炎等非传染性疾病。

预防接种一般反应及异常反应不属于医疗事故。预防接种一般反应是指在免疫接种后发生的，由疫苗本身固有特性引起、对机体只造成一过性生理功能障碍的反应，其临床表现和强度随疫苗而异，主要有发热、局部红肿，同时可能伴有全身不适、倦怠、食欲下降、乏力等综合症状。预防接种异常反应是指合格的疫苗在实施规范接种过程中或者实施规范接种后造成受种人机体组织器官、功能损害，相关各方均无过错的药品不良反应。有些疫苗预防接种后偶尔发生严重的异常反应，其中以过敏反应最常见，也可出现高热、脑病等，危及受种人的生命。破伤风、乙肝及麻疹疫苗预防接种后均有因过敏性休克而死亡的报道，其发生率约为1/100万。

疫苗接种不良反应中的偶合症、心因性反应也不属于医疗事故。偶合症是指受种人处于某种疾病的潜伏期或者前驱期，接种后偶合发病，或受种人有疫苗说明书规定的接种禁忌，接种前受种人或其监护人未如实提供其健康状况、接种禁忌，接种后受种人原有疾病复发或者病情加重。心因性反应是指在预防接种实施过程中或接种后因受种人心理因素发生的个体或群体性反应。心因性反应与受种人的精神或心理因素有关，不是疫苗引起的，其中流行性癔症（也称为群发性癔症）常引起社会的关注及恐慌。

八、医疗美容医疗事故

医疗美容医疗事故多指由于美容手术失误或失败，导致顾客容貌毁坏或功能障碍。当事双方常因此发生纠纷，多需法医鉴定。

【案例10-6】　某女，32岁。在某美容中心做面部植入金丝条去皱美容手术，先后共植入20根金丝条。术后半年，感面部肿痛不适、表情较僵硬而欠自然且不能通过飞行安检。再与该美容中心交涉，要求取出金丝条，但被告知已经无法取出，强行取出可能毁容。法医学鉴定该女性面部异物植入构成四级医疗事故，并构成轻伤。

九、医疗机构管理相关医疗事故

医疗机构管理相关医疗事故与医院管理制度不严或不合理有关。如门（急）诊管理不严,拒收危重病人,延误诊治;对复杂的病例,科室间互相推诿;紧急抢救药品及设备不全,或需要时不能使用;医院后勤不能保障医疗需要,医疗仪器设备管理和维修不良,出现电器漏电(如内镜漏电致患者发生电击死)、氧气供应不及时、断电、断水等,从而影响诊疗或急救,导致不良医疗后果并引发医疗纠纷或医疗事故。

第三节　医疗事故的法律责任

医疗法律关系含有民事法、行政法、刑法三方面内容。因此,医疗事故法律责任分为民事责任、行政责任和刑事责任。

一、医疗事故民事责任

绝大多数的医疗事故案件属于侵权的民事纠纷。

（一）承担民事责任的构成要件

与医疗事故的构成要件一样:①诊疗行为人的行为违反了有关法律、法规、诊疗规章制度和技术规范;②诊疗行为人由于疏忽大意或过于自信导致主观过错;③患者有身体健康损伤的事实;④诊疗行为人的过失与患者的身体损伤后果之间有因果关系。只有医疗机构及其医疗人员同时具备以上4项,才能确定其要承担的民事责任。

（二）承担民事责任的法律依据

法律依据主要有《民事诉讼法》《行政诉讼法》以及最高法院对有关问题的一些司法解释和答复意见。一般按照《民法通则》和《医疗事故处理条例》中关于民事赔偿责任的原则规定来确定民事责任和赔偿金额。

2002年4月1日起实施的《最高人民法院关于民事诉讼证据的若干规定》规定"因医疗行为引起的侵权诉讼,由医疗机构就医疗行为与损伤结果之间不存在因果关系及不存在医疗过错承担举证责任",即"举证责任倒置"的原则。医疗机构有举证的便利条件,应从医学专业、对疾病的认知、是否履行了注意义务、是否遵循了"知情同意"原则等方面来证明医生和医院无过错。

对患方来说,需要对起诉证据(如人身损害、要求赔偿等)举证,以及对医方无责证据的反证等。诉讼双方若不能举证证明自己无过错,则将承担举证不能的责任和后果,法院可以依此判其败诉。

二、医疗事故行政责任

医疗事故的行政责任是指医疗机构及其医务人员在诊疗护理过程中不遵守规章制度和操作规程,违反行政法律规范,造成患者严重不良后果时所应承担的法律责任。

（一）承担行政责任的构成要件

与前述承担民事责任的构成要件基本相同。但医疗过失的民事责任特别注意过失行为所导致的损伤后果,而医疗过失的行政责任更注重违法行为本身。只要医务人员的行为违反了有关医疗法规、规章制度和操作规程,并且情节恶劣,即使没有造成损伤后果,可以不承担民事责任,但也要承担行政责任,受到行政处罚。医务人员承担行政责任的前提条件是:他们是经过卫生行政部门考核、登记、聘用的医务人员或管理人员;其过失行为必须是在行政部门授权下,在诊疗护理工作中发生的。

(二)承担行政责任的形式

1. 行政处分 是行政机关对其内部人员的纪律处分。根据医疗事故的等级,情节轻重、本人态度和一贯表现,给予责任人以行政处分,包括记过、降级、降职、撤职、开除等。适用于医疗单位的医务人员。行政处分应实事求是,充分考虑医疗行为的特殊性及医务人员的非故意行为等因素,以利于调动医务人员的积极性,促进医疗事业的发展。

2. 行政处罚 是由国家授权的特定行政机关做出的强制性措施,较之行政处分要严厉。分为:①警告;②罚款;③拘留:指依法限制责任人人身自由的处罚形式,通常称为行政拘留或治安拘留,是最重的一种行政处罚形式;④停止营业或吊销营业执照,适用于个体开业医生。

在医疗纠纷中,若患者或家属违反了治安处罚条例的有关规定,如严重扰乱医疗工作正常秩序、侵犯医疗单位财产或医务人员的人身安全时,情节严重的也可受到行政处罚。

三、医疗事故刑事责任

(一)医疗事故犯罪的刑事责任

医疗事故犯罪是指医务人员在诊疗护理过程中,由于违反有关法律、法规、规章制度或诊疗常规,严重不负责任,造成就诊人死亡或者严重损伤就诊人身体健康的行为。

全国人大常委会2011年2月25日颁布并于2011年5月1日实施的《中华人民共和国刑法(2011修正)》"第二编 分则""第六章 妨害社会管理秩序罪""第五节 危害公共卫生罪"之第三百三十五条"【医疗事故罪】医务人员由于严重不负责任,造成就诊人死亡或者严重损害就诊人身体健康的,处三年以下有期徒刑或者拘役。"由此条可见,对医疗事故犯罪的罪名、罪状、量刑等都做了明确规定。

现实中医务人员被认定犯有医疗事故罪并因此判刑的极少见,患方注意力多数在经济赔偿方面;偶有患方坚持要求对医疗事故的责任人进行刑事处罚的。医疗事故罪提请刑事诉讼时,一般由人民检察院自行侦查,证据确实后直接向人民法院起诉;或者由卫生行政部门向人民检察院移送;或者由医疗事故受害人及其家属、社会团体向人民检察院举报。

按《刑法》第三百三十五条的规定,对医疗事故犯罪的直接责任人可以"处三年以下有期徒刑或者拘役"。除追究刑事责任外,可同时追究民事责任。医疗事故犯罪的刑事处罚,可以充分发挥刑法的警诫、惩罚、教育的作用,同时也可以保护积极向上、勇于探索、充分发挥主观能动性和技术潜能进行医疗活动的医务人员,以及患者的合法权益。

医疗事故犯罪是一种过失犯罪,其意外属性决定了对其刑事处罚较轻。当然,追究刑事责任量刑时,主要还是要看事故的危害程度。事故的危害程度取决于:①医务人员不负责任的程度;②事故行为的情节;③患者死亡或损伤的实际后果。

医疗事故通常混杂有责任与技术因素、个人与单位责任、直接与间接责任等复杂情况。因此,应慎重认定,从轻量刑。

(二) 医疗纠纷或医疗事故中患方的犯罪

1. 扰乱社会秩序罪 患方以"医疗事故"为由,寻衅滋事,故意扰乱医疗机构的正常医疗秩序或医疗事故技术鉴定工作,根据情节轻重,可依照刑法扰乱社会秩序罪的规定,追究主要肇事人的刑事责任或给予治安管理处罚。

2. 故意伤害罪 患方故意的伤害行为造成了医疗机构有关人员轻伤程度以上的伤害时构成此罪。

(三) 医务人员与医疗有关的其他刑事犯罪

1. 故意杀人罪 危害他人生命的"医疗行为"是故意的。行为人明知自己的行为会产生危害他人生命的后果,却希望或放任这种后果发生。

2. 故意伤害罪 故意造成患者的伤害。如手术中故意造成患者某个脏器的伤害,使其功能丧失或严重损伤。如某普外科医生在为一位女性急性阑尾炎患者做阑尾炎急诊切除手术时,发现该患者是他曾经的初恋恋人,因曾被其抛弃而一直耿耿于怀,故乘手术时其他医务人员不备之际,迅速结扎了该女性的双侧输卵管,使其丧失生育能力。因该女性未做过其他腹部手术,该例手术医生被依法追究刑事责任。

3. 强奸罪 一般采用药物使被害人失去反抗或理智,或者对精神病患者施行非法性行为,被害人可能没有抵抗痕迹。鉴定时主要化验阴道分泌物。

4. 非法提供毒品 违反国家《麻醉药品管理办法》和《精神药品管理办法》的规定,故意将受管制的药品(毒品)提供给他人贩卖或吸食的,构成此罪。

5. 生产、销售假药、劣药罪 依据我国《药品管理法》规定,假药指:①药品所含成分的名称与国家药品标准或地方药品标准的规定不符的;②以非药品冒充药品或者以他种药品冒充此种药品的。劣药指:①药品成分不符合国家药品标准或各省药品标准的;②药品超过有效期的;③其他不符合药品规定标准的。

6. 出具伪证罪 有的医务人员为了私利或人情,不顾原则滥开医学证明,或提供假的病历材料,妨碍司法公正,情节严重的构成犯罪。

与其他犯罪不同的是,医务人员上述的与医疗相关的其他刑事犯罪是不以实际造成危害人体健康的结果为构成条件的。只要行为人(医务人员)的行为是以危害人体健康为目的,而不论这种危害是否已经发生,都构成犯罪。当然,实际危害的后果有无与轻重不同,其所受的处罚是不同的。

第四节 医疗纠纷的防范与处置

一、医疗纠纷的防范

广大医务人员必须认清医疗纠纷的危害性。医疗纠纷对医疗单位及医务人员、对患者及家属,对社会均具有较大危害性。

医疗纠纷对医疗单位及医务人员的危害性主要表现为:干扰了正常的医疗秩序,加重了医务人员的心理压力,增加了医疗单位的工作量,损害了医疗单位和医务人员的经济利益和社会形象。医疗纠纷对患者及家属也造成不同程度的危害性,特别是医疗事故,不仅给患者造成死亡、残疾、组织器官损害导致功能障碍等严重后果,而且患者及家属遭受精神打击,使得患者及家属承担不同程度的经济和精神压力。医疗纠纷对社会的危害主要是影响社会治安的稳定与和谐,加重卫生行政部门及人民法院的负担。因此,必须防止医疗纠纷的发生。

医务人员应该恪守医德医风与职业操守,精通业务,保证医疗质量与安全,加强医患沟通,树立全心全意为患者服务的服务理念。医务人员在诊疗过程中热情周到,设法减轻患者痛苦;积极抢救危重患者;坚守工作岗位;及时请教上级医生;各科医务人员应严格遵守本科的各种医疗操作规程;努力钻研业务,不断提高业务水平;不断总结积累经验,防止医疗纠纷和医疗事故的发生。

预防和避免医疗纠纷的发生除涉及医务人员外,还涉及司法与行政管理部门、医疗机构、患者及其家属、社会各界等多个方面。司法部门需要从法律、法规、司法执行等层面进行调控。行政部门需要加强对相关事件的管理、调整相关事件的处置策略。医疗机构应该健全医疗服务质量管理体系,建立健全投诉接待制度,全面履行告知义务,规范管理病历资料,坚持以患者为中心,尊重患者权益。患者及家属应提高医疗健康认知水平,加强对服务流程的了解,明确义务和道德责任,信任并积极配合医务人员,认识风险,理性维权。社会各界如传统媒体、网络媒体等在医疗纠纷事件中应该理性、客观地分析医疗纠纷事件,起到揭露事实真相、引导社会舆论、监督医疗机构依法执业等正向作用,并做好科学普及和文化提升工作。

二、医疗纠纷的处理原则

发生医疗事故的赔偿等民事责任争议时,医患双方可以协商解决;不愿意协商或者协商不成的,当事人可以向卫生行政部门提出调解申请,也可以直接向人民法院提起民事诉讼。可见,处理医疗纠纷民事责任有3种途径:医患双方协商解决,卫生行政部门进行赔偿调解及法律诉讼。

(一)医患双方协商解决

医疗纠纷发生后,如果属于医疗事故,涉及医疗事故的赔偿等民事责任争议时,医患双方可协商解决,并制作协议书,载明双方当事人的基本情况、医疗事故的原因、双方当事人共同认定的医疗事故等级以及协商确定的赔偿数额等,并由双方当事人在协议书上签名。

已确定为医疗事故的,双方也可请求卫生行政部门进行事故赔偿调解。调解时遵循双方自愿的原则,按《医疗事故处理条例》的有关规定计算赔偿数额,制作调解书。

如双方同意,还可以通过第三方进行调解,如律师调解、仲裁机构调解、诉讼调解。后两种由仲裁机构和司法机关进行。但是,一旦任何一方不执行调解协议时,协议就自动失效,不能强迫当事人执行。

医患双方协商解决医疗纠纷,形式简单,处理迅速,可避免因诉讼而耗费的大量人力、物力和财力。但不足之处是,未做技术鉴定就达成协议,双方未弄清医疗纠纷的实质,致使达成的协议不牢固;同时,也不利于医方总结经验、吸取教训,提高医疗水平,不利于合法维护医患双方利益。因此,对某些争议较大、不良后果程度严重的医疗纠纷不宜采用。

(二) 卫生行政部门进行赔偿调解

《医疗事故处理条例》规定了卫生行政部门的管理监督职责。如果医疗事故或医疗纠纷不能通过协商和调解,又坚持要求按照《医疗事故处理条例》处理时,一般应向当地卫生行政部门提出书面申请,由具有鉴定资格的医学会组织医疗事故技术鉴定。

(1) 当事人自知道或应当知道其身体健康受到损害之日起1年内,可以向卫生行政部门提出医疗事故争议处理申请。

(2) 卫生行政部门应当自收到医疗事故争议处理申请之日起10日内进行审查,做出是否受理的决定。需要进行医疗事故技术鉴定的,应当自做出受理决定之日起5日内将有关材料交由负责医疗事故技术鉴定的医学会组织鉴定并书面通知申请人。当事人对首次医疗事故技术鉴定结论有异议,申请再次鉴定的,卫生行政部门应当自收到申请之日起7日内交由省、自治区、直辖市地方医学会组织再次鉴定。

(3) 卫生行政部门应当依照《医疗事故处理条例》和有关法律、行政法规、部门规章的规定,对发生医疗事故的医疗机构和医务人员做出行政处理。

(4) 医疗事故赔偿应当考虑下列因素,确定具体赔偿数额:医疗事故等级、医疗过失行为在医疗事故损害后果中的责任程度、医疗事故损害后果与患者原有疾病状况之间的关系。不属于医疗事故的,医疗机构不承担赔偿责任。医疗事故赔偿,按照下列项目和标准计算:医疗费、误工费、住院伙食补助费、陪护费、残疾生活补助费、残疾用具费、丧葬费、被抚养人生活费、交通费、住宿费、精神损害抚慰金共11项,并均有具体标准。医疗事故赔偿费用,实行一次性结算,由承担医疗事故责任的医疗机构支付。

(三) 法律诉讼

医患关系属于一种民事法律关系,医务人员违反自己的民事义务,给患者造成了损害后果,应承担相应的法律责任,即赔偿责任。医疗纠纷争议双方如果不愿协商调解或行政处理,或者调解不成时,可以直接向人民法院提起诉讼。医疗纠纷处理的核心问题是赔偿。民事诉讼是解决赔偿问题的有力途径。法院按照《民法通则》和《民事诉讼法》的有关规定处理。法院认为需要做医疗事故技术鉴定时,可委托有权受理的医学会或者司法技术(法医学)鉴定部门组织鉴定。

医疗纠纷诉讼又分为民事诉讼和刑事诉讼。民事诉讼时,只要求人身伤害的经济赔偿。当为重大医疗事故或非法行医造成严重后果时,可提请刑事诉讼,要求法院对责任人按医疗事故罪或非法行医罪处理;同时,可附带民事赔偿。

医疗事故争议处理的程序及其相互之间的关系,详见图10-1。

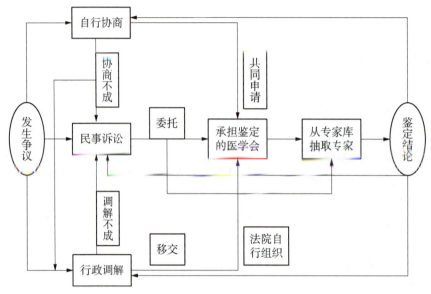

图10-1 医疗事故争议处理的程序及其相互间的关系

三、医疗纠纷的鉴定

医疗纠纷的鉴定途径有两条。一是按《医疗事故处理条例》的规定，由卫生行政部门接受申请，委托负责医疗事故技术鉴定工作的医学会组织，从专家库内挑选专家组成医疗事故技术鉴定委员会，对医疗纠纷进行医疗事故鉴定；二是向法院提起民事诉讼，由法院委托具有司法鉴定资格的司法鉴定机构和司法鉴定人进行司法鉴定。

（一）医学会组织医疗事故技术鉴定的有关规定

《医疗事故处理条例》及卫生部的《医疗事故技术鉴定暂行办法》规定如下。

卫生行政部门接到医疗机构关于重大医疗过失行为的报告或者医疗事故争议当事人要求处理医疗事故争议的申请后，对需要进行医疗事故技术鉴定的，应当交由负责医疗事故技术鉴定工作的医学会组织鉴定；医患双方协商解决医疗事故争议，需要进行医疗事故技术鉴定的，由双方当事人共同委托负责医疗事故技术鉴定工作的医学会组织鉴定（第二十条）。

设区的市级地方医学会和省、自治区、直辖市直接管辖的县（市）地方医学会负责组织首次医疗事故技术鉴定工作。省、自治区、直辖市地方医学会负责组织再次鉴定工作。必要时，中华医学会可以组织对疑难、复杂并在全国有重大影响的医疗事故争议的技术鉴定工作（第二十一条）。

当事人对首次医疗事故技术鉴定结论不服的，可以自收到首次鉴定结论之日起15日内向医疗机构所在地卫生行政部门提出再次鉴定的申请（第二十二条）。

负责组织医疗事故技术鉴定工作的医学会应当建立专家库。专家库由具备下列条件的医疗卫生专业技术人员组成：①有良好的业务素质和执业品德；②受聘于医疗卫生机构或者医学教学、科研机构并担任相应专业高级技术职务3年以上。符合第①项规定条件并具备高级技术任职资格的法医可以受聘进入专家库。医学会依照规定聘请医疗卫生专业技术人员和法医进入专家库,可以不受行政区域的限制(第二十三条)。

参加医疗事故技术鉴定的相关专业的专家,由医患双方在医学会主持下从专家库中随机抽取。特殊情况下,医学会根据医疗事故技术鉴定工作的需要,可以组织医患双方在其他医学会建立的专家库中随机抽取相关专业的专家参加鉴定或者函件咨询(第二十四条)。

专家鉴定组进行医疗事故技术鉴定,实行合议制。专家鉴定组人数为单数,涉及的主要学科的专家一般不得少于鉴定组成员的1/2;涉及死因、伤残等级鉴定的,应当从专家库中随机抽取法医参加专家鉴定组(第二十五条)。

医学会自受理医疗事故技术鉴定之日起5日内通知医疗事故争议双方提交进行医疗事故技术鉴定所需的材料。当事人应当自收到医学会的通知之日起10日内提交有关医疗事故技术鉴定的材料、书面陈述及答辩(第二十八条)。

医学会应当自接到当事人提交的有关医疗事故技术鉴定的材料、书面陈述及答辩之日起45天内组织鉴定并出具医疗事故技术鉴定书(第二十九条)。

专家鉴定组应当在事实清楚、证据确凿的基础上,综合分析患者的病情和个体差异,作出鉴定结论,并制作医疗事故技术鉴定书。鉴定结论以专家鉴定组成员的过半数通过。鉴定过程应当如实记载。医疗事故技术鉴定书应当包括下列主要内容。

(1) 双方当事人的基本情况及要求。

(2) 当事人提交的材料和负责组织医疗事故技术鉴定工作的医学会的调查材料。

(3) 对鉴定过程的说明。

(4) 医疗行为是否违反医疗卫生管理法律、行政法规、部门规章和诊疗护理规范、常规。

(5) 医疗过失行为与人身损害后果之间是否存在因果关系。

(6) 医疗过失行为在医疗事故损害后果中的责任程度。

(7) 医疗事故等级。

(8) 对医疗事故患者的医疗护理医学建议(第三十一条)。

(二) 法医学鉴定

《医疗事故处理条例》规定,具备高级技术职称的法医可以进入医学会医疗事故鉴定专家库;争议双方可以请法医病理学人员参加尸检,或作为委派代表观察尸检过程;按照国家有关规定取得相应资格的机构的法医还可以直接受理司法部门的委托对医疗纠纷争议案件做出司法技术鉴定。

医疗纠纷争议案件的法医学技术鉴定与医学技术鉴定的鉴定原则均是实事求是、科学客观、公正公平,维护医患双方的合法权益。但法医学技术鉴定显著不同于医学会主持下的医学技术鉴定,主要表现在以下几点:①法医学技术鉴定主要接受司法机关委托,为司法审判服务,法医介于医疗纠纷争议之外,鉴定结论容易做到客观、公正并受到患方的信任;②法医学鉴定采取的是鉴定人个人负责制,法医个人独立鉴定,对鉴定意见的真实性、科学性和公正性负责,并对可能出现的违法和差错承担责任;③法医鉴定结论容易符合司法审判机关的要求,并可出庭对其鉴定结论接受质证;④法医学鉴定内容比医学技术鉴定多。

法医学鉴定的意义:①可以增加透明度,有利于维护社会安定、司法公正,并使医患双方利益得到合法、合理、公正的保障,从而维护正常的医疗秩序和医务人员的人身安全。②有利于医疗纠纷的行政处理与诉讼程序相衔接。法医学鉴定意见作为证据,不论是在行政处理阶段或法律诉讼阶段,能保持证据的一致性和完整性,有利于纠纷的正确处理。③有利于医疗技术水平和医疗服务质量的提高,促进医学和法医学的进步。医疗纠纷的法医学尸检是对病理学尸检不足的补充。

涉及死亡的医疗纠纷案件,无论医患双方是协商调解解决,还是提请行政技术鉴定和诉讼,为了分清是非与责任,通常需首先查明死因。尸检是查明死因最直接和最有效的手段。统计资料表明,临床死因诊断与尸检死因诊断不符合率较高。因此,《医疗事故处理条例》规定,患者死亡后,医患双方当事人不能确定死因或者对死因有异议的,应当在患者死亡后48小时内进行尸检。具备尸体冷冻条件的,可以延长至7日(第十八条)。需要强调的是,对于死后立即冷藏的、冷藏条件好的尸体,即使超过7日,也有尸检价值,不应以此为理由拒绝进行尸检。

尸检应当由按照国家有关规定取得相应资格的机构和病理解剖专业技术人员进行。一般由具有丰富法医病理学尸检工作经验的法医承担;由于临床医学专业性强、技术更新快,在一些复杂的医疗纠纷中,应咨询或邀请与医疗纠纷发生单位无关的有关临床医学专家共同参加尸检。拒绝或者拖延尸检,超过规定时间,影响对死因判定的,由拒绝或者拖延的一方承担责任(第十八条)。

为做好医疗纠纷的法医学尸检,应做到以下几点:①尸检前应向医患双方了解有关情况,听取双方对纠纷中提出问题的陈述,明确尸检重点。②获取有关病历资料,核对双方的陈述及审查病历材料的可靠性。③尸检时可要求双方派代表见证尸检的全过程,以示公平、公正和公开,增加纠纷双方对尸检鉴定结论的信任度;对尸检的方式、重点部位、特殊检查等心中有数,详细记录解剖结果,并照相或摄像。④注意提取有鉴定价值的检材,及时送做病理组织学和毒物分析检查等,必要时还应送做细菌学、免疫学、理化检验以及相关的特殊检查,如空气栓塞、肺动脉栓塞、气胸等检查。

法医学鉴定应区分或鉴别以下几个问题:①鉴别医疗意外、难以避免的并发症以及疾病自然转归导致的医疗纠纷。②区分医疗过程中由于潜在疾病的偶然性发作而导致的猝死。③注意区分刑事犯罪行为。如医务人员利用医疗机会,故意加害伤病员或亲属,造成不良后果或死亡,则不属于医疗事故,而属于刑事犯罪行为。④在工伤、交通事故或一些伤害案件中,由于伤者多以急诊形式到医院就诊,如果急诊处置不当,很容易引起医疗纠纷。此时的鉴定一定要注意分析损伤和处置不当的医源性因素在死因中所起的作用,以防错误转嫁责任。

第五节 非法行医、非法行医罪及非法进行节育手术罪

全国人大常委会2011年2月25日颁布并于2011年5月1日实施的《中华人民共和国

刑法(2011修正)》"第二编　分则""第六章　妨害社会管理秩序罪""第五节　危害公共卫生罪"之第三百三十六条规定："【非法行医罪；非法进行节育手术罪】未取得医生执业资格的人非法行医，情节严重的，处三年以下有期徒刑、拘役或者管制，并处或者单处罚金；严重损害就诊人身体健康的，处三年以上十年以下有期徒刑，并处罚金；造成就诊人死亡的，处十年以上有期徒刑，并处罚金。未取得医生执业资格的人擅自为他人进行节育复通手术、假节育手术、终止妊娠手术或者摘取宫内节育器，情节严重的，处三年以下有期徒刑、拘役或者管制，并处或者单处罚金；严重损害就诊人身体健康的，处三年以上十年以下有期徒刑，并处罚金；造成就诊人死亡的，处十年以上有期徒刑，并处罚金。"

非法行医(illegal medical practice)是指为了谋取非法利益，在没有取得当地医疗卫生行政主管部门颁发的医生执业资格和营业许可证的情况下，擅自从事医疗活动。其核心是没有取得卫生行政主管部门颁发的医生执业资格，而不论其本人的实际医疗水平如何。非法行医常见有：无照行医、巫婆、神汉、气功师行医及江湖游医等。

非法行医一旦出现不良医疗后果，由于存在"非法行医者没有合法行医执照，医疗设备简陋，人员配备不齐"等明显不足，患方容易认为有医疗过失而发生医疗纠纷。尽管非法行医造成的不良医疗后果按《医疗事故处理条例》的规定不属于医疗事故，也不是卫生行政部门医疗事故技术鉴定和处理的范畴，但从本质上看这仍然是一种医疗纠纷或者说是一种特殊类型的医疗纠纷。通常，非法行医与不良医疗后果之间的因果关系鉴定，可申请法医学技术鉴定。

非法行医罪(guilt of illegal medical practice)是指因非法行医严重地危害了国家医疗管理秩序和公众生命健康安全，即非法行医情节严重者。主要有以下几种情况：没有受过基本医疗培训而冒充医务人员为他人诊治，延误治疗时机；医疗条件严重不符合国家规定的标准；非法行医者不听卫生行政部门劝阻，屡禁不止；伪造、涂改、出卖、转让、出借"医疗机构执业许可证"；违反有关法律、法规和医疗技术规范，或医疗过程中对患者有其他违法行为；使用非卫生技术人员从事医疗卫生技术工作；自定收费标准、乱开药方、牟取非法利益数额较大；卖假药、劣药或其他剧毒药品；医疗作风恶劣，不负责任，发生严重不良医疗后果等。非法行医者如果进行严重违反计划生育政策活动的，《刑法》另行规定了"非法进行节育手术罪"。

非法行医罪、非法进行节育手术罪者需同时承担相应的刑事责任、行政责任和民事责任。非法行医构成非法行医罪、非法进行节育手术罪的，通常由当地公安机关负责受理、侦查，确认为非法行医后移交人民检察院，再向人民法院起诉处理。《刑法》第三百三十六条对非法行医行为的定罪和量刑都作了明确具体规定："因非法行医情节严重，严重损害就诊人健康或造成就诊人死亡的，将会受到刑事处罚"。情节严重的处罚金、管制、拘役甚至十年以上有期徒刑，并处罚金；行政处罚可以没收其违法所得以及没收非法行医有关的财产等；民事责任承担对患者的经济赔偿。

（陈　龙）

第十一章 中　　毒

中毒在法医学鉴定实践中比较常见，医生在临床诊疗过程中也会经常遇到疑似中毒患者，因此，如何鉴别、判断毒物中毒对于法医及临床医生都非常重要。

第一节　概　　述

一、毒物及中毒的概念

（一）毒物

毒物（poison or toxicant）是指在一定条件下，以较小剂量进入机体，通过化学或物理化学作用，引起机体功能性或器质性损害甚至导致死亡的化学物质。毒物的概念是相对的和有条件的，一般来说应把握3个要素：①剂量。任何物质当服用达到一定剂量时都可能对人体产生危害。如食盐是人体的必需物质，但若食用过量，则会因吸水作用导致人体电解质紊乱而引起死亡。反之，强毒性的物质如砒霜、蛇毒、乌头等在低于中毒剂量时，也可用作治疗。"剂量意即中毒"（"The dose makes the poison"）已成为毒物概念的要则。②外源性。毒物是通过各种途径进入机体发挥毒作用的，机体在代谢过程中产生的内源性有毒物质，如酸中毒、尿毒症的致毒源均不属毒物的范畴。③作用方式。毒物是通过化学或物理化学作用导致机体功能性或器质性损害的，如一氧化碳与血红蛋白通过化学结合形成牢固的碳氧血红蛋白（HbCO）而致机体缺氧。

由此可见，药物和毒物之间具有辩证关系，当物质的作用对象、使用方式、使用剂量不同时，可具有不同的性质。因此，实践中常常把毒物和药物统称为"毒药物"。

人类对毒物的认识和理解是在认识自然的过程中不断演变和深化的。随着生命科学的发展，人类对生命活动的过程与规律、疾病与健康的认识更加深入。此外，不同领域往往对"毒物"赋予不同的内涵，如从预防医学的角度认为"一切可能损害人类健康、生存、影响人类繁衍新生的物质均为有毒害的物质"。

（二）中毒

中毒（poisoning）是指生物体受到一定量的毒物作用而引起功能性或器质性损害后出现的疾病状态或死亡。因中毒而导致死亡称为中毒死。上述概念表明，中毒和中毒死一定是毒物直接对机体造成损害作用的结果。

中毒按其发生、发展的过程可分为急性中毒、亚急性中毒和慢性中毒。一次接触大剂量的毒物,短时间内出现严重中毒症状的为急性中毒,特点是发病急、病情重、症状明显、转归快。急性中毒多见于他杀、自杀和灾害性事故,是法医学鉴定的重点。多次或长期接触小剂量毒物,使机体长时间遭受功能损害,逐渐产生中毒症状的为慢性中毒,特点是症状不明显、病程长、痊愈难。慢性中毒多见于环境污染、职业中毒及毒品滥用。介于两者之间的,为亚急性中毒。由于慢性中毒与自然疾病较难鉴别,也有犯罪分子用此类方式投毒,因此在法医学鉴定中应予以注意。

毒物引起个体中毒的剂量称为中毒量(toxic dose);造成死亡的剂量称为致死量(lethal dose)。中毒量、致死量通常是基于动物实验而得出的统计数据,由于实验动物种属、给药途径不同,不能简单地用动物实验的中毒量或致死量判断或推算个体是否死于中毒。文献中也有根据中毒死亡实例资料总结的中毒量、致死量,但不同的文献因资料来源不同会出现同一毒物的中毒量或致死量数据存在差异。由于影响机体中毒的因素很多,实际案例的资料也仅有参考价值。另外,不论何种毒物的中毒量或致死量均没有绝对值,只能说成年人某种毒物的致死量大概在某范围内。在法医学鉴定中依据中毒量和致死量评价中毒或中毒死时,必须考虑到中毒的各种影响因素及数据本身的局限性。

二、毒物的分类

毒物可根据不同的方式分类。常见有根据理化性质、毒理作用或综合原则进行分类。

(一) 按毒物的理化性质分类

1. 挥发性毒物 指常温下挥发性较强或沸点较低的毒物,如醇类、氰化物、酚类、有机磷及有机氯农药等。

2. 非挥发性毒物 指常温下不易挥发的毒物,分酸性、碱性及两性毒物3类。如巴比妥类、斑蝥素等酸性毒物;生物碱类、苯二氮䓬类、吩噻嗪类等碱性毒物;吗啡等两性毒物。

3. 金属毒物 如砷、汞、铊、钡、铅等。

4. 水溶性毒物 如强酸、强碱、亚硝酸盐等。

5. 气体毒物 如一氧化碳、硫化氢、天然气等。

(二) 按毒物的毒理作用分类

1. 腐蚀性毒物 指以局部腐蚀作用为主要毒作用的毒物,如强酸、强碱、酚类、硝酸银、铜盐等。

2. 实质性毒物 又称毁坏性毒物,指引起实质器官(肝、肾、心、脑等)较明显病理形态学损害的毒物,如重金属盐类、磷化锌等。

3. 酶系统毒物 指主要抑制特异酶系统活性的毒物,如有机磷类、氰化物、二硫化碳、五氯酚钠等。

4. 血液毒物 指主要引起血液成分变化的毒物,如一氧化碳、亚硝酸盐、硫化氢、硝基苯、某些蛇毒等。

5. 神经毒物 指主要引起中枢神经系统功能障碍的毒物,如醇类、巴比妥类、苯二氮䓬类等安眠镇静药、麻醉药、士的宁、烟碱、可卡因等。

（三）综合分类

实践中，主要根据毒物的理化性质和用途综合分类，见表 11-1。

表 11-1 毒物的综合分类

种类	毒物
气体毒物	一氧化碳、天然气、硫化氢和工业废气等
挥发性毒物	乙醇、甲醇、氰化物、氯仿、苯类及其衍生物等
水溶性毒物	亚硝酸盐、强酸类、强碱类等
金属毒物	砷、汞、铅、钡、铊等
合成药物	苯二氮䓬类、吩噻嗪类、巴比妥类、三环类抗抑郁药等
天然药毒物	乌头类、马钱子、颠茄类、河豚、斑蝥等
毒品	阿片类、苯丙胺类、大麻类、可卡因、氯胺酮、新精神活性物质等
杀虫剂	有机磷类、氨基甲酸酯类、拟除虫菊酯类等
杀鼠剂	氟乙酰胺、毒鼠强、磷化锌、香豆素类、茚二酮类等
除草剂	百草枯等

在法医学中毒鉴定实践中，各分类方法的应用价值为：在根据中毒症状分析时，宜采用按毒理作用分类；在进行毒物分析时，宜将毒物理化性质分类和综合分类相结合进行检材处理和定性筛选。

三、毒物的体内过程

毒物在体内一般要经过吸收、分布、代谢和排泄 4 个过程。毒物在体内的过程对于正确了解中毒的发生、发展及结果是非常重要的。

（一）毒物的吸收

毒物经各种途径吸收进入机体才能发挥其毒作用。毒物进入机体的主要途径有消化道、呼吸道、黏膜等，注射也是一种入体途径。毒物的吸收是指毒物通过与机体的接触而经皮肤、黏膜、消化道、呼吸道等途径进入体内循环的过程。毒物入体的途径不同，其吸收的速度和量也不同，由此而导致其中毒快慢和程度差异。一般来讲，毒物由静脉途径直接进入体循环，机体的毒性反应出现最快，影响程度也可能最严重。其他途径进入机体的吸收速率由快到慢依次为：吸入、腹腔内注射、皮下注射、肌内注射、口服及体表接触。另外，毒物入体的途径不同，还可以影响毒物作用的性质，如苦杏仁苷从静脉进入机体完全没有毒性，而若口服，则可能经胃酸分解释放出氢氰酸而引起中毒死亡。

此外，毒物的吸收还与毒物的性质、机体的状态、胃内容物及充盈状况等因素有关。了解毒物吸收途径的特点，对解释中毒发生与否、推断毒物入体的时间、毒物分析检材的选择及判断中毒的性质等，都有很大的帮助。

（二）毒物的分布

毒物在体内随血液循环很快分布到全身各器官组织。毒物在机体内的分布并不是完全均匀的，其分布情况取决于毒物的理化性状、与脏器组织的亲和力及组织的血流量等因素。

各种毒物的分布有其相应的特点。如乙醇、阿托品、拟除虫菊酯类在体内分布相对均匀;一氧化碳与血红蛋白具有高亲和力;砷沉积于肾、骨骼、指(趾)甲;氰化物、有机磷农药等则在肺组织中有较高的分布。掌握毒物在体内分布的特点有利于对毒物分析检材的选择,对评价分析结果也有一定的指导意义。

(三) 毒物的代谢

毒物进入机体后,经细胞和组织内酶的作用,会发生氧化、还原、水解或结合等生物转化,这一过程也称毒物在体内的代谢。代谢生成的产物,称为代谢物。毒物在体内的代谢可分为 2 个步骤,第 1 个步骤包括氧化、还原或水解,第 2 个步骤为结合过程,经过第 2 个步骤毒物本身及其毒作用均趋消除。但不同毒物在体内代谢的过程各不相同,有的仅经历第 1 个步骤或第 2 个步骤,有的则有多种代谢过程,也有的不经过生物转化而直接被排出体外。大多数毒物经过生物转化后,毒性随之降低,也有的经过代谢后毒性反而增强。

1. 氧化 氧化是最为常见的代谢方式。如乙醇在乙醇脱氢酶和乙醛脱氢酶作用下氧化成水和二氧化碳(CO_2)而失去作用,而金属汞则在红细胞内氧化成一价和二价汞离子而发挥毒作用。

2. 还原 带有硝基和羰基的毒物易发生还原反应。如亚硝酸盐中的二氧化氮(NO_2)被还原成胺(NH_2)而降低毒性,五价砷被还原成三价砷而增强毒性。

3. 水解 具有酯键或酰胺键的毒物在酯酶等的作用下易发生水解。如有机磷农药 1605 水解后生成对硝基酚而降低毒性,但也有少数毒物如氟乙酰胺水解为氟乙酸后毒性增强。

4. 结合 具有羧基、羟基、氨基的毒物易与体内葡萄糖醛酸等结合成相应的酯、醚及酰胺等化合物。如吗啡大部分在肝微粒体内与葡萄糖醛酸结合成吗啡-葡萄糖醛苷后经肾排泄,但砷或汞离子与酶蛋白分子上的巯基结合,使酶失去活性而表现出毒性。

毒物的体内代谢是决定其毒作用强弱和持续时间的重要因素。某些毒物进入体内后迅速代谢,毒物分析不能检出毒物原体,或仅能检出其代谢产物。毒物特征性代谢产物可作为其原体进入体内的证据。

(四) 毒物的排泄

毒物在体内的最后过程是排泄。它们从排泄器官和分泌器官以被动扩散或主动分泌的方式被排出体外。肾是最重要的排泄器官,几乎所有进入体内的毒物都可经肾排泄。不少毒物随原尿排入肾小管内后,由于水分的重吸收,使原尿内毒物的浓度高于其在血浆内的浓度,因此导致有的毒物被动扩散再吸收入血。尿 pH 值对毒物的排泄有很大的影响,酸性尿使碱性药物的排出量增加,在碱性尿条件下因肾重吸收而使药物在体内的半衰期延长,如苯丙胺的半衰期在尿酸性时为 4~8 h,自然条件下为 12 h。大多数毒物经肾排泄较快,少数毒物经肾排泄较慢(如重金属类),可能发生蓄积中毒。

此外,部分毒物(如吗啡、铅等)很大一部分可经胆汁排入肠道,随粪便排出;肺可排出气体和挥发性毒物,如一氧化碳、乙醇、有机磷农药等;汗液、乳汁、唾液等分泌物中也可排出部分毒物。在法医学毒物鉴定中应根据毒物的不同理化特性、中毒过程的长短等提取适当的检材用于毒物分析,肾、尿液、胆汁都是常用的重要检材。

(沈　敏)

第二节　中毒的法医学鉴定及临床实践

在日常工作和生活中,当发生了疑似中毒导致死亡或者疑似中毒送医抢救的事件时,常需要进行中毒的法医学鉴定或毒物学鉴定。两者的要求及相应实施方案各有侧重。关于疑似中毒导致死亡的鉴定证据性强,取材全面,需要周密、细致的筛选与确证,一般要给出定性和定量结果;而关于疑似中毒送医抢救的鉴定则时效性强,需快速准确地提供是否中毒及毒物种类的线索,帮助医生判断和采取正确有效的抢救措施,一般先给出定性结果即可。

本节结合临床实践需求,重点对中毒的法医学鉴定中所涉及的案情调查、症状分析、检材提取及送检、毒物分析及结果评价等方面进行介绍。此外,简要介绍毒物分析常用方法等内容,供拓展学习使用。

一、案情调查

案情调查是指法医学鉴定人员以询问相关人员的方式,了解案件发生的相关情况。通过案情调查,鉴定人员往往可以从中发现与案件相关的线索,在此基础上对案件进行初步判断,合理制订鉴定方案,正确指导取材,缩短鉴定耗时,提高检案成效。若当事人被送医抢救,则由医务人员仔细询问相关情况,获得线索进行初步判断,并把相关要点传递至毒物分析鉴定人员,这对节约时间、成功实施抢救尤为重要。

案情调查的内容主要包括事件的经过、当事人以往的健康状况、所从事的职业,以及可能接触的毒物等。若事件发生在工作中,应当注意详细询问当事人的职业、工种、工龄、工作环境条件、可能接触的毒物种类、防护措施是否到位、现场涉及的人数与范围,以及过去是否发生过中毒事故等。若事件发生在工作时间之外,则需要考虑多种可能性,有重点地进行案情调查。例如,怀疑是食物中毒,应仔细询问进食的种类、来源和同餐人员发病情况等;怀疑是自杀,应询问当事人是否有精神病史、用药史、发病前精神状态,有无言语反常,现场有无空药瓶、药袋或剩余药物及标签等;怀疑涉及吸毒,则应观察当事人体格面貌、精神状态、肢体有无注射瘢痕,并注意陪同人员问答的神情;对无明确病史和毒物接触史的患者,突发不明原因的抽搐、昏迷、休克、呼吸困难等,也应想到中毒的可能。

二、症状分析及临床实践

当毒物进入机体引起中毒时,机体往往会表现出一些特殊的症状和体征,可累及多个器官和系统。急性中毒患者常于1 h内出现症状和体征,有的甚至数分钟内即会出现,数小时内发展至高峰,经急救处理后可逐渐缓解。熟悉常见毒物引起的主要临床症状及体征,有利于临床医生及法医学鉴定人员及时做出判断,从而采取正确的急救措施或设计合理的鉴定方案。常见毒物引起的主要临床症状见表11-2。

表11-2 常见毒物引起的主要临床症状

部位	症状及体征	可能涉及的毒物
神经系统	昏迷	安眠镇静药、麻醉药、有机磷类、乙醇、一氧化碳、硫化氢等
	抽搐	杀虫剂(有机磷类、氨基甲酸酯类等)、氰化物、毒鼠强、氟乙酰胺、士的宁等
	幻觉、谵妄	苯丙胺类兴奋剂、氯胺酮、大麻、卡西酮类等精神活性物质
	视力障碍	甲醇、钩吻、阿托品等
	瞳孔缩小	有机磷类、氨基甲酸酯、阿片类、氯丙嗪、毒蕈碱等
	瞳孔散大	颠茄类、氰化物、乙醇、乌头碱等
心血管系统	心律失常	乌头、氟乙酰胺、夹竹桃等、苯丙胺类
	凝血障碍	抗凝血类杀鼠剂(溴敌隆等香豆素类、敌鼠等茚二酮类)
呼吸系统	呼吸加快	苯丙胺类、士的宁等
	呼吸减慢	阿片类生物碱、一氧化碳、乙醇等
消化系统	恶心、呕吐、腹痛、腹泻等	杀虫剂(有机磷类等)、杀鼠剂(磷化锌等)、毒蕈、砷等金属毒物、强酸、强碱等
皮肤、黏膜	发绀	亚硝酸盐、有机磷类、巴比妥类、阿片类等
	腐蚀斑	强酸、强碱、斑蝥等

需要注意的是,不同毒物中毒可有相似的临床表现,且有些毒物中毒的症状和一些疾病引起的症状相似,如心脑血管疾病、胃肠道疾病等。因此,当案情提示可能某种毒物中毒时,应根据主要症状重点查体,检查意识状态、呼吸、脉搏、血压、瞳孔等情况,综合分析症状出现的特点、出现的时间顺序是否与该种毒物中毒的毒理过程相符,从而采取紧急复苏、对症支持治疗和预防并发症等必要、适当的急救措施,必要时取材送检进行相关毒物分析检测。在毒物种类未得到明确结论或中毒时间超过限定时间时不宜应用解毒药,洗胃措施也应慎用。

三、检材的采取及送检

检材的采取是中毒的法医学鉴定中关键的步骤之一,具有一次性、时效性等特点,采取合适、足量的检材并及时送检是获得正确鉴定结论的前提条件。

(一) 检材的分类与特点

毒物分析所用检材分为体外检材和体内检材。体外检材是指未经人体消化吸收的检验材料,检测结果不能作为鉴定中毒的直接证据;体内检材取自活体或尸体,毒物已被吸收,常含有代谢产物,检测结果能作为鉴定中毒的直接证据。

检材的选取原则一般是毒物含量高、采集方便、与检测方法相适应、对检测结果有判断价值。体外检材形式多样,目标物含量差异较大,一般根据实际情况决定取样种类及取样量。体内检材目标物含量一般较低,常用的体内检材主要包括血液、尿液、胃内容物、组织和毛发等。血液是适用范围最广的体内检材,血液中目标毒物的含量是判断是否中毒及中毒程度的重要指标,但血液中毒物含量低、检出时限短,不宜单独用于未知物筛选分析。尿液取样方便，检材处理容易，且毒物浓度或其代谢产物含量高、检出时限长，但因受饮水量、pH值等的影响，毒物在尿液中的浓度与在血液中浓度不相关。口服中毒者一般胃内容物中的毒物含量大，毒物未分解和代谢，但需考虑毒物进入体内的时间。因此，一般应同时取胃内容物、尿液及血液送检，以免漏检。组织（肝、肾等）适用范围广，毒物含量较高，检出时限较长，一般作为备用检材。若怀疑有毒品等滥用史，还可取毛发进行分段检测。

（二）检材的采取

毒物分析取材可来自现场勘验、尸体剖验或临床救治过程，取材要求和注意事项各有侧重。

1. 现场勘查取材 现场勘查是在案发现场由侦查员及相关专业人员所实施的一系列侦查行为，目的是发现相关线索和获取相关证据。对怀疑中毒的案件进行现场勘查时，应注意寻找毒物的来源。例如，通风条件如何，有无燃气泄漏；有无可疑药瓶、药片；食物、饮料及装盛的容器是否有异常等。凡是怀疑与中毒事件相关的物品，均应适量取材备检。

2. 尸体剖验取材 疑似中毒死亡的案件需进行尸体剖验，该项工作由法医病理学专业人员完成。在疑似中毒案件的尸体剖验过程中，除按照常规解剖程序进行外，还应注意尸表及体内是否存在一些可能由毒物引起的特殊征象。

（1）尸表征象：注意观察①衣着有无异常。腐蚀性毒物中毒时，衣服上可能会有腐蚀痕迹；有机磷类杀虫剂中毒时，衣服上、口鼻处可能有特殊的大蒜臭气味等。②皮肤有无异常。一氧化碳中毒死亡者尸斑呈樱红色；亚硝酸盐中毒死亡者尸斑呈蓝灰色；还要观察皮肤上有无针眼、腐蚀斑痕等。③瞳孔有无异常。有机磷中毒死亡者尸检时一般都能看到瞳孔缩小（直径<3 mm）现象。④尸僵强度及持续时间。士的宁、有机磷类等中毒死亡者尸僵较强，可保持痉挛状。

（2）体内征象：注意观察消化道、呼吸道有无异常；胃内容物、血液、尿液有无异常，服安眠镇静药自杀者有时胃内容物中可以看到未崩解的药片，苯酚中毒尿液呈绿色；心、肝、肺、脑等器官肉眼及切片镜下观察是否异常。

根据所观察到的征象，采取合适、足量的体液和组织等生物检材，分别包装、标识，及时送检，委托毒物分析检测。

3. 临床救治取材 疑似中毒送医抢救的过程中，为探明是否中毒及毒物的种类，常常需取材送检。由于检材来自活体，所以采取的检材种类和数量受到限制。临床上，经常采取的检材包括血液、尿液、呕吐物及洗胃液。采取血液时应注意抗凝，洗胃液应收集最初的部分。采样过程中应注意避免干扰检测的化学品污染。例如，进行疑似乙醇中毒的血样采集时，应避免常规的乙醇棉球消毒操作，而改用苯扎溴铵（新洁尔灭）棉球消毒。

检材的采取量应能满足保存留样供重复分析的需要，一般取20 g或20 ml。表11-3是急性中毒检测中根据不同入体途径而常采取的体内检材种类。来自临床抢救患者的检材，例如血液，在不要求保存留样的情况下，取样量可以减半，但一般不应少于5 ml。当样品量不能达到最低要求时，可能会因检测方法灵敏度所限，检测结果的可靠性受到影响。

表 11-3　急性中毒检测常用的生物学检材

入体方式	检材种类
口服	胃内容物、血液、尿液、肝组织等
注射	血液、尿液、组织、注射部位肌肉组织等
吸入	血液、肺组织、肝组织
皮肤、黏膜吸收	血液、尿液、肝组织等

（三）检材的保存与送检

上述各种检材采取后，应分别装于洁净的器皿之中，密封、标识后及时送检。若不能在短时间内送检，应低温妥善保存，防止腐败分解，但原则上不能采用甲醛等防腐剂防腐。

四、毒物分析及结果评价

毒物分析是指用分析化学尤其是现代仪器分析技术手段，对检材进行毒物定性或定量分析，从而为中毒案件的判定提供科学依据。由于毒物分析具有检测目标不确定性，且往往又有检测时间的限制，所以一般在定性分析检测的基础上，根据实际需要和检测意义，确定是否进行定量分析检测。

（一）毒物分析鉴定流程

毒物分析检测由法医毒物分析专业人员完成，工作流程主要包括鉴定的受理与检材的接收、分析检测、出具结果报告。

1. 鉴定的受理与检材的接收　在进行鉴定的受理时，鉴定人员应和委托方充分沟通，了解相关案情、委托鉴定事项、鉴定事项的用途和鉴定要求。在此基础上，鉴定人员根据检测条件、委托方提供的检材，初步判断能达到的鉴定目标、检测完成时限，签订委托协议，并做好相应的说明解释工作。尤其是临床抢救患者的检材，往往取材的种类和数量都比较有限，且时间紧，有效的沟通可提高鉴定成效，避免贻误抢救时机。

2. 分析检测　毒物分析鉴定人员根据相关案情调查情况、现场勘查情况、尸体剖验情况/临床症状观察等制订相应的检测方案。一般可首先进行一些初步试验，目的是缩小检测范围，减少分析的盲目性。初步试验包括观察检材的颜色、气味和酸碱性测试等，并可进行一些简单的化学反应，若是毒品分析还可采用快捷的免疫检测试剂板进行尿液筛选分析，特殊情况下也可采用动物实验。在获得初步的检验结果后，则按照一定的操作程序处理检材，通过分离、净化（衍生化）、浓缩等步骤将检材转化成适合分析的状态，然后采用合适的仪器和分析方法进行定性、定量分析。每次进行毒药物分析时，都须同时进行阳性、阴性对照试验，以避免假阴（阳）性结果或定量不准确等情况的发生。

3. 出具结果报告　毒物分析检测结果以鉴定意见书的形式给出。毒物鉴定意见书的内容一般包括委托方信息、委托事项、样品信息、检测时间及地点、检测方法、检测结果、鉴定人信息等。毒物分析检测结果一般都比较明确地直接报告，阳性结果常用"所送检材中检出某种毒物，其浓度为多少"的语句进行表述。若检出的毒物含量大于等于检测限（limit of detection，LOD），而小于定量限（limit of quantification，LOQ）时，则用"所送检材中检出某种毒物成分,其浓度小于多少"进行表述。若未检出委托项目中的毒物,则用"未检出某种/某类物质"或"未检出某几种/某几类物质"表述,而不用"未检出毒物""不排除"等语句,必要时注明检测限。

（二）毒物分析常用方法

毒物分析常用方法包括形态学方法、动物实验方法、免疫分析法、理化分析法和仪器分析法。各类方法都有其优缺点及适用范围,在实际工作中应根据情况和分析目的选用合适的方法配合使用,在筛选分析的基础上使用原理不同、灵敏度及专属性高的方法进行结果确证。

1. 形态学方法 形态学方法(morphological analysis)是指通过对检材的外观形态或显微形态进行辨认的方法,常用于预试验和筛选试验。例如,一些天然药毒物的中毒事件中,常会有中草药材、剩余药渣等体外检材,许多是未经加工或只经过简单加工,化学成分十分复杂,而且随种属、产地、时令、采集加工方式等因素而变,运用形态学方法进行检验可以得到很好的成效。形态学方法主要通过肉眼辨识,有时还可通过显微镜观察毒药物的组织构造、细胞及后含物的种类等显微形态特征,并与已知对照品的形态特征进行核对鉴定。

2. 动物实验方法 动物实验(animal test)是指以动物为实验对象,将检材适当制样以灌胃、注射等方式给药,通过观察动物给药后产生的毒效反应来鉴别某些具有较强生理作用毒物的方法。动物实验法具有简便快速、设备简单等优点,对于一些毒性剧烈的毒物,如氰化物、毒鼠强等,可作为快速初筛的方法。若动物出现中毒或死亡,可考虑进一步检验;若动物表现正常,一般可排除。此外,一些毒物还有特殊的毒理效应,在仪器设备条件有限的情况下可作为专属性检测。例如,可利用青蛙毒性试验判定检材中是否含有士的宁。将检材处理液注入蛙背后淋巴囊内,若检材中有士的宁存在,则蛙会在数分钟或半小时内出现间歇性及强直性四肢肌肉痉挛、蛙体及后腿伸直、前肢合抱等表现;在痉挛间歇期中稍给予声音或光线刺激,会立即再次引起全身性强直痉挛。

3. 免疫分析法 免疫分析法(immunoassay)是指利用抗原-抗体竞争性结合的原理,以待检抗原(目标毒物)、偶联抗原(标记毒物)与特异抗体竞争结合反应为基础的一类分析方法。免疫分析法具有灵敏度高、选择性强、操作简便、检材无须特殊处理、省时及耗材少等优点。目前,已商品化的利用层析技术制备的胶体金标记免疫分析试剂板已被普遍用于尿样中的毒品快速筛选检测。

4. 理化分析法 理化分析法(physical and chemical analysis)是指利用毒药物的物理或化学性质来达到初筛分析目的的方法,包括熔点、沸点、折光率等物理常数的测定及微量化学反应。微量化学反应是一些能生成沉淀、结晶或改变颜色等现象的灵敏化学反应,常在滤纸条、白磁板或载玻片上进行,具有快速、简便及无需特殊设备等优点,尤其是对现场发现的可疑物如药品、饮食物或呕吐物中的异物等可及时就地检验。

5. 仪器分析法 仪器分析法是指利用各学科的基本原理,采用电学、光学、计算机等先进技术探知物质化学特性的分析方法,具有灵敏度高、选择性好、操作方便、结果可靠、自动化程度高的特点。法医毒物分析中应用比较多的是光谱分析法、色谱分析法、质谱分析法和两谱联用技术。

(1) 光谱分析法(spectroscopic analysis)：是指利用物质吸收或发射某些特定频率电磁辐射的光学性质进行定性、定量的分析方法，主要包括紫外-可见光谱法、荧光光谱法和原子吸收光谱法等。光谱法具有灵敏度高、操作简便等优点，应用较广。例如，用紫外-可见分光光度法进行血液中 HbCO 饱和度的测定是一氧化碳中毒鉴定的重要环节；原子吸收分光光度法是金属元素检测的可靠确证方法。但是，光谱法不具备分离功能，选择性较差，对样品的前处理要求高，因而随着现代仪器分析技术的发展，在法医毒物分析中多数情况下只能作为检测手段与其他检测方法(如色谱法)联用。

(2) 色谱法(chromatography)：是指利用不同毒药物与固定相和流动相之间的作用力(分配、吸附、离子交换等)的差别而相互分离的分离分析方法。待测样品在流动相带动下沿同一方向通过固定相，由于样品中的各组分在两相间溶解、吸附或分配等分子间作用的差异，造成不同组分以不同速度移动，使不同组分最终得以分离。根据流动相及固定相的不同，色谱法可分为薄层色谱法、气相色谱法、高效液相色谱法、毛细管电泳法等。色谱法具有较高的灵敏度和专一性，并能同时分析毒药物原体和代谢产物。

(3) 质谱法(mass spectrometry，MS)和两谱联用技术：是指利用分子断裂碎片及结构特征信息进行分析的方法。通常在真空条件下采用高能电子束使气化的有机分子生成带正电荷的阳离子并进一步裂解成一系列的碎片离子，加速后导入质量分析器，在磁场作用下以离子的质荷比(mass charge ratio，m/z)大小顺序进行收集并记录得到质谱图。利用质谱图中离子峰位置进行定性和结构分析，利用离子峰强度进行定量分析。两谱联用技术是将色谱仪器与光谱、质谱等结构分析仪器通过适当接口相结合，借助计算机数字化处理，进行联用分析的技术，主要包括气相色谱-质谱联用(gas chromatography—mass spectrometry，GC-MS)、液相色谱-质谱联用(liquid chromatography—mass spectrometry，LC-MS)等。近年来，质谱技术得到了快速发展，色谱-质谱联用仪器越来越多地运用到毒物分析的领域中。它结合了色谱的分离功能和质谱的较强定性功能，能用于复杂体系的定性、定量分析，尤其是多级色谱-质谱联用在提高准确性和灵敏度方面更胜一筹，逐渐成为法医毒物分析的主要确证手段。

(三) 毒物分析结果评价及死因分析

法医毒物分析检测结果是判定中毒与否及中毒程度的重要依据。在有符合要求的质量控制的前提下，例如平行进行空白检材对照和空白检材添加试验等，若检验的结果是阳性，说明检材含有被检测的毒物，且其含量高于方法检测限。依据阳性结果要做出中毒的法医学鉴定意见时应考虑到下列可能的情况：①受检者是否在治疗用药期间；②其工作或生活环境是否可能接触到毒物；③有些物质是否会因腐败产生，或者由于检材处置不当，被污染产生假阳性。若结果是阴性，说明检材中不含被测毒物或其中毒物浓度低于所用方法的检测限。运用阴性结果进行判断时也应注意到下列可能性：①因检材保存或处置不当，毒物已经分解变化；②毒物的中毒剂量小、性质不稳定或者代谢排泄很快，无法跟踪检测等。

此外，还应结合案情调查、现场勘验、临床资料、尸体剖验及病理切片组织学检查等各方面的情况,综合分析之后做出鉴定意见。一般情况下,若毒物分析检测结果已达中毒血浓度,且有关症状和病理改变与检出的毒物毒理作用相一致,则可肯定为中毒;若已达致死血浓度,则在排除其他致死性损伤等暴力性因素及致命性疾病情况下,可认定为中毒死。需注意的是,有时事件的成因比较复杂,任何意见的得出均需要建立在多方面综合分析的基础上。

(姜 宴)

第三节　常见毒物中毒

一、氰化物中毒

1. 基本性状和中毒原因　氢氰酸(hydrocyanic acid,HCN)及其盐类(常见氰化钠和氰化钾)均为剧毒物质。氢氰酸沸点25.7℃,能溶于水、乙醚、乙醇等溶剂,其水溶液极易挥发,口服致死量为0.05~0.1 g。氰化钠和氰化钾为白色粉末或结晶,口服致死量为0.05~0.25 g。另外,苦杏仁核、樱桃核、木薯、高粱嫩叶等植物含有0.1%以上的含氰基的化合物,如苦杏仁苷、木薯毒苷等。这些含氰苷在一定条件下可分解释放出氰根离子(CN^-)从而产生毒性。成人口服40~60颗苦杏仁可中毒。

氰化物被广泛用于许多工业领域,如电镀、采矿、冶金、造船业等。自杀和他杀都是氰化物常见的中毒方式。

2. 中毒机制　氰化物可通过呼吸道、消化道和皮肤吸收。CN^-主要通过阻断细胞色素氧化酶在生物氧化过程中的电子传递,使组织细胞不能利用氧而造成内窒息。由于中枢神经系统对于缺氧最为敏感,脑组织最先受到损伤,中枢性呼吸衰竭是氰化物中毒最常见的致死原因。

3. 中毒表现　小剂量中毒者,临床中毒症状可分为以下4期。

(1) 前驱期:吸入中毒者有眼、咽喉、呼吸道黏膜刺激症状。口服中毒者的口腔、咽喉有麻木、灼烧感,并出现流涎、呕吐、头晕、头痛、耳鸣、乏力等症状。

(2) 呼吸困难期:前驱期后出现胸闷、心悸、呼吸困难等。皮肤、黏膜逐渐成鲜红色,血压升高,心律不齐,瞳孔先缩小后放大,伴眼球凸出及恐怖面容。逐渐由神情淡漠转入昏迷。

(3) 痉挛期:出现强直性痉挛、体温下降、大小便失禁。

(4) 麻痹期:呼吸逐渐变慢变浅,各种反射逐渐消失,终因呼吸麻痹而死。

上述4期之间并无明确的时间划分,共可经历10~30 min,若抢救及时或中毒程度较轻,症状可在2~3 d后逐渐缓解。病程中易并发脑水肿、肺炎、肺水肿等,亦可遗留神经衰弱。

长期小剂量接触氰化物可出现神经衰弱、胃肠功能紊乱、肌肉酸痛、全身乏力及各种自主神经功能障碍。由于其解毒产物硫氰酸盐可阻碍甲状腺对碘的摄入、抑制碘络氨酸形成,进而影响体内甲状腺素的合成,血游离甲状腺素降低,反馈性引起甲状腺刺激激素增高,并导致甲状腺肿大。

4. 尸体征象与检材的采取及检测　由于组织丧失了利用氧的能力,死者尸斑、肌肉及血液均呈鲜红色,需与一氧化碳中毒相区分。急性死亡者有明显的发绀,尸斑可呈紫红色,而口唇、肺仍呈鲜红色,尸僵明显。吸入者气管黏膜充血、水肿,气管及支气管腔内有血性泡沫样液体,并可有苦杏仁味。大量吞入氰化物中毒者,胃内有苦杏仁味;消化道各段均可见充血、水肿,胃及十二指肠糜烂出血尤为严重。急性死亡者脑部病变不明显。病程迁延者脑部可有充血、水肿及神经细胞不同程度的变性坏死,以大脑各叶及海马最为严重,小胶质细胞增生伴卫星现象;少数病例可见脑内小血管透明血栓形成、豆状核出血坏死等。心、肝、肾等组织可有不同程度的实质细胞变性。

氰化物中毒者的血液中氰化物浓度最高,其次为肝、肾等组织。呕吐物、剩余食物也是应收集的检材。氢氰酸易挥发,并会随着尸体腐败进程而分解,而尸体腐败又能生成少量氢氰酸。因而应尽早解剖尸体,取材后冷藏、及时送检,并注意检材中不能加入甲醛,盛装容器不留空隙以免挥发。

普鲁士蓝法是检测氰化物的一种有效方法,利用氢氰酸易挥发的特性,加酸使其从检材中逸出,CN^-先后与Fe^{2+}和Fe^{3+}反应生成普鲁士蓝。该方法操作简单,在尸检同时即可检测,很快就能拿到结果,有助于死因的确定。亦可将检材酸化处理并用氯胺T衍生化后,用顶空气相色谱法,以电子捕获器检测,计算出检材中CN^-的含量。

5. 法医学鉴定注意要点及临床实践　氰化物毒性作用迅速,容易致人"闪电"死亡。遇到突然急速死亡而怀疑中毒的案例,应首先想到氰化物中毒的可能。

对于临床抢救的患者,应询问患者本人或其家属,其职业是否易接触到氰化物,或是否曾大量口服苦杏仁、木薯等,并结合4期临床症状综合判断。

二、砷化物中毒

1. 基本性状和中毒原因　砷(arsenic,As),俗称砒,自然界中广泛存在,属于金属毒物。单质砷本身毒性不强,毒性较大的是含砷化合物。最为常见的含砷化合物为三氧化二砷(砒霜,arsenic trioxide),其纯品为白色粉末,无臭无味,微溶于水,因是偏酸性的两性化合物而可溶于酸,更易溶于碱,形成亚砷酸盐。三氧化二砷的口服致死量为$0.07\sim0.18\,g$;砷酸铅的致死量约为$0.8\,g$。硫化砷不溶于水和稀酸,可溶于碱,可被氧化生成砷化氢。砷化氢具有大蒜臭味,也可来源于工业生产中的有毒废气,$50\,mg/cm^3$吸入$1\,h$可致急性死亡。

三氧化二砷自古以来常被用于他杀或自杀。近年来,国内外均有采用小剂量多次投毒的案例报道。砷中毒也可见于意外,误用三氧化二砷当碱面、石膏、中药均可导致砷中毒。清理炉渣的工人、仓库工作人员如不规范操作,可导致砷化氢急性中毒。此外,长期饮用或使用含砷量高的地下水、燃煤等可引起地方性慢性砷中毒。

2. 中毒机制　砷化物多数通过消化道入体,约80%可被吸收;也可经皮肤、黏膜吸收。皮肤、毛发中含砷量较高,内脏器官以肝、肾浓度最高。无机砷主要以二甲基砷酸的形式从尿液排出。

砷化物与体内多种氨基酸、蛋白质的亲和力极强,能与多种酶蛋白的巯基或羟基结合,使酶失活,导致细胞内生物氧化过程障碍、细胞分裂紊乱,进而导致细胞死亡。砷化物可直接作用于中枢神经系统,麻痹延髓;并可直接损害各器官毛细血管,使其通透性增加,红细胞漏出。砷化氢是强烈的溶血物质,入人体后与血红蛋白结合,通过谷胱甘肽过氧化酶作用,使还原型谷胱甘肽氧化成氧化型谷胱甘肽,导致红细胞膜破裂。

3. 中毒表现 根据临床类型、发病方式,砷化物中毒分为以下4种类型。

(1) 急性胃肠型:该类型最为常见。患者以呕吐、腹泻伴腹部痉挛性疼痛为主要表现。呕吐物呈米汤样,似霍乱,脱水情况严重。中毒者可于数小时或数天内死亡。

(2) 急性麻痹型:主要由于口服大量砷化物,直接抑制延髓等生命中枢所致。表现为严重的循环衰竭:血压下降、脉搏细数、呼吸困难、谵妄、昏迷等。常在数小时内急性死亡。

(3) 亚急性型:见于少量多次摄入砷化物,或一次大量摄入但未致急性死亡、病程迁延者。以肝、肾损害为突出表现,恶心、呕吐、腹痛,皮肤、巩膜黄染,眼结膜、胸腹部及四肢皮肤出血,少尿或多尿、蛋白尿、血尿并可有脱水及小腿痉挛。持续数周至数月。

(4) 慢性型:多见于地方性慢性砷中毒。部分中毒者表现为周围神经炎,有手足针刺感、发麻、肌肉麻痹、萎缩等。部分中毒者表现为下肢血栓闭塞性脉管炎。另可表现为慢性胃肠炎、消化不良、消瘦、贫血等。慢性砷中毒者皮肤损害突出,可有色素脱失、沉着、角化过度、疣状增生等,偶见鼻中隔穿孔及指(趾)甲出现米氏线(Mee's lines,1~2 mm 宽的白色横纹)并逐渐向远端移行。病程长,可达数年。

4. 尸体征象与检材的采取及检测 急性中毒死者,可见其口腔、食管黏膜充血,胃黏膜肿胀、充血及点状出血,脑膜及脑实质充血水肿;显微镜下见神经细胞变性、肝小叶中央区肝细胞变性坏死,全身各器官淤血。

慢性中毒死者,皮肤变化较特征,手、足及躯干等处皮肤高度角质化,有斑点状色素沉着;显微镜下见皮肤角化不全或过度角化。肝脏体积缩小、质地变软、薄膜皱缩、表面及切面呈黄色,伴暗红色网状条纹;显微镜下见肝细胞坏死,肝窦高度淤血伴淋巴细胞、单核细胞浸润,中央静脉偏位或缺失,汇管区小胆管增生、炎症细胞浸润、结缔组织增生。神经髓鞘变性、神经细胞坏死。心肌肥大或梗死,心肌细胞水肿及脂肪变性、心肌炎等。

对于怀疑砷化物中毒的案例,应收集当事人的毛发、指(趾)甲、血液、尿液、粪便和呕吐物,尤其是怀疑慢性中毒者,其毛发及指(趾)甲是十分重要的检材。而对于中毒死亡者应收集其胃内容物、肝脏、肾脏和胆汁送检。

检测砷时,可采用 Gutzeit 法、二乙基二硫代氨基甲酸银(Ag~DDC)比色法、原子吸收分光光度法(atomic absorption spectrophotometry, AAS)、电感耦合等离子体质谱法(inductively coupled plasma mass spectrometry, ICP-MS)等。

另外,由于砷在自然界广泛存在,当在血液、组织等检材中检出砷时,需与人体中正常浓度范围相区分。

5. 法医学鉴定注意要点及临床实践 对于急性中毒的案件,根据当事人与砷的接触史、中毒症状和法医毒物分析的结果,能够较明确地得出砷中毒的鉴定意见。但对于慢性砷中毒的案件,砷的检出浓度可能较低,不能因此确定砷中毒,必须结合案情、临床症状或尸体征象综合判断。例如,有死者生前被误诊为周围神经炎、原发性慢性肾上腺皮质功能减退症,后经尸检及法医毒物分析方才明确为慢性砷中毒。

砷化物中毒的临床表现因其病程长短、摄入剂量不同而多样。对于慢性胃肠道疾病患者,在排除临床常见疾病后需考虑砷化物接触史,排除慢性砷化物中毒。急性麻痹型砷中毒者症状不典型,而急性胃肠型则易与痢疾、霍乱等混淆,容易误诊。急性砷化氢中毒往往引起溶血性黄疸、血红蛋白尿、急性肾衰竭,应与其他溶血性疾病相区分。

三、杀虫剂及除草剂中毒

杀虫剂(insecticide)和除草剂(herbicide)是我国生产和使用量巨大的两类农药,与之相关的中毒事件非常多。

(一)有机磷杀虫剂中毒

1. 基本性状和中毒原因 有机磷杀虫剂(organophosphorus insecticide)是一类含磷的有机杀虫剂,具有高效、分解快、残留低等特点,因而在世界各地广泛使用。我国常见的有机磷杀虫剂包括甲胺磷(phorate)、对硫磷(parathion)、敌敌畏(dichlorvos,DDVP)、乐果(rogor)、敌百虫(trichlorfon)等,成人口服致死量分别为 0.1 mg/kg、3 mg/kg、56 mg/kg、215 mg/kg、450 mg/kg。我国每年农药中毒者约 10 万人,其中 70% 以上为有机磷杀虫剂中毒,死亡率约为 10%。

除少数如敌百虫为固体外,大多数有机磷杀虫剂为淡黄色或棕色油状液体,具有类似大蒜样的特殊臭味。有机磷杀虫剂挥发性极强,容易造成吸入性中毒。脂溶性小的杀虫剂不易透过皮肤进入人体,故接触中毒少见。大部分有机磷杀虫剂是磷酸酯或磷酰胺类,易在水中分解成无毒的化合物,尤其是在碱性条件下,水解速度较快。

在急性中毒的案件中,以甲胺磷、对硫磷多见。常见于服毒自杀,但也有将有机磷杀虫剂用于投毒的案例。在用其他方式杀人后,经口灌注有机磷杀虫剂,容易造成服毒自杀的假象,应加以注意,引起警惕。另外,部分地区由于农药使用不规范,容易引起意外中毒。中毒方式各异,有的是农药过量使用,导致残留较多,食用后中毒;有的是用装过农药的容器盛装面条等食品引发中毒;也有在生产过程中操作不当导致的吸入性中毒。

2. 中毒机制 有机磷杀虫剂经皮肤、消化道、呼吸道等进入人体后,可迅速分布至全身各器官,与组织蛋白牢固结合,主要通过氧化、水解两种方式代谢,大部分代谢物经肾排出,24 h 后便难以检测,小部分经粪便排出。

有机磷杀虫剂主要抑制机体内胆碱酯酶(cholinesterase,ChE),使其失活后丧失分解乙酰胆碱的能力,造成体内乙酰胆碱大量堆积,引起神经系统功能紊乱。有机磷杀虫剂与 ChE 的结合分为 2 个阶段,在第 1 阶段酶复合物的形成过程尚可逆,此时及时抢救可较为有效地解毒。当结合一定时间后,转入第 2 阶段,形成磷酰化的 ChE,甚至进一步形成更为稳定的单烷氧基磷酰化胆碱酯酶(也称为"老化酶"),此时使用 ChE 复能剂已无效。另有研究表明,在部分有机磷杀虫剂中毒 1~2 周后,存在迟发性周围神经中毒症状,其机制尚待进一步研究。有机磷杀虫剂中毒后引起的呼吸中枢麻痹,导致呼吸衰竭,是主要死因。而心肌损害也是重症中毒者后期死亡的另一个常见原因。

3. 中毒表现 口服中毒大多发生于30 h内,口服量较大者在10 min内便可出现恶心、呕吐、腹痛、腹泻、流涎、出汗、呼吸困难、瞳孔缩小等症状和体征,可在1~3 h内死亡。吸入中毒者一般30~50 min出现瞳孔缩小、呼吸困难等症状和体征,但也有高浓度吸入高毒性的有机磷杀虫剂导致"闪电"死亡的情况。部分脂溶性大的有机磷杀虫剂经皮肤进入人体,潜伏期可达2~6 h。按中毒时相,可导致3类神经毒性作用。

(1) 急性胆碱能危象:也是急性中毒的主要临床表现,可分别有毒蕈碱样症状及烟碱样症状,以多汗、流涎、肺部闻及湿啰音、瞳孔缩小、肌肉震颤、肌无力、呼吸困难为主要症状。这一时期,可伴有心律失常、心力衰竭等。心电图检查可见ST段压低、T波倒置、室性或房性期前收缩等。重度中毒者血清α-羟丁酸脱氢酶、肌酸激酶、肌酸激酶同工酶、乳酸脱氢酶等明显升高。

(2) 中间综合征:多发生于中毒后2~7 d,多见于含二甲氧基的化合物,如乐果等经口重症中毒者。此期以肌无力最为突出,颈部肌肉、肢体近端肌肉,甚至呼吸肌均可累及。实验室检查可发现全血或红细胞ChE活性明显降低。

(3) 有机磷迟发性神经病:多在急性中毒恢复后1~3周开始发病。先后累及感觉神经、运动神经,表现为指(趾)端麻木、疼痛等感觉异常,并逐渐出现足(腕)下垂、腱反射消失等迟缓性麻痹症状。发病率最高的为甲胺磷,可达10%。

4. 尸体征象与检材的采取及检测 急性中毒死亡者尸斑显著,呈暗紫红色,口唇、指(趾)甲发绀。尸僵出现早,以腓肠肌、肱二头肌、股四头肌为主的大肌肉群呈显著挛缩。多数中毒者瞳孔缩小、结膜点状出血,口鼻腔可见大量白色泡沫,并可闻及特殊的大蒜臭味。口服中毒者胃黏膜可见大片灰白色或灰褐色坏死伴出血。胰腺包膜及间质下可见灶性出血,胰腺腺泡上皮细胞胞质可见空泡形成,但无上皮坏死。重症中毒者心肌局部Z带消失,伴小灶性心肌细胞溶解坏死。气管及支气管内有大量白色泡沫,多数中毒存在严重的肺水肿,显微镜下观察部分细小支气管痉挛性收缩,管壁肌层增厚,支气管黏膜形成皱襞向腔外聚集,呈花边状。慢性神经病变主要以周围神经和脊髓长束轴索变性、继发脱髓鞘改变为主。

由于体内的ChE可迅速水解有机磷杀虫剂,所以在死亡时间较长的尸体内,其含量非常低。因此,对怀疑有机磷杀虫剂中毒者的检材,应及时送检,尽量低温或冷冻保存,并且避免与碱性物质接触。口服中毒者在经过急救后,胃内容物经洗胃等处理已不是最佳检材,可收集中毒者血液、尿液及剩余食物、呕吐物、饮料、现场药瓶等。对于尸体,胆汁、肝、肾等亦可作为检材。

ChE活性的测定以WHO推荐的红细胞乙酰胆碱酯酶(RBC-AChE)简捷测定箱、全血ChE快速测定盒为主。而有机磷杀虫剂及其代谢产物可通过GC-MS法或LC-MS法进行测定。

5. 法医学鉴定注意要点及临床实践 出现以下症状或尸体征象时应怀疑有机磷杀虫剂中毒的可能:中毒者大汗淋漓、瞳孔缩小、肌肉震颤、口吐白沫、呼吸有特殊的大蒜臭味;尸体散发出大蒜臭味,尸检时见消化道糜烂、胃内容物中有油状液体存在,四肢肌肉挛缩,肺水肿明显等。结合生物检材中检出有机磷类化合物及其代谢物,可做出鉴定。ChE 在尸体冷藏保存条件下较稳定,其活性测定的结果可用于辅助判断。

有机磷杀虫剂急性中毒的临床诊断,往往根据家属口述病史,结合胆碱能危象的临床表现,以及中毒者口鼻腔中特殊的大蒜臭味,可以比较准确地进行判断。而部分中间综合征及迟发性神经病患者,应根据病史排除接触农药导致中毒的可能。另外,部分经积极治疗症状明显缓解的中毒者,可能出现病情突然恶化的状况,临床称为反跳现象,一般出现在急性中毒的 2~8 d 后。这种情况预后通常较差,与毒物清除不彻底、毒物代谢物的毒性更高有关,需加以警惕。

(二) 氨基甲酸酯类杀虫剂中毒

1. 基本性状和中毒原因　氨基甲酸酯类杀虫剂具有广谱、结构简单、易于合成等特点,广泛用于杀虫、除草、杀菌。呋喃丹是国内生产、应用最多的氨基甲酸酯类杀虫剂,急性中毒也以其最为多见。

自杀、误服导致中毒是最常见的中毒方式,主要通过呼吸道或消化道进入人体,入血后,其代谢和排泄速度均较为迅速。

2. 中毒机制　氨基甲酸酯类杀虫剂的中毒机制与有机磷杀虫剂相似,也是一种 ChE 抑制剂,其引起症状的严重程度基本平行于红细胞 ChE 活力的抑制程度。

3. 中毒表现　其临床症状与有机磷杀虫剂中毒相似,轻度中毒可自行恢复,一般病情不反复。重度中毒者大多因呼吸衰竭在 24 h 内死亡。

4. 尸体征象与检材的采取及检测　尸体表现类似于有机磷杀虫剂中毒者,但通常程度较轻,口鼻腔、胃内容物无特殊大蒜臭味,瞳孔缩小也不常见。

在检测氨基甲酸酯类杀虫剂时,血液为首选检材,尸体取材也可同时取肝脏、胃内容物等。应注意对代谢物的检测。以呋喃丹为例,呋喃丹代谢和排泄均较快,原药往往不能检出,但其主要代谢产物呋喃酚则较为稳定,GC-MS 法和 LC-MS 法是分析呋喃丹及呋喃酚的重要手段。

5. 法医学鉴定注意要点及临床实践　对于中毒症状类似有机磷杀虫剂中毒,而中毒者口鼻腔、呕吐物等又无特殊气味,瞳孔大小不规则者应怀疑氨基甲酸酯类杀虫剂中毒,同时结合案情调查和法医毒物分析的结果可做出鉴定。另外,因农药混合使用的情况较普遍,存在氨基甲酸酯类杀虫剂中毒与有机磷或其他类型杀虫剂合并中毒的可能,在进行法医学鉴定时应注意全面考虑。

氨基甲酸酯类杀虫剂中毒后发病快,也可应用阿托品解毒,但禁用解磷定、氯解磷定、双复磷等。

(三) 拟除虫菊酯类杀虫剂中毒

1. 基本性状和中毒原因　拟除虫菊酯类杀虫剂是在模拟天然除虫菊酯化学结构的基础上,人工合成的一类仿生杀虫剂,具有广谱、高效、低污染、低毒等特点。常用于灭蚊灭蝇以及棉花、茶叶、果树虫害的防治。以溴氰菊酯、氯氰菊酯、氯菊酯等应用较多。

使用不当(如逆风喷洒)、喷洒后未洗手进食、误服等是常见的中毒原因。在法医学鉴定中，中毒自杀较为多见。

2. 中毒机制　通过结合并改变神经细胞膜上的电压-门控钠离子通道发挥其神经毒性作用。

3. 中毒表现　中毒者以神经系统症状、体征为主，口服中毒者除消化道症状明显外，可有流涎、口唇及四肢麻木、肌肉震颤等表现，但全血 ChE 活性无明显异常。重度中毒者出现四肢痉挛、惊厥性扭曲、舞蹈样动作、意识障碍等。

4. 尸体征象与检材的采取及检测　中毒死亡者，除瞳孔缩小、口鼻部分泌物增多、尸僵发生较早而强、胃黏膜出血坏死外，无其他特殊病理改变。中毒的确定主要通过病史及法医毒物分析结果来实现。

拟除虫菊酯类杀虫剂的检测以其代谢产物的测定为主，因其在体内代谢快，检测时往往无法直接测到原药。血液、尿液、口服中毒者的胃内容物、呕吐物均可作为检材。GC-MS 法和 LC-MS 法是常用的检测手段。

5. 法医学鉴定注意要点及临床实践　当出现神经系统兴奋性异常的中毒症状，结合接触史、现场勘查和法医毒物分析的结果，在排除其他有类似临床表现的疾病后，可做出鉴定或诊断。拟除虫菊酯类杀虫剂中毒后 ChE 活性正常，不同于有机磷和氨基甲酸酯类杀虫剂中毒。

拟除虫菊酯类杀虫剂急性中毒预后较好，治愈后无后遗症状，病死率也较低。

（四）百草枯中毒

1. 基本性状和中毒原因　百草枯（paraquat）是一种联吡啶类速效除草剂，在世界范围内广泛使用。其原药为白色或黄色固体，易溶于水，微溶于醇，300℃分解。市售百草枯多为 10%～30% 浓度的水剂。百草枯属于中等毒性农药，口服 3 g（约 10 ml）即可中毒，致死量为 10～20 ml。中毒案主要以意外和自杀中毒为主。

2. 中毒机制　百草枯可通过呼吸道、胃肠道或皮肤、黏膜入体，吸收速度快，吸收后几乎不与血浆蛋白结合。入体 48 h 内，90% 的百草枯以原型经尿排出。百草枯在肺中浓度高，是血浆中浓度的 6～10 倍。

百草枯可通过细胞电子传递系统，产生大量过氧化氢和过氧游离基，并消耗还原型烟酰胺腺嘌呤二核苷酸磷酸（NADPH），引起肝、肾、肺等组织细胞膜脂质过氧化，从而造成组织细胞的损伤。

3. 中毒表现　摄入百草枯 24 h 内，中毒者出现咳嗽、咳痰、呼吸困难等呼吸道症状和体征，严重时可有急性呼吸窘迫综合征（acute respiratory distress syndrome，ARDS）。实验室检查可有大便隐血、血尿、蛋白尿、血尿素氮升高、丙氨酸氨基转移酶/门冬氨酸氨基转移酶升高等。治疗时应注意，在早期不建议给中毒者吸氧，以避免更严重的肺损伤。

4. 尸体征象与检材的采取及检测　肺和肾的损伤是百草枯中毒的特征性病变。肺损伤可分为 2 个阶段：第 1 阶段，也称为破坏阶段，主要表现为肺泡上皮细胞的损害；第 2 阶段为增生阶段，此时的肺称为百草枯肺（paraquat lung），表现为正常上皮细胞被纤维组织代替，大块肺纤维化，可引起低氧血症甚至死亡。严重中毒时，肾脏可能异常苍白并肿胀。

在检测百草枯时，除了血液、尿液等常规检材外，对于尸体，肺组织是首选检材。由于百草枯是强极性化合物，用 GC-MS 较难分析，故 LC-MS 法是检测百草枯的常用方法。

5. 法医学鉴定注意要点及临床实践　根据接触史、中毒症状或尸体征象，结合法医毒物分析的结果，一般可做出鉴定。只是需要注意与非典型性病毒性肺炎相区分。

中毒早期可用活性炭、硫酸镁等吸附、导泻，并及时应用维生素 C、维生素 E、谷胱甘肽等自由基清除剂对抗过氧化损伤。有研究发现，普萘洛尔（心得安）可有效减少百草枯与肺组织的结合。另外，早期应使用药物防治肺纤维化的发生，并在 6 h 内行血液净化治疗。

四、杀鼠剂中毒

（一）香豆素类杀鼠剂中毒

1. 基本性状和中毒原因　香豆素类杀鼠剂是一类有机合成杀鼠剂。自 1947 年华法林（warfarin）作为第 1 种人工合成的香豆素类抗凝血杀鼠剂问世以来，此类杀鼠剂由于易于合成、成本低、毒性大、鼠适口性好等优点，在世界范围内被广泛应用。目前市售最多的香豆素类杀鼠剂为大隆（brodifacoum）、溴敌隆（bromadiolone）和氟鼠灵（flocoumafen）等。这类物质均具有 4-羟基香豆素结构，为白色或黄色粉末，室温下性质稳定，不溶于水，易溶于醇等有机溶剂。香豆素类杀鼠剂对人体毒性远小于鼠类，一次性中毒死亡案例极少，但连续多次摄入后，也能导致严重的中毒症状。在法医学鉴定中，误服毒饵（尤其是儿童）是造成此类毒物中毒的主要原因，近年来也有贪食路边摊而造成二次中毒案例的发生，应引起注意。

2. 中毒机制　香豆素类杀鼠剂主要经口及胃肠道进入人体，入血后通过拮抗维生素 K_1 的作用，阻碍凝血酶原及凝血因子 Ⅱ、Ⅶ、Ⅸ、Ⅹ 的合成，造成凝血障碍。

3. 中毒表现　出血是此类毒物中毒的典型表现。同时此类毒物还能损害毛细血管，使血管变脆、抗张能力减弱、渗透性增强。中毒后，一般有 3～4 d 的潜伏期，病发后逐渐出现恶心、呕吐等胃肠道症状，伴头痛、全身各部位不同程度的出血，持续 2～3 d。

4. 尸体征象与检材的采取及检测　香豆素类毒物中毒导致急性死亡者，其尸检所见以全身广泛的皮下、肌肉片状出血为特征，造成尸体局部或大片皮肤呈青紫色，以颈部、胸上部多见。颜面部、双眼周围亦可见密集、细小的出血点，常伴球结膜淤血及睑结膜出血。心尖部、肺浆膜面可见多个散在分布的针尖样出血点。颅腔内亦可见片状出血，血液不凝，以头皮下及帽状腱膜下多见。其余各实质器官则有不同程度的小灶性出血。显微镜下以肺内血管为代表的各脏器间质血管及蛛网膜下隙血管均有高度的扩张、淤血。

在鉴定此类毒物时，需注意其在生物检材中的含量与摄入方式、病程长短有关。一次性大剂量中毒者，可取胃内容物、血液、尿液等常规检材。病程迁延者，头发、指（趾）甲则是更好的检材。目前，LC-MS 法是测定此类毒物最常用的方法。

5. 法医学鉴定注意要点及临床实践　全身性出血伴口鼻腔出血、胃肠道内出血、阴道出血、血尿等，是香豆素类杀鼠剂中毒的特征性症状，结合法医毒物分析的结果，不难做出判断。

临床不明原因出血，排除相关器质性疾病后，应考虑到此类毒物中毒的可能。实验室检查可以发现中毒者出血时间正常，但凝血酶原活性下降、凝血时间及凝血酶原时间延长。骨髓增生活跃、外周血可见中毒颗粒及炎症细胞。心电图检查可见 ST 段下移、T 波低平、窦性心动过速等。

（二）有机氟类杀鼠剂中毒

1. 基本性状和中毒原因　有机氟杀鼠剂是另一类人工合成的小分子剧毒化合物，以氟乙酰胺（fluoroacetamide）为代表，纯品为白色针状结晶或白色粉末，受热易升华。易溶于水和醇。常见的有机氟杀鼠剂还包括氟乙酸钠、甘氟等。这类毒物易残留于农作物上造成蓄积，容易发生二次中毒。氟乙酰胺的口服致死量为 0.1～0.5 g。

2. 中毒机制　氟乙酰胺可通过消化道、呼吸道、健康皮肤或伤口侵入体内。口服入体后，经胃酸作用水解脱氨生成氟乙酸，后者在细胞内与线粒体的辅酶 A 结合，生成氟乙酰辅酶 A，再与草酰乙酸缩合成氟柠檬酸。氟柠檬酸能与乌头酸酶牢固结合使其失活，阻断三羧酸循环中柠檬酸的氧化，使其在组织中大量堆积，造成代谢障碍。氟柠檬酸与乌头酸酶的结合是一个不可逆的过程，这一过程也被称为"致死合成"（lethal synthesis）。

3. 中毒表现　口服氟乙酰胺中毒一般在 20～120 min 内出现症状，但也有在 15 h 后发作的报道。以神经系统症状为主，表现最早。轻度中毒可有头晕、头痛、恶心、呕吐、烦躁、四肢麻木、肌肉颤动等，随病程迁延出现不同程度的意识障碍及全身性的阵发性抽搐。重度中毒时，可伴惊厥、呼吸衰竭及严重的心肌损害。

4. 尸体征象与检材的采取及检测　死亡者尸僵出现早、腐败慢、发绀明显，各脏器淤血水肿，浆膜面有点状出血，脑神经细胞、神经胶质细胞及神经轴突肿胀变性；两侧大脑壳核部有对称性软化灶，软化灶内组织结构疏松，伴较多吞噬了脂质的泡沫细胞。

怀疑此类毒物中毒时，应首先收集中毒者的胃内容物、呕吐物、吃剩的食物或饮料，其次是血液、尿液、肝、肾等检材。因为氟乙酰胺和氟乙酸钠在体内的代谢过程较快，往往不能测到原型，故常以其主要代谢物氟乙酸为中毒鉴定的目标物。目前，检测氟乙酰胺和氟乙酸钠较为理想的方法是 GC-MS 法和 LC-MS 法。

5. 法医学鉴定注意要点及临床实践　氟乙酰胺中毒的症状以抽搐最具特征性，反复的抽搐易引起强直性痉挛。该症状需与癫痫、毒鼠强及其他痉挛性毒物中毒相区分。生物检材中检出氟乙酰胺及其代谢物是判断中毒的重要依据。除此之外，血清柠檬酸水平增高，生物检材中及尸体火化后骨灰中氟离子含量增高也是该类毒物中毒鉴定的参考指标。

约 1/4 的中毒者伴有肾功能损伤，也有患者心肌损害表现显著，实验室检查可见乳酸脱氢酶、肌酸激酶升高，心电图检查有窦性心动过速、房室传导阻滞、ST 段下降、T 波低平、Q-T 间期延长等。乙酰胺（解氟灵）是氟乙酰胺中毒的特效解毒剂。

（三）毒鼠强中毒

1. 基本性状和中毒原因　毒鼠强（tetramine），又名"424"、三步倒、没鼠命、特效灭鼠灵等，化学名为四次甲基二砜四胺。毒性很强，成人口服致死量为 5～12 mg，也有报道为 0.1～0.2 mg/kg。由于其稳定性很高、不易降解且对人体有剧毒，我国早已禁止生产、销售和使用。但近年来，一些地区仍有毒鼠强中毒的案件发生，如 2002 年江西九江市系列投毒案造成 4 人死亡。同年 9 月，江苏南京市汤山镇特大投毒案造成 42 人死亡，300 多人中毒。

除了投毒以外，毒鼠强意外中毒也屡见不鲜。中毒者往往是因为误服了被毒鼠强污染的米饭、家畜等，造成中毒甚至死亡。

2. 中毒机制 毒鼠强是抑制性神经递质 γ-氨基丁酸（gamma aminobutyric acid，GABA）的拮抗剂。在阻断了 GABA 对神经元的抑制作用后，运动神经元过度兴奋，表现出以强直性痉挛、惊厥为主的症状；同时，毒鼠强还能抑制体内部分酶活性，如单胺氧化酶、儿茶酚胺氧位甲基转移酶等，使其失去灭活肾上腺素、去甲肾上腺素的作用。此外，毒鼠强本身具有类似酪氨酸衍生物的生物胺类作用，能大幅提高肾上腺素的作用，使其兴奋性增强。

3. 中毒表现 口服者即刻出现中毒症状，也有的潜伏期在 10~30 min。典型中毒表现以强直性痉挛、阵发性抽搐为代表，类似于癫痫大发作。抽搐间隔越短、发作越频繁，则中毒情况越严重。早期可有谵妄、浅昏迷等意识障碍表现，抽搐发作时可伴昏迷、瞳孔散大、呼吸困难、口吐白沫、呼吸音增粗等；缓解期可有不同程度的兴奋、躁动、幻觉产生等，但中毒者体温、血压基本正常。心肌损害一般较肝脏损害更为严重。心电图、脑电图可发现各种病理改变。

4. 尸体征象与检材的采取及检测 急性毒鼠强中毒导致迅速死亡者，其尸斑、尸僵显著，窒息征象明显。各器官淤血水肿，以脑水肿最为显著。可有蛛网膜下隙漏出性出血、胰腺间质出血、胃黏膜斑点状出血等。中毒后病程迁延者，可并发支气管肺炎、灶性肺出血、肝细胞变性、线粒体减少、粗面内质网脱颗粒。

与其他食入性毒物一样，用于鉴定毒鼠强中毒的检材以剩余食物、呕吐物、胃内容物为佳，而血液、尿液也是很好的检材。因其入血后可较长时间存在于体内，且肾脏对其的排泄速度很慢，中毒后 40 d 的血液、80 d 的尿液仍可检出毒鼠强。

目前，GC-MS 法是法医毒物分析工作者最常用的检测毒鼠强的手段。

5. 法医学鉴定注意要点及临床实践 死者生前有类似癫痫大发作的抽搐表现，排除癫痫病史后，应考虑毒鼠强中毒的可能。尸检见明显的胃黏膜点状出血而未见其他明显致死性病变时，也应考虑毒鼠强中毒的可能。在检测生物检材中毒鼠强作为中毒证据的同时，应排除其他引起抽搐的毒物，如有机磷杀虫剂、异烟肼、士的宁、氟乙酰胺等。

毒鼠强中毒患者的救治，除了常规的洗胃、血液透析等以外，应针对性地应用地西泮（安定）、氯硝西泮等抗惊厥、抗痉挛药物，避免中毒者因反复抽搐造成自我伤害、呼吸衰竭等后果。抽搐无法控制时可以考虑请麻醉科医生在有人工呼吸设备的情况下对患者行全身麻醉。

五、醇类中毒

（一）乙醇中毒

1. 基本性状和中毒原因 乙醇（ethanol），俗称酒精，为无色挥发性液体，具有特殊芳香味，易燃，能与水、乙醚、氯仿、丙酮等以任意比例混溶。乙醇是各种酒类饮料的主要成分，不同种类酒的乙醇含量各不相同，可从 2% 至 65% 不等。

乙醇中毒多属于意外事故。人们在日常生活中饮用酒类饮料的情况非常普遍，酒后肇事、狂饮导致急性中毒等事件时有发生，尤其是酒后驾车极易造成交通事故，给社会造成极大危害。此外，借酒投毒或用酒将被害人灌醉后实施犯罪的案件也有发生。

2. 中毒机制 乙醇极易被机体吸收，饮酒后 2～5 min 乙醇即被吸收入血，30～90 min 后在血液中达到最高浓度。乙醇主要在肝脏代谢，首先在乙醇脱氢酶作用下氧化为乙醛，然后在乙醛脱氢酶作用下氧化为乙酸，最后生成二氧化碳和水。约 10% 的乙醇以原型自尿液、汗液和呼气时排出。较少一部分乙醇（<2%）经非氧化代谢途径，生成乙基葡萄糖醛酸苷（ethyl glucuronide, EtG）、硫酸乙酯（ethyl sulphate, EtS）、脂肪酸乙酯（fatty acid ethyl esters, FAEEs）和磷脂酰乙醇（phosphatidylethanols, PEths）。

乙醇的主要毒理作用是抑制中枢神经系统，并能扩张血管。乙醇首先抑制大脑皮质功能，机体出现脑反射亢进，身体稳定性、协调性、运动能力和知觉性降低；随着抑制加强，皮质下中枢、脊髓及小脑活动受累，出现共济失调现象；若抑制进一步加深，则延髓心血管中枢和呼吸中枢抑制，甚至导致呼吸麻痹而死亡。通常以血液中乙醇浓度作为标准来判断乙醇中毒的程度。由于地域、生活习惯等的不同，对乙醇的耐受性人与人之间的差异很大。一般情况下，血液中乙醇浓度为 1 mg/ml 以上时可出现明显的中毒症状；达到 4～5 mg/ml 时可导致昏迷，并引起呼吸衰竭而死亡。

3. 中毒表现 急性乙醇中毒的症状、体征及出现快慢因人而异，一般随着对中枢神经系统抑制程度的逐步加深，可依次分为兴奋期、共济失调期和抑制期。兴奋期主要表现为不同程度的欣快感、兴奋、情绪不稳、易激动，甚至行为失控；共济失调期主要表现为动作不协调、意识混乱，可伴有呕吐、嗜睡；抑制期主要表现为昏睡、皮肤湿冷、面色苍白、呼吸表浅、体温降低、昏迷、心率快、血压下降，若持续 10 h 以上则可因呼吸衰竭而死亡。

4. 尸体征象与检材的采取及检测 急性乙醇中毒致死者尸检无特殊尸体征象，通常胃内容物有浓烈酒味。急性乙醇中毒者易发生跌倒，造成颅脑损伤；易发生昏迷呕吐，导致呕吐物被吸入气管而发生窒息。此外，酒后驾车易引发交通事故而造成死亡。通常抽取血液作为乙醇中毒检测的检材，用顶空气相色谱法进行测定。在道路交通执法过程中，也可对疑似酒后驾车者采用呼气法进行定量测定。

5. 法医学鉴定注意要点及临床实践 对于疑似乙醇中毒或酒驾的案件，血中乙醇浓度的测定是判断是否为急性乙醇中毒的重要指标。取血时应避免使用含乙醇的皮肤消毒剂。当遇到肇事逃逸、检材腐败等情况时，可将血液中 EtG 和 EtS 的检测结果作为辅助指标用于乙醇检测结果的评判与解释。此外，应考虑是否有某种疾病、机械性损伤、乙醇与其他药物或毒品合用等因素存在。

急性乙醇中毒主要根据患者饮酒史、呼出气味及临床表现做出临床诊断。轻者无须特殊处理；有共济失调者应限制活动，避免发生外伤；昏迷者应迅速治疗。治疗方法包括维持呼吸功能和循环功能，催吐（清醒者适用）或洗胃等，应用纳洛酮、胃黏膜保护剂等药物。纳洛酮可逆转急性乙醇中毒对中枢的抑制作用。

醉酒者若本身患有高血压病、冠心病、急性胰腺炎、支气管肺炎等疾病，乙醇中毒可成为死亡的诱因或辅因。而高浓度乙醇导致血管通透性增加、血管壁脆弱等，使得颅脑损伤表现为外轻里重的特点，即外伤轻微，但脑血管可能已发生破裂、出血等情况，临床治疗时应及时发现并防治。

（二）甲醇中毒

1. 基本性状和中毒原因　甲醇（methanol）俗称工业酒精，又称木醇、木酒精。为无色、透明、挥发性易燃液体。甲醇是用途广泛的溶剂和有机合成原料。中毒剂量为 5～10 ml，10～20 ml 可致失明。致死剂量个体差异较大，在 30～60 ml 间均有报道。

急性中毒多为意外误服。国内外均有误饮含有甲醇的假酒致死的案例报道。自杀、他杀均少见。偶有陷害致盲的报道。职业长期接触者可发生慢性中毒。

2. 中毒机制　甲醇可经胃肠道、皮肤、黏膜、呼吸道吸收。体内分布快，组织中含量正比于组织含水量，故其在玻璃体液中的含量较高。90%～95% 经肝脏代谢，依次分解为甲醛、甲酸、二氧化碳和水。其代谢过程缓慢，排泄亦缓慢。

甲醇的主要毒理作用是引起代谢性酸中毒。其体内氧化过程使细胞内 $NADH/NAD^+$ 比值升高，促进糖酵解，产生乳酸。甲酸盐与细胞色素氧化酶上的铁结合，抑制细胞氧化过程，引起轴浆运输障碍，继发中毒性视神经病；同时诱导线粒体呼吸抑制，体内乳酸等有机酸大量蓄积，引起酸中毒。甲醛对视网膜神经节细胞有特殊的毒性作用，能抑制其糖原酵解酶，抑制氧化磷酸化过程，ATP 合成障碍，神经细胞变性，导致视神经萎缩。甲醇及其代谢产物甲酸盐通过影响细胞膜钙离子泵活性，引起血管麻痹扩张，直接损害眼球组织，并对肝、肾、脑组织也有毒性作用。

3. 中毒表现　口服甲醇中毒存在潜伏期，一般为 12～24 h，也可达 2～3 d。以视力障碍为主要表现，同时可有其他神经系统、胃肠道症状和体征及出血性胰腺炎等。轻度中毒者类似于醉酒表现。中度中毒时，神经系统表现渐为严重，呕吐、呃逆、乏力、淡漠。先后出现复视、闪光感、雾感、视物逐渐模糊、眼球肿痛等。查体可见瞳孔散大、对光反射减弱或消失、眼底静脉扩张、视盘水肿、充血、萎缩等。视野由中心暗点逐渐变为周边视野缩小。重度中毒者意识障碍严重，很快进入休克、昏迷状态。可伴有严重的代谢性酸中毒、心电图检查 ST 段及 T 波改变、室性心律不齐、急性坏死型胰腺炎等。亦有部分中毒者表现为锥体外系症状和持久的帕金森综合征、假性延髓麻痹、痴呆等。

4. 尸体征象与检材的采取及检测　急性甲醇中毒致死者胃黏膜充血、点状出血。脑病变以第三、第四脑室及中脑导水管较明显，可有软化灶形成，多发生在壳核、内囊区。皮质、海马沟回、基底神经节急性缺血性改变。白质区髓鞘广泛破坏。肺淤血、水肿，心、肝、肾等实质细胞变性。可有胰腺出血坏死。

中毒者的胃内容物、呕吐物、血液、尿液、玻璃体液均可作为检材。有条件时应同时测定尿液中甲酸的含量。甲醇易挥发，应尽早取材、密封送检。

甲醇的实验室检测方法主要通过顶空气相色谱法，也可将其氧化成甲醛后检验，如苯肼-铁氰化钾反应，可以较专属地将甲醛与其他醇类代谢物区别开。

5. 法医学鉴定注意要点及临床实践　对于怀疑甲醇中毒者，根据接触史、中毒症状及眼底检查、尸体征象及法医毒物分析结果，不难做出判断。

临床发现其他疾病不能解释的代谢性酸中毒时，应考虑甲醇中毒，应询问中毒者近日是否有饮酒史。慢性甲醇中毒亦可表现为肾炎、膀胱炎、视神经炎等,多见于职业接触。CT/MRI检查发现基底节、壳核及周围白质密度降低、出血、水肿、软化灶存在可能时,应考虑急性甲醇中毒。有条件时,应行视觉诱发电位,其对于视神经早期损害有较高的特异性和灵敏度。

治疗口服中毒者可催吐、洗胃,严重者行血液透析。同时,应及时纠正酸中毒,因为代谢性酸中毒的程度决定甲醇中毒的严重情况和预后。

六、麻醉药品与精神药品中毒

麻醉药品(narcotic drug)和精神药品(psychotropic substance)均属精神活性物质(psychoactive substance)。麻醉药品是指精神上能引起麻痹作用的药物,其生产与使用受国际《1961年麻醉品单一公约》和我国药品管理规定《麻醉药品品种目录》管制,在临床上主要用于镇痛,主要包括阿片类、可卡因类和大麻类等。精神药品是指使中枢神经系统兴奋或抑制、反复应用可以产生药物依赖性的药品,其生产与使用受国际《1971年精神药物公约》和我国药品管理规定《精神药品品种目录》管制,主要包括苯丙胺类中枢兴奋剂、致幻剂和安眠镇静类药物等。毒品是法律范畴的概念,是指被非法制造、非法获取、非医疗途径使用的列入上述国际公约和我国药品管理规定内的物质。

(一)阿片类毒品中毒

1. 基本性状和中毒原因 阿片类毒品是一类天然或合成的、作用于吗啡受体的中枢神经抑制剂,主要包括阿片生物碱及其衍生物,以及哌替啶、美沙酮等,是当今世界上被非法滥用最广泛、依赖性最强、对社会危害最大的一类毒品。阿片类生物碱包括30多种化合物,以天然提取物吗啡(morphine)和可待因(codein)、半合成物海洛因(heroin)为代表。常见的阿片类毒品有鸦片膏、罂粟壳、海洛因(俗称"白粉")。鸦片膏为棕黑色沥青状或膏状物。因海洛因含量不同,在毒品交易中分1~4号:1号为粗制吗啡结晶,棕色,盐酸吗啡含量70%~90%;2号呈浅灰褐色,压成砖块状,是加工3、4号海洛因的原料;3号俗称"香港石"或"棕色糖",为浅棕色至深灰色粉末或颗粒,海洛因含量30%~50%,主要用咖啡因稀释;4号为白色或米色细粉,海洛因含量达90%以上。一般吸毒者所购买使用的"白粉"海洛因含量仅为3%~5%。

急性阿片类毒品中毒多因过量吸食引起。吸毒者长期滥用阿片类毒品,身体会出现不同程度的中毒反应,且会对毒品产生耐受性,使用剂量不断增加,一旦吸食过量即可能导致急性中毒,引起死亡。另外,吸毒者经戒毒治疗后,身体对毒品的耐受性下降,若首次复吸仍使用戒毒前的剂量,或者初次吸毒便使用了长期滥用者使用的剂量都会引起急性中毒。近年来,人体藏毒贩运案件数不断上升,包裹有海洛因的毒品袋在体内破裂而引起急性中毒的案件也屡见不鲜。

2. 中毒机制 阿片类毒品,以海洛因为例,给药途径多为静脉注射或皮下注射,少有口服。海洛因入体后可很快被吸收,迅速穿过血-脑屏障产生作用。海洛因入血后在酯酶的作用下很快代谢为单乙酰吗啡,然后进一步在肝脏代谢为吗啡并与葡萄糖醛酸结合,单乙酰吗啡、吗啡均主要通过肾排泄。阿片类毒品主要作用于中枢神经系统,既有中枢抑制作用,又有中枢兴奋作用。其抑制作用主要包括镇痛、镇静和呼吸抑制等;兴奋作用则有欣快、幻觉、惊厥、缩瞳和催吐等。

3. 中毒表现　急性阿片类毒品中毒的症状和体征主要为深度昏迷、血压下降、呼吸抑制、惊厥、瞳孔针尖样缩小,严重者因呼吸停止而死亡。阿片类毒品依赖者停药后会出现严重的戒断综合征,一般可在停药后数小时出现,12～24 h达到高峰状态,72 h后逐渐减轻。阿片类毒品戒断综合征主要包括自主神经系统功能亢进和精神运动性亢进征象,自主神经系统功能亢进表现为出汗、汗毛竖起、出鸡皮疙瘩、流涕、流泪、瞳孔扩大、体温升高、脉搏加快、血压升高、呼吸加快、肌肉震颤、全身疼痛;精神运动性亢进表现为焦虑、不安、惊恐、自残。患者处于强烈地渴求用药与觅药状态。

4. 尸体征象与检材的采取及检测　急性阿片类毒品中毒死亡者尸检一般无特殊尸体征象,多不能看见瞳孔缩小。如果吸毒者长期滥用阿片类毒品造成慢性中毒,则健康状况比较差,可见死者身体消瘦、贫血。若长期采用注射方式吸毒,体表可见多处新旧不一的注射痕迹,多分布于上肢静脉,甚至下肢、肩胛、臀部等处,且有皮肤溃疡、化脓或瘢痕,静脉炎伴血栓形成。若长期采用烫吸方式使用海洛因,即将海洛因放在锡箔上加热,然后用纸筒迅速吸入升华的烟雾,则有可能引起鼻中隔穿孔。

涉及阿片类毒品案件的取材包括现场发现的可疑粉末、针筒等体外检材及尸检或活体取样的体内检材。体内检材以尿液为首选,其次是血液、组织等。毛发分析能反映较长时间的毒品滥用情况,可取头顶后部头发进行检测,采用免疫分析法可对尿液或血清进行阿片类毒品的快速筛查,确证实验则需采用GC-MS法或LC-MS法。

5. 法医学鉴定注意要点及临床实践　遇昏迷、瞳孔缩小和呼吸抑制患者应考虑阿片类毒品中毒。疑似滥用海洛因者,往往可从其尿液中检出海洛因的代谢产物单乙酰吗啡和吗啡。单乙酰吗啡的检出可作为滥用海洛因的直接证据。纳洛酮是阿片受体拮抗剂,静脉注射用量0.4～0.8 mg时,可在1～3 min内起到拮抗作用,对巴比妥和其他安眠镇静药引起的呼吸抑制无效,对昏迷伴呼吸抑制者有鉴别诊断和治疗价值。当阿片类中毒连续使用纳洛酮无效时,应考虑合并用药或合并头部外伤等情况。在疑似阿片类毒品中毒案件的临床治疗及法医学鉴定过程中,工作人员需注意自身防护。

(二) 苯丙胺类毒品中毒

1. 基本性状和中毒原因　苯丙胺类(amphetamines)兴奋剂主要包括甲基苯丙胺、苯丙胺、亚甲二氧基甲基苯丙胺(MDMA)、亚甲二氧基苯丙胺(MDA)等。甲基苯丙胺盐酸盐俗称"冰,ice",为透明结晶。苯丙胺类毒品常被制成各种各样形状的非法销售品,包括块状、饼状、片剂或糖衣片等,多用色素染成不同颜色。

急性苯丙胺类毒品中毒多因过量吸食引起。此外,与氯胺酮等其他毒品、乙醇混合使用,或者与安眠镇静类药物交替使用也是引起急性中毒的重要原因。

2. 中毒机制　苯丙胺类毒品的滥用方式包括口服、鼻吸、注射等。苯丙胺类为拟交感类中枢兴奋剂,苯丙胺、甲基苯丙胺以中枢神经系统兴奋作用为主,服后产生欣快、自信、有活力的感觉,并使脉搏加快、血压升高、呼吸加快、心跳加快,还可抑制食欲,长期滥用可导致中毒性精神病。MDMA、MDA兼具兴奋和致幻作用,是被称为"摇头丸"毒品的主要成分,服用后使人产生多种幻觉,表现出摇头晃脑、手舞足蹈和乱蹦乱跳等不由自主地类似疯狂行为。

3. 中毒表现 急性苯丙胺类兴奋剂中毒的表现为兴奋、意识障碍、头痛、心动过速、高血压危象,进一步可发展为谵妄、心律失常、呼吸急促、高热、休克、昏迷,直至死亡。苯丙胺类兴奋剂的戒断综合征表现为疲劳、睡眠障碍、抑郁,严重者甚至产生自杀念头。

4. 尸体征象与检材的采取及检测 急性苯丙胺类中毒死亡者,尸检一般无特殊尸体征象。体外检材中包括现场发现的可疑结晶、药片、饮料、自制吸食用具等;体内检材以尿液为首选,其次是血液、组织等。

5. 法医学鉴定注意要点 单纯因过量吸食苯丙胺类毒品而导致急性中毒死亡的案件比较少见。鉴定时应注意有无合并使用其他毒品、药物及乙醇等,根据案情、中毒症状及尸检情况做出综合判定。

(三)大麻中毒

1. 基本性状和中毒原因 大麻(*Cannabis Sativa L.*)主要活性成分为四氢大麻酚。常见的大麻制品有大麻叶,呈绿色、黄色或褐色,四氢大麻酚含量为0.5%~5%;大麻脂,呈红褐色或深绿色粉末状,四氢大麻酚含量为2%~10%;大麻油,为大麻的有机提取浓缩物,为绿色或棕色溶液,四氢大麻酚含量为10%~30%。

2. 中毒机制 大麻滥用的入体途径主要为抽吸,其次为口服,静脉注射方式极为少见。大麻的主要成分为四氢大麻酚,进入机体后主要在肝脏氧化代谢,最终氧化为四氢大麻酸。原体和代谢产物经肾和肠道排泄。大麻入体后对中枢神经系统、免疫系统、心血管系统等均有影响。大麻具有独特的精神活性作用,低剂量时既有兴奋作用又有抑制作用,高剂量时以抑制作用为主。吸入大麻后会引起心理变化,产生松弛感、洋洋自得,并嗜睡,对时间、空间发生错觉;同时,机体的平衡功能发生损害,肌肉松弛,站立不稳,双手震颤,驾车或进行复杂技术操作极易造成意外事故。滥用严重者还会导致中毒性精神病,出现幻觉、妄想和类偏执状态,伴有思维紊乱、意识障碍,出现双重人格。

3. 中毒表现 急性大麻中毒的症状表现为意识不清、定向力受损,并有焦虑、躁动、惊恐,出现错觉、幻觉及思维障碍,有时伴随偏执观念,对他人产生敌对和冲动行为,也可能产生悲观抑郁症状,严重者可导致躁狂、肌肉僵硬、昏迷。

4. 尸体征象与检材的采取及检测 急性大麻中毒死亡者,尸检无特殊尸体征象。一般情况下,尿液和血液是检测体内大麻酚类物质的常用检材。对已超过血、尿液检测时限或需判断其吸毒史时,可取毛发为检材。

5. 法医学鉴定注意要点 一般从尿液或血液中检出大麻的体内代谢产物四氢大麻酸即可作为吸食大麻的直接证据。吸食大麻可引起情绪和行为反常,出现幻觉,进行法医学鉴定时应注意相关案情调查和现场勘查。

(四)安眠镇静类药物中毒

1. 基本性状和中毒原因 安眠镇静类药物是应用非常广泛的药物,主要包括巴比妥类、苯二氮䓬类等,纯品多为白色或黄色粉末,临床用药通常为片剂或粉针剂。由于安眠镇静类药物比较容易获得,且治疗量和中毒量相差很远,因而多被用于自杀或他杀。近年来,苯二氮䓬类被用于麻醉抢劫的案件也时有发生。

2. 中毒机制　安眠镇静类药物的使用方式多为口服或注射,主要在肝脏被氧化代谢,代谢产物或原型经肾排出。安眠镇静类药物对中枢神经系统有广泛抑制作用,阻断脑干网状结构上行激活系统,使大脑皮质由兴奋转入抑制,因而有催眠、镇静、抗惊厥等作用。当使用大剂量安眠镇静类药物时,可抑制延髓呼吸和血管运动中枢,导致呼吸麻痹而死亡。此外,长期过量服用安眠镇静类药物,可造成蓄积中毒,停药可出现戒断综合征,主要表现为兴奋、躁动、惊厥等。乙醇能提高安眠镇静类药物的吸收率,若同时服用可产生协同作用。

3. 中毒表现　安眠镇静类药物中毒的症状和体征主要是中枢神经系统抑制所产生的一些表现。当发生轻度中毒时,表现为嗜睡或昏睡,对外界尚有反应;当发生中度中毒时,会出现昏迷,反射存在或消失,但尚无呼吸和循环障碍;当发生重度中毒时,则出现昏迷、反射消失、呼吸和循环衰竭。苯二氮䓬类中毒一般中枢神经系统抑制作用较轻。

4. 尸体征象与检材的采取及检测　急性安眠镇静类药物中毒致死者,尸检见一般窒息征象,各脏器充血,肺淤血、水肿。若采用口服给药方式,则可在胃内容物中见残存的药片或粉末。检材一般采取尿液、血液和胃内容物,常用 GC-MS 法及 LC-MS 法进行定性、定量分析检测。

5. 法医学鉴定注意要点及临床实践　对于疑似安眠镇静类药物中毒的案件,进行定量检测尤为重要,若血中安眠镇静类药物未达到中毒血浓度或致死血浓度,应注意是否有其他合并用药、是否同时饮酒;对于中毒死亡者,应全面尸检排除其他死因。

临床上,对于安眠镇静类药物中毒的治疗,主要是对症进行紧急处理,并采用洗胃、活性炭吸附及强化利尿等手段促进药物排出。若确证为苯二氮䓬类中毒,则可静脉给予氟马西尼(flumazenil)注射,该药是苯二氮䓬类药物的拮抗剂。

七、一氧化碳中毒

1. 基本性状和中毒原因　一氧化碳(carbon monoxide,CO)为无色、无臭、无刺激性气体,易燃、易爆。微溶于水,易溶于氨水。含碳化合物不完全燃烧皆可产生 CO。当空气中 CO 含量为 0.1% 时,接触 2 h 可致死;为 1.28% 时,接触 1~2 min 即可死亡。

CO 中毒多以意外事故为主。城镇煤气用户排气不当、煤气阀门泄露,采矿工人矿下作业时通风不良,冶金工业熔炉或窑门关闭不严等情况均可导致 CO 泄露,引起中毒。近年来,利用汽车尾气自杀、煤气他杀后伪装成自杀或意外案件的报道也时有出现。

2. 中毒机制　CO 吸入人体后,通过气-血屏障弥散入血。约有 90% 的 CO 与血红蛋白中的 Fe^{2+} 结合,生成 HbCO,其亲和力大约是氧气的 240 倍,而解离速度则为氧气的 1/3 600。HbCO 无携氧能力,HbCO 大量产生会导致组织缺氧、二氧化碳潴留;CO 还可与细胞色素 α3 结合,使电子不能传递给氧分子,竞争性抑制细胞色素氧化酶,造成细胞内窒息。

3. 中毒表现　临床上,常以血中 HbCO 含量作为判断中毒程度的依据:HbCO 10%~

20%为轻度中毒；HbCO>30%为中度中毒；HbCO>50%则为重度中毒。一般而言，健康人HbCO饱和度接近30%时，会有头痛和轻微的恶心；饱和度达到30%～40%时，会出现恶心、呕吐、眩晕、视觉消失、虚弱和昏迷等症状，超过40%～50%，会出现动作失调，抽搐和晕厥，并很快心、肺功能失调，进而死亡。个体对HbCO饱和度的敏感度差异较大，取决于年龄、健康状况等因素。CO中毒死亡者血中HbCO饱和度一般在50%～80%，健康的青年人在死亡之前HbCO饱和度可达70%或更高，但儿童、老人、孕妇对CO更敏感，可低于50%；老年人和有心、肺疾病的人甚至低于25%就会死亡。

按其发病程度分为闪电式、急性和慢性中毒三种。前两者在法医学鉴定中多见，常因短时间内吸入较高浓度CO所致。中毒者可突然昏迷、意识丧失、反射消失，短时间内死于呼吸中枢麻痹。急性中毒者常常出现意识尚存，但无力自救的情况，并会出现血压降低、大小便失禁、心律失常、抽搐或强直等情况，严重时深昏迷，病理反射阳性。重度中毒者可并发横纹肌溶解及骨筋膜室综合征。

部分急性CO中毒者可继发CO中毒迟发性脑病，常出现于意识障碍恢复后数周。表现为以反应迟钝、记忆力丧失、幻觉出现等为主的精神障碍；偏瘫、上肢屈曲强直、腱反射亢进、病理反射阳性等锥体系损害症状和体征；失语、失明、癫痫等大脑皮层局灶性功能障碍。

长期低浓度接触CO可致慢性中毒，表现为神经衰弱、胸闷、心悸、心律失常等。心电图可有ST段改变，Q-T间期延长及房室传导阻滞等。

CO中毒可并发高热、神经系统及心脏继发性病变，中毒者应尽可能休息观察2周，积极预防并对症治疗。

4. 尸体征象与检材的采取及检测 CO中毒的标志颜色是粉红色，通常被称作"樱红色"，这种粉红色表现于尸斑、肌肉、血液和内脏。组织经甲醛液固定数周后，仍可保持粉红色。然而，在迁延死亡者、年老和贫血者中，HbCO饱和度相对较低，尸斑和血液呈现樱红色的情况不是很明显，各器官病变征象与一般窒息死亡者相似。肾小管上皮细胞、肝细胞变性。

迁延死亡者以中枢神经系统和心肌病变最为严重。双侧苍白球形成对称性软化灶。大脑白质病变突出，表现为血管周围神经纤维脱髓鞘、弥漫性神经纤维损伤、融合或不融合的脱髓鞘斑片。重度中毒者见局灶性心肌坏死，尤以左心室乳头肌坏死伴中性粒细胞浸润为典型，心肌间质充血、水肿；迁延者坏死心肌可由结缔组织取代形成瘢痕。

对于CO中毒的鉴定，血液为首选检材。盛血容器应不留空隙、密封，避免HbCO与空气中的氧气接触发生置换而造成CO的损失。尸体血液以心脏中的血液为佳；火灾后炭化尸体可取骨髓、胸大肌等作为检材。

目前CO检测常用的方法为可见分光光度法。另外，若采用顶空气相色谱-质谱法，则可以很好地避免腐败检材中干扰物质的影响。

5. 法医学鉴定注意要点及临床实践 现场勘查对于CO中毒的鉴定非常重要。应确定CO来源，必要时测定空气中CO的浓度。CO中毒的重要征象是尸斑、血液、脏器呈樱红色，但应与氰化物中毒、溺死、冻死或冷藏尸体相区分。因化纤制品、塑料、墙纸等含氮的有机物不完全燃烧时还可生成氰化氢（HCN），因此，在对火灾案件中的尸体进行鉴定时，除采血测定 HbCO 外,还应同时检测血液中 HCN 的含量。

临床诊断可根据 CO 接触史、皮肤和黏膜呈樱红色、无法解释的突然昏迷等,结合其他临床表现综合判断。救治时,应迅速将患者转移到空气新鲜的地方,以尽早纠正缺氧状态。高压氧舱治疗能增加血液中溶解氧,提高动脉血氧分压,使毛细血管内的氧容易向细胞内弥散,是 CO 中毒急救十分有效的方法。呼吸停止时,应及早进行人工呼吸,或用呼吸机维持呼吸。危重患者可考虑血浆置换。在中毒后 24~48 h 积极防治脑水肿,应用能量合剂促进脑细胞代谢。

八、天然药毒物中毒

天然药毒物包括植物类及动物类天然药毒物。这些物质通常同时具有一定的毒性和药理作用。与其他几类毒物相比,这类毒物的特点:①命名混杂,天然药毒物的来源和名称比较混乱、复杂,常出现多个名称或同名异物的情况;②成分复杂,天然药毒物包括其制成的中草制剂,多为混合物,成分复杂;③不同产地的天然药毒物的成分和毒性作用差异大;④不同检材中有毒成分的含量差别大。

植物类药毒物常见的有:乌头、马钱子、钩吻、雷公藤、夹竹桃、昆明海棠、颠茄、藜芦、洋金花等;动物类药毒物常见的有:河豚、斑蝥、蜈蚣、毒蛇、蟾蜍、蝎子等。国内部分人群迷信偏方,乱用有毒草药,如以蜈蚣、蟾蜍等有毒动物泡酒饮用造成的中毒事件层出不穷,轻者造成肝、肾功能不同程度的损害或过敏反应,重者死亡。

本小节将以乌头和河豚为代表性药毒物进行介绍。

(一) 乌头中毒

1. 基本性状和中毒原因 乌头属(*Aconitum*)植物是民间知名度很高的剧毒中草药,具有祛湿、驱寒、止痛的药用价值,民间用于治疗风寒湿痹、关节酸痛、跌打损伤、瘫痪等。国内约有 170 余种乌头属植物,多长于山地,以西南地区较为集中。全株有毒,以块根为最,其中剧毒成分主要为双酯型的二萜类生物碱,如乌头碱、中乌头碱及次乌头碱,故乌头属植物入药时需经过炮制,使其水解后降低毒性。纯的乌头碱有剧毒,成人中毒剂量约为 0.2 mg,致死剂量为 3~5 mg。

在法医学鉴定中发现,乌头中毒及其导致死亡的主要原因有:用药过量、生产炮制过程不规范、服毒自杀、投毒他杀等。

2. 中毒机制 乌头生物碱主要作用于神经系统和心脏,使中枢神经和周围神经先兴奋后抑制,阻断神经肌肉接头的传导,故重度中毒者往往因延髓的呼吸和血管运动中枢麻痹而导致呼吸抑制、血压下降,死于呼吸、循环衰竭。此外,由于乌头生物碱强烈兴奋迷走神经,抑制窦房结传导功能,产生各种心律失常,并且使心肌细胞膜上的钠离子通道开放增多,加速钠离子内流,细胞膜去极化,产生高频异位节律,导致室性心动过速、心室颤动等。故严重的心律失常也是乌头生物碱中毒死亡的常见原因。

另外,乌头生物碱可抑制心肌三羧酸循环、呼吸链氧化过程,导致心肌供能不足;可刺激副交感神经,引起流涎、恶心、呕吐、腹泻等胃肠道症状;可抑制血管运动中枢,引起血压下降,并因频繁呕吐造成低血容量性休克。

3. 中毒表现 毒性较大的乌头生物碱入体后很快被吸收,中毒发作快,其中口舌、四肢、全身发麻是乌头中毒的特点之一。中毒者胃部可有强烈的烧灼感,极口渴,欲饮大量水但渐渐不能下咽,流涎极多。

4. 尸体征象与检材的采取及检测 常规病理学检查无特殊所见。尸表窒息征象较为多见和明显,各器官淤血、水肿。电镜下可以观察到心肌超微结构有不同程度的损害,以线粒体改变较为突出。

怀疑乌头中毒时,采取的检材应立即冷藏或加入乙醇以防腐败破坏,同时送检所用乙醇做对照。检材以尿液、涎液为佳,迅速死亡者的呕吐物、胃内容物亦可。目前,检测方法以LC-MS法为主,可同时检测双酯型乌头生物碱原药及其代谢产物。

5. 法医学鉴定注意要点及临床实践 由于无特征性的尸体征象,法医毒物分析的结果对于乌头中毒的鉴定显得尤其重要。需要注意的是,乌头生物碱易受腐败的影响,或在碱性条件下提取时易分解,容易出现检测结果为阴性的情况。应同时检测乌头生物碱的分解产物,如单酯型生物碱和乌头醇胺等。

乌头中毒者心电图检查示频发多源性期前收缩、室性心动过速、房室传导阻滞等。

(二) 河豚中毒

1. 基本性状和中毒原因 河豚(puffer)是一种河豚科鱼类,我国沿海地区盛产,其肉质鲜美、营养丰富,但常因烹饪时处理不当,造成食用者中毒。河豚的卵巢、肝、血、鳃、皮、眼球等部位均有毒,新鲜或洗净的鱼肉无毒,但死后较久的河豚,其内脏毒素亦可侵入肌肉中。河豚毒素(tetrodotoxin,TTX)和河豚酸(tetrodonic acid)是河豚所含毒素中最主要的两种,两者均为水溶性毒素。TTX的分子式为$C_{11}H_{17}N_3O_8$,是一种天然剧毒毒素,也是已知的毒性最强的非蛋白类神经毒素之一,成人致死剂量约为0.5 mg。

河豚中毒死亡率较高,其中毒原因多见于误食,其他原因较为罕见。

2. 中毒机制 TTX进入人体后,能选择性地与神经肌肉细胞膜表面的钠离子通道上的蛋白结合,阻断钠离子通过,影响神经肌肉间兴奋的传导,麻痹横纹肌,产生类似箭毒样作用。中毒者最终因呼吸肌麻痹引起呼吸衰竭而死亡。

3. 中毒表现 河豚中毒的潜伏期与胃充盈状态有关,一般在食用后0.5~3 h出现症状,但也有食用后10 min即中毒者。中毒早期,以胃肠道症状为主,随后出现感觉神经麻痹,头昏、舌尖、肢端、口唇麻木或蚁爬感。中毒后期,四肢及全身逐渐麻痹,眼睑下垂、共济失调、瘫痪,体温、血压下降,呼吸逐渐浅慢、不规则,瞳孔散大,全身发绀。严重中毒者若不及时救治,可在1~6 h内死亡。

4. 尸体征象与检材的采取及检测 除口鼻腔可见白色泡沫,尸表呈非特征性窒息征象外,各器官淤血明显,胃黏膜有充血及出血点,胃壁变薄,胃明显扩张。

TTX主要通过尿液排泄,尿中浓度高于血中浓度,因而在怀疑河豚中毒时,生物检材以尿液为佳。由于TTX毒性很大且难挥发,LC-MS法是目前检测TTX最常用的方法。

5. 法医学鉴定注意要点及临床实践 河豚中毒具有季节性和地区性的特点,多发生在春夏之交的沿海和长江中下游地区,通过调查往往能发现进食河豚的情况。口舌及肢端麻木,继而肢体无力甚至瘫软为其较特殊的中毒症状。尸检见胃明显扩张,充满气体,该特征也为其他中毒所少见。

紧急救治时,除了催吐、洗胃、导泻排除毒物,应用吸附剂减少毒物的吸收外,也可以利尿促进毒素排泄。同时使用肾上腺皮质激素提高组织对毒素的耐受性。中毒者出现呼吸肌麻痹时,应及时行气管插管或气管切开,给予人工辅助呼吸。

(饶渝兰　姜　宴)

第十二章　生物学检材的检验

基于生物学检材特性的各种检验技术和方法被广泛用于生物学检材的法医物证学检验，对于揭示生物学检材的属性和鉴定个体来源及亲缘关系具有重要意义，可以为案件的侦查和审理提供线索和依据。

第一节　生物学检材的一般检验

生物学检材的发现、提取以及组织来源检测是生物学检材检验的重要步骤，能为进一步的检测奠定基础，也在犯罪现场重建、案件定性等中具有重要作用。

一、概述

生物学检材主要是指涉案相关的所遗留的人体体液和组织，如血液、精液、阴道分泌物、痰、尿液、羊水及其斑痕等；各种人体组织器官及其碎块、毛发、指甲、骨骼和牙齿等；有些案件中可能涉及某些动、植物斑迹。生物学检材通过检验分析后，可解决检材是否来自人类及获得其遗传信息，以揭示遗留现场的生物学检材与案件的联系，对案件的侦破起到重要的作用。

生物学检材的检验过程包括：前期对现场勘查和案件调查过程，对案发现场、活动场所、衣物、用品等进行勘查，对被害人及犯罪嫌疑人勘查，对检材的观察、记录、拍照或录像、采集和保存过程。后期为生物学检材在实验室的检验过程。现场勘查有积极意义，如检材与现场周围物体、环境的关系，检材与被害人或死者的位置关系等情况，有助推测和重建案件的发生过程，为案件的侦查提供方向和线索。

（一）生物学检材的特点

生物学检材系人体各种体液与组织，由于环境因素及检材本身的生物学特性，具有容易变性、变质、降解和腐败的特点。人体生物学检材一旦离体，遗留在现场，必然与现场环境相互作用。由于生物学检材在体与离体、活体与尸体的内外环境显著不同，所经过时间、季节不同，不同的生物学检材自身的变性、降解和腐败程度不同，故生物学检材的变化过程是不能人为控制的，也是无法预知的，且变化的过程是不可逆转的，给检材的检验工作带来困难。检材的陈旧度、腐败程度及检材微量程度关系到检验能否成功。办案人员应尽量做好保存生物学检材的工作和及时送检。

（二）生物学检材的发现、采集、包装和送检

1. 检材的发现　检材的发现和提取由实验室检验人员和现场勘查人员共同完成，包括对涉案人员（尸体）以及现场中可能存有生物学检材的发现和采集，应不放过一切可疑的生物学检材。生物学检材的包装和送检必须严格遵守现场勘查流程，防止检材的污染和损失以及人为因素的干扰，确保证据的有效力。

（1）血痕：血痕可附着于现场的任何位置、任何物品上，如地面、草丛、墙壁、家具、衣服、鞋帽、被褥、凶器、尸体等。血痕的颜色为褐色斑痕或血痂。不同时间的血痕，暗褐色程度不同。应仔细观察现场和犯罪嫌疑人住所，寻找各种刀具、工具的凹槽、缝隙、鞋底和鞋面缝隙；对交通肇事逃逸的车辆，仔细观察轮胎、车底盘、挡泥板、撞击点附近等隐蔽部位。

（2）精液斑：在性犯罪案件中必须常规提取被害人阴道拭子样本，现场中的精液斑可附着在被害人衣裤、卫生巾、被褥、手帕、卫生纸、草席，及被害人腹壁、大腿、阴毛等处。精液斑的形状不规则，颜色因附着物不同而有所差异，在浅色物品上呈淡黄色不规则形，触之较硬，深色物品上的精液斑为灰白色糨糊状斑块，不易被发现，触之质地较硬。精液斑（含有黄素）在紫外线灯光下呈银白色、淡紫色的荧光。

（3）唾液斑：唾液斑常见于现场遗留的烟蒂、烟斗、口香糖、瓜子壳、吸管、饮料容器、牙签、牙刷、信封口与邮票背面等处，也可在人体和其他物品上遗留的咬痕中。唾液斑一般肉眼观察没有明显特征，不易被发现，可疑斑迹需送实验室检验。

（4）毛发：毛发自身可自然脱落，也常在案件发生过程中被外力拔脱。毛发常见于现场地面、草丛、被褥、凶器上，也可在死者手指中、口腔内和衣服上。案件的性质不同，寻找毛发的侧重点也有不同；如伤害及凶杀案件往往发生搏斗时毛发被拔脱，应注意在被害人手中、衣服上寻找提取；如强奸案件，应注意在被害人的内裤、内衣、外阴部和大腿间寻找；如盗窃案件，则常见于窗、门等进出通道上。

（5）指（趾）甲：被害人的指甲缝内有时可提取到犯罪嫌疑人的皮肤等组织，检测后可锁定犯罪嫌疑人的生物学身份；同时指（趾）甲检测可提供被害人的部分基因信息，在碎尸案中对于被害人的身份确认有所帮助。

（6）骨骼及牙齿：牙齿作为人体最坚硬的器官，不易受环境与理化因素的影响，可长期保存；完整的牙科记录，也可作为个体认定的依据之一。牙齿中的牙髓可进行DNA检验，以明确个体生物学信息。骨骼相对其他内脏器官组织腐败速度较慢，骨髓组织可进行DNA检验，用于个人识别。

2. 检材的提取　提取生物学检材以不损失、不污染、不破坏检材可测性为基本原则。对生物学检材在被提取、采集或移动前，需进行相关记录、拍照，记录所有物品的原始状态情况，防止破坏现场物品或添加任何物品。提取者必须戴清洁手套、持洁净器具，禁止用手直接触摸检材。若检材附着于小型物件上，可整件提取；若附着于大型物件上，可做分割处理，或用刮削、擦拭、挖取等方法提取附着处的检材。凡是从各种载体上提取检材，均应提取检材附近材料做空白对照。各种体液性检材应在阴凉通风处自然干燥成斑痕，切勿加热烘干或晒干。

3. 检材的包装、保存与送检 提取物证检材后,对每件检材必须单独包装,分别标注案件编号、提取地点及时间、提取方法、样品名称、数量、保存方法、采集人等。包装送检过程中避免检材损失和交叉污染。包装应采用规格不同的纸袋、塑料样品袋、塑料离心管、广口瓶等,包装物应具有结实、牢固、洁净、便于标写文字的特性。

不能及时送检的检材,应尽量低温保存;冰冻于-20℃冰箱中是保存生物学检材的简单有效方法,但冰冻不能杀菌,解冻后,仍会出现微生物的快速繁殖。如果没有冷冻保存条件,可采取自然通风晾干的保存方法,干燥能抑制微生物的生长繁殖,大部分检材均可制成干燥斑痕长期保存。

选择准确、高效、灵敏的检验方法,应遵循检材的非消耗性实验在前、消耗性实验在后的原则;先进行简单预试验,后进行复杂费时的实验。

二、血痕检验

(一) 概述

血液在人体外干燥后所形成的斑痕称为血痕(bloodstain)。血痕是最常见的生物学检材,血痕检验是法医物证检验中最常遇到和最重要的项目。凡在凶杀、斗殴、抢劫、盗窃、碎尸、灾害事故等现场、致伤物、被害人与犯罪嫌疑人的衣服上均可发现可疑血液或血痕,需要进行检验。根据现场血痕的分布、形状等情况,也可以推断案件的性质,分析案件属于他杀、自杀或者灾害事故。

血痕检验需要解决以下问题:①提取和送检的可疑斑痕是否为血痕;②血痕是人血还是动物血;③确定人血后,检测血液的遗传标记,进行个人识别;④其他检验,如血痕来源个体的性别、出血量、出血时间及出血部位推断等。

血痕检验的基本程序为:肉眼检查、预试验、确证试验、种属鉴定、遗传标记测定、其他检测等。

(二) 肉眼检查

主要通过肉眼或显微镜检查对采集及送检的样品进行判断是否为可疑血痕,以提高后续试验的阳性率。肉眼主要观察可疑血痕的数量、分布、位置、大小形态、范围、色泽及与周边物体的相互关系,来推断案件的性质、发生时间、发案过程、现场搏斗情况、尸体移动情况等。

血痕的形状往往与出血者的体位、行走方向及出血部位等有关。血滴的形状受血滴滴落的高度和方向影响。

血痕的范围一般取决于出血量,但有时因混有尿液、唾液等使血痕范围扩大,根据血痕的大小可估计出血量。出血量常与死亡及受伤后存活时间等有关。

(三) 预试验

预试验(preliminary test)是一种筛选试验,目的是要从大量的可疑血痕中筛除不是血痕的检材。很多斑痕外观上与血痕相似(尤其是陈旧性血痕)而难以区分,如油漆、酱油、染料、铁锈、蔬菜和果汁的斑痕。血痕预试验均具有灵敏度高、操作简便、快速、假阳性率较高的特点。预试验可破坏血痕,不能再进行后面的检测,因此试验时不能将试剂直接滴在衣服或其他检材的斑痕上。预试验的方法很多,主要是测定血痕中血红蛋白或其衍生物的过氧化酶活性,达到筛查血痕的目的。然而自然界中过氧化酶广泛存在,因此,预试验阳性反应仅表示可能是血,而不能肯定为血。故血痕预试验阴性结果比阳性结果更有意义,阴性结果可以否定血痕。

1. 联苯胺试验 联苯胺试验(benzidine test)是 1904 年阿德勒(Adler)做大便隐血试验而建立的方法,是迄今实验室首选最常用的血痕预试验方法。试验原理:利用血痕中的血红蛋白或正铁血红素具有的过氧化物酶活性,使过氧化氢释放出新生态氧,将无色联苯胺氧化为联苯胺蓝。

联苯胺试验最大的特点是灵敏度高,但特异性差。联苯胺试验的意义在于阴性结果,阴性可以否定血痕,除非血痕中的血红蛋白或其衍生物已经彻底被破坏。联苯胺是致癌物,检测时应加强自我防护。

2. 酚酞试验 酚酞试验(phenolphthalein test)的原理与联苯胺试验相同,新生态氧使还原酚酞氧化为酚酞,在碱性溶液中酚酞呈桃红色或红色。本试验灵敏度不及联苯胺试验,同样缺乏特异性。酚酞试剂无毒、安全,但试剂配制过程较烦琐。

其他预试验有孔雀绿试验、鲁米诺试验。孔雀绿试验的原理与联苯胺试验相同,其灵敏度与酚酞试验相似,操作方法相同。鲁米诺试验可用于检测夜晚室外或暗室内局部的可疑血痕处,若区域发出荧光,提示该区域有血痕存在可能。

(四) 确证试验

确证试验(conclusive test)的目的是确定检材是否为血痕,其试验原理主要检测检材中是否含有血红蛋白或其衍生物。阳性结果可确证检材为血痕。阴性结果基本可否定检材为血痕。但是因确证试验灵敏度不高,且受多种因素影响,如检材中真菌生长、细菌污染,或经过洗涤、雨淋、日晒等,确证试验易出现假阴性反应。因此确证试验结果阴性时,可继续做种属试验,以防止因确证实验的灵敏度低而漏检了血痕。

1. 血色原结晶试验 血色原结晶试验(hemochromogen crystal test)是由日本学者高山建立,故又称高山结晶试验(Takayama crystal test)。原理:血红蛋白在碱性溶液中分解为正铁血红素和变性珠蛋白,在还原剂作用下,正铁血红素还原为血红素,同变性珠蛋白和其他含氮化合物(如吡啶、氨基酸等)结合形成血色原结晶。

血色原结晶试验最大的特点是特异性好,目前未发现任何其他物质,经过同样处理,能形成该樱红色结晶。血色原结晶试验的意义在于阳性结果,试验阳性可以肯定是血痕。血色原结晶试验的缺陷是灵敏度低,血液(痕)经过 200 倍稀释、水洗、雨淋或变性、腐败、陈旧血痕就难以得到典型的血色原结晶,阴性结果不能完全否定血痕。高山试剂久置易失效,每次试验时应强调做已知血痕和空白检材的阳性、阴性对照。血色原结晶形成的速度和结晶的形态大小与血液浓度有关。

2. 氯化血红素结晶试验 氯化血红素结晶试验(Teichmann crystal test)的原理:血红蛋白受酸性作用,分解产生正铁血红素,其与氯离子反应成氯化血红素结晶。游离氯离子由醋酸和氯化钠作用而产生。该试验的特点及意义与血色原结晶试验相似。

3. 吸收光谱检查法 血痕中的主要成分血红蛋白及其衍生物均为有色物质,有色物质能吸收一定波长的光线,在光谱上出现黑色吸收线条。

(五) 种属鉴定

当可疑斑痕确定为血痕后,应确定其种属来源,明确血痕是人血还是动物血,必要时还需确定是哪种动物血。种属试验采用的沉淀反应(precipitation reaction)是一种经典的免疫反应。目前常用的抗人血红蛋白胶体金试验法是一种免疫层析技术,用该技术进行种属试验,具有灵敏度高、操作简便的特点。其原理:胶体金由金化合物制备而成,颗粒呈红色,带负电荷,可作为抗体染料结合物。胶体金颗粒将抗体免疫球蛋白吸附在表面,形成一种有标记的免疫球蛋白"探针",当"探针"与相对应的抗原结合后,再与抗原相对应的抗体结合,免疫胶体金颗粒便被滞留而富集,呈现肉眼可见的红色。胶体金试纸条有加样区、反应区、吸附区,若检测线和质控线出现两条红色区带为阳性结果。只有质控线显现红色区带为阴性结果,无条带出现表明可能操作失误或试纸条失效,应重复测试。

(六) 其他检测

检材确证为人血后,应对血痕中的遗传标记进行检测。随着医学、生物学及其他自然科学的发展,生物学检材的检查指标和手段不断更新。检测标记从最初的红细胞血型到后来的红细胞酶型、血清蛋白型等,检测方法从最初的凝集反应到凝胶电泳、等电聚焦电泳等。目前,已普遍应用的DNA指纹技术、STR分型技术、SNP检测技术也已趋于成熟。

1. 血痕的血型测定 ABO血型抗原对高温、腐败有相当的耐受性,而且抗原性很强、稳定,可以在血痕中保存相当长时间。ABO血型物质不仅红细胞上有,其他人体组织细胞也存在ABO抗原,这些特征在个人识别中具一定意义。常用方法有吸收试验、解离试验等。

(1) 吸收试验原理:血痕中A、B、H血型物质,能与相应的抗-A、抗-B、抗-H抗体发生特异性的结合,使抗血清中的游离抗体减少或消失,不能再与相应的A、B、O型指示红细胞发生凝集反应。根据抗血清在血痕吸收反应前后的效价改变情况,可推断血痕所含的血型抗原种类,判断血痕的ABO血型。该试验的特点是所需检材量较多,试验操作及结果相对稳定。

(2) 解离试验原理:血痕中的A、B、H抗原能与相应的抗-A、抗-B、抗-H抗体发生特异性的结合反应。这种特异性结合是可逆的,56℃加热后,血痕上抗原结合的抗体可以解离下来。用已知的A、B和O型指示红细胞检测解离液中的抗体。该试验的特点是所需检材量较少,试验操作相对困难,结果不稳定。

2. 血痕的DNA分析 血痕的DNA分析目前已成为常规技术,技术的关键在于检材的DNA提取及定量。

从血痕中提取DNA主要采用有机溶剂提取和Chelex-100提取两种方法。有机溶剂法提取的DNA纯度较高;Chelex-100法提取方法比较简单,提取到的模板DNA纯度较差,仅适用于聚合酶链反应(PCR)。现场收集的生物学检材,可能受到污染,有时需要纯化提取的样品DNA。

测定血痕性别也是血痕个人识别的重要内容之一,常给案件侦查提供非常有价值的线索。一旦确定性别,即为个人识别提供了50%的否定率。判定血痕性别主要依靠DNA分析技术。如Y染色体特异性探针杂交技术,Y染色体特异性酶切片段,PCR扩增Y染色体特异性片段,PCR扩增X、Y染色体特异性片段等。

3. 血痕的出血部位判定 血痕检验中,判定出血部位有重要意义。但单纯血痕难以判断出血部位,只有血痕中混有组织细胞时,根据显微镜下观察的细胞形态特征,来判断属于何种组织细胞,借以推测出血部位。

4. 出血量的测定 出血量的测定有助于判断尸体所在的现场是否为原始现场及推测死前挣扎的时间等。测定方法有重量计算法、分光光度计测定法。出血量的测定要及时,时间越长,误差越大。

5. 出血时间的测定 血痕的陈旧度测定在某些案件中也很有意义。测定血痕陈旧度主要根据各种血液成分的变性和血清氯浸润基质的宽度,但受时间推移的影响及其他因素,如热、阳光、水洗、腐败等的影响,一般只能做粗略估计。

三、精液及精液斑检验

精液主要由精子(spermatozoa)和精浆(seminal plasma)组成,是一种含蛋白质、酶等多种成分的弱碱性乳白色半透明的黏稠液体,长期未排精时可稍呈黄色。精液有特殊的麝香或罂粟花气味,主要成分前列腺液中含有酸性磷酸酶(acid phosphatase,AP)和前列腺特异性抗原(prostate specific antigen,PSA),是检测精液斑的重要标记。

精液斑(seminal stain)是精液浸润或附着于基质上干燥后形成的斑痕,是法医学鉴定中常见的生物学检材,在强奸、猥亵等案件中经常涉及精液斑检验。

(一) 精液与精液斑的特点

正常精子分头、体、尾3部分,外形似蝌蚪。受精时,仅头部进入卵细胞,即使有少量线粒体鞘内的线粒体DNA(mitochondrial DNA,mtDNA)也进入卵子,其与卵子所含的上万数目的mtDNA相比,几乎对基因型不产生影响,故mtDNA呈母系遗传。精子在女性生殖道内的生存时间受很多因素影响。精子射入阴道后,经过4～5 min到达子宫颈部,30 min后到达子宫体,60 min后到达输卵管伞部。因此性交后用阴道3～8 h,子宫颈2～5 d,子宫、输卵管2～7 d的内容物涂片可检见活精子。精子的检出期限与被害人的体位、活动情况及月经周期有关。被害人处于月经期前后或被强奸后就行走,精子检出期限短。如果被害人死亡,尸体处于仰卧位,尸体阴道内的精子数目多时检出时限可达2～3周。此外,精子的检出率与阴道内容物的提取部位有关,一般子宫颈刮片和阴道后穹窿擦拭物中容易检出精子。在性犯罪调查中,必须尽早取材送检。

精液斑检验的主要目的是为案件的侦查提供线索,为案件审理提供证据。对疑似精液斑的检材需要解决下列问题:可疑斑痕是否为精液斑;若是精液斑,确定精液斑的个体来源。检验步骤为:肉眼检查、预试验、确证试验、种属鉴定和个人识别。

(二) 肉眼检查

肉眼检查的目的是发现可疑精液斑,确定所在部位及其在载体上的分布情况,进而准确取材检验，提高检出阳性率。有时可根据精液斑的形态、部位分析有关作案过程。

1. 精液斑存在的位置　精液斑多附着于犯罪嫌疑人或被害人的衣、裤上，女性的外阴部或大腿内侧，犯罪现场的床单、被褥、床板、毛巾、卫生纸、地面、沙石、泥土上等。此外，阴道擦拭物也是常见的精液斑检材。

2. 精液斑的形态　精液斑无固定的形态，外观常因附着物不同而有差异。典型的精液斑呈不规则地图状，新鲜精液斑触之有干糨糊斑状的硬感，有特殊腥臭味。精液斑中含有黄素（flavin），在紫外线照射下显银白色荧光，斑痕边缘呈浅紫蓝色。肉眼不能发现的精液斑，在紫外线下仍发浅淡的点、片状荧光。但是阴道分泌物、尿液、鼻涕、唾液、乳汁、脓液、肥皂斑、洗涤剂、植物汁液、纺织品中的某些色素、染料、漂白剂、含荧光素的各种载体等在紫外线下也能发出与精液斑类似的荧光，因此紫外线检查阳性结果仅提示斑痕可能是精液斑。精液斑经水洗、雨淋后过于淡薄，或陈旧精斑，可无荧光产生。因此，阴性结果不能轻易否定精液斑的存在。肉眼检查和紫外线两种检查手段可在现场勘查时互补应用，提高精液斑检出阳性率。

（三）预试验

预试验的目的是筛选可疑精液斑，方法要简单、灵敏度要高。预试验阳性结果仅提示可疑斑痕可能是精液斑，但不能确证精液斑。精液斑预试验方法很多，最常用的是酸性磷酸酶试验。

精液的主要成分前列腺液中含有大量 AP，浓度为 540～4 000 u/ml，远高于其他体液、分泌液及脏器中 AP 的含量。因此，该试验只能作为精液斑的预试验。由于 AP 来源于前列腺，无精子的精液 AP 试验也呈阳性结果。精液斑中 AP 相当稳定，对腐败及高热有较强的抵抗力。保存 10 余年的陈旧精液斑，夏日室温放置 8 周的腐败精液及 125℃加热 30 min 的精液仍能检出其酶活性，但 200℃加热 5 min 则可破坏 AP 酶活性。检测 AP 的方法很多，如磷酸苯二钠试验（Kind-King test）、α-磷酸萘酚-固蓝 B 方法、琼脂扩散法及电泳法等。常用磷酸苯二钠试验检测 AP。

（四）确证试验

确证试验的目的是检验精液中的特有成分，阳性结果可以确证精液斑。精液斑确证试验主要有精子检出法、免疫学及生物化学方法。

1. 精子检出法　检出精子是认定精液斑最简便、最可靠的方法。精子具有典型而稳定的形态，不易受其他因素影响而改变，10 余年的陈旧精液斑也可能查见精子。显微镜下观察精子是无色透明的，头部有折光，尾部很细易断。检材浸泡后涂片观察，常见精子头部和尾分离，难以检出典型的蝌蚪状精子，但只要检见典型的精子头部即可确证为精液斑。

2. 免疫学试验　制备各种抗人精液特殊成分的抗血清，用免疫学试验可以确证精液斑。该试验灵敏度高，还可以确证输精管结扎术者和精子缺乏症患者的精液斑。常用的试验有抗人精液血清沉淀反应和 p30 检测。人类精浆中含有的 PSA 或称 γ-精浆蛋白（γ-seminoprotein），是由前列腺上皮细胞合成分泌至成年男性精液中的一种糖蛋白，等电点 6.9，相对分子量为 30 000，故名 p30。人精液中 p30 正常含量为 0.24～5.5 mg/ml，平均为

1.92 mg/ml。p30 性质稳定，在 22℃保存 5 年的精液斑中仍能检出。p30 在精液和精液与其他分泌液的混合斑中能存在很长时间，性交后 8~13 h 提取的阴道拭子中仍能检出。p30 还具有高度的种属特异性和器官特异性，与人体其他体液、分泌液、组织器官浸液及各种动物精液和血清不发生交叉反应。因此，p30 是法医学确证精液斑的理想标记。

用特异性抗 p30 血清检测精液斑中的 p30 抗原，常用的方法有胶体金检测法、环状沉淀反应、琼脂双向扩散试验和酶联免疫吸附试验等，其中胶体金法是一种免疫层析技术，用胶体金 p30 抗原检测试剂条，又称 PSA 试剂条进行精液斑确证试验，特异性好，灵敏度高，操作简单，整个试验过程可在 5 min 内完成，是目前一项常规技术。

3. 生物化学方法　应用生物化学方法检测精液中特有的酶，如乳酸脱氢酶-X(LDH-X)，可确证精液斑。LDH-X 仅在人精子中检测到，精液斑中精子含量越高，LDH-X 带显色越深。输精管结扎术者和精子缺乏症患者的精液斑中则无此条带，以此可以缩小犯罪嫌疑人的范围。

以上各种试验在实践检案中应联合互补使用，以免漏检情况发生。

（五）种属试验

现场可疑斑痕确证为精液斑后，可应用种属特异性好、效价高的抗 p30 血清等进一步鉴别是人精液斑还是动物精液斑。

（六）个人识别

精液斑检验的主要目的是进行个人识别，测定精液斑中的遗传标记以确定现场精液斑是谁所遗留。传统的精液斑检验遗传标记主要有 ABO 血型、酶型、血清型等，目前常用 DNA 多态性分型技术进行精液斑的个人识别。

由于精子含有大量 DNA，可从精液斑中提取 DNA，分析 DNA 多态性以进行个人识别。即使精液中无精子，由于精液中含有少量睾丸细胞、上皮细胞等，也能进行 DNA 分型。精子细胞核膜为富含二硫基的交联蛋白组成的网状结构，能抵抗各种类型的去污剂作用，对外源性蛋白酶水解也有相当强的抵抗作用。为了裂解精子细胞，必须在二硫苏糖醇(dithiothreitol, DTT)等还原剂的作用下，使二硫基断裂，还原成-SH，核蛋白才能被十二烷基硫酸钠(sodium dodecyl sulfate sodium salt, SDS)、蛋白酶 K 分解，释放出 DNA。利用精子核蛋白在还原剂存在时不稳定的特性，应用差异裂解提取法(differential extraction)(又称二步消化法)从阴道液与精液的混合斑中提取精子 DNA。在血痕中能测定的 STR 基因座几乎都能用相同的方法在精液斑中测定。Y 染色体为男性所特有，Y-STR 各基因座等位基因在遗传时是连锁的，以单倍型向下遗传。Y-STR 的检验方法与常染色体 STR 基因座的检验方法一样，可以是单基因座扩增，也可采用多基因座复合扩增。

Y-STR 呈男性伴性遗传，不与其他染色体重组，除突变外，同一家族的所有男性个体包括父子、兄弟、祖孙、叔侄和堂兄弟等都具有相同的 Y-STR 单倍型。对于性犯罪案，对精液与阴道液组成的混合斑进行 Y-STR 检测可获得男性成分的单倍型分型，而不受女性成分的干扰；同时，还可对相关家系中的男性个体进行排查。Y-DNA 标记做个人识别只具有排除同一性意义，没有认定同一性的作用。

四、唾液及唾液斑检验

唾液(saliva)是人或动物口腔内唾液腺分泌的无色稀薄液体。唾液斑是唾液干燥后形成的斑痕,可以从现场的烟蒂、果核、茶杯、饮料吸管、口香糖、手帕、口罩、纸巾,以及人体和其他物品上的咬痕上提取。

(一) 唾液和唾液斑的特点

唾液是一种无色无味稀薄的液体,pH 6.6~7.1。正常成年人每天分泌唾液为1.0~1.5 L。唾液中70%来自颌下腺,25%来自腮腺,5%来自舌下腺。唾液成分中99.4%为水,还有其他物质如Na^+、K^+、Cl^-、黏蛋白、唾液淀粉酶、免疫球蛋白(IgA、IgG、IgM)、血型物质(A、B、H)、游离氨基酸、尿酸、尿素、酶等。唾液中含的A、B、H血型物质可测定血型。唾液分泌量及性质受精神因素、刺激的强度和性质影响,与食物种类也有一定关系。唾液斑在白色背景上呈淡黄色,在紫外线下发淡青色荧光。

(二) 检验的目的与要求

唾液及唾液斑检验的主要目的是个人识别。唾液中含有的血型物质及口腔黏膜脱落上皮细胞中的DNA,在斑痕中能长期保存,少量唾液斑即可进行个人识别。

唾液斑检验首先要求确定检材是否为唾液斑,确证唾液斑后再做个人识别。由于含唾液斑的检材通常出现在人们日常生活用品或物品上,例如,水杯、烟蒂、瓜子皮、果核、口罩、手帕等。因此,确证唾液斑后,可直接进行个人识别,不必进行种属鉴定。但在鉴定人体或其他物品上的咬痕时,需要确定是人咬痕还是动物咬痕。

(三) 唾液及唾液斑的提取

采取新鲜唾液样本时,被鉴定人需先清水漱口,然后将棉拭子或纱布放入口中,浸湿后取出,立即置于通风干燥处晾干,用洁净采样袋包装并做有关记录。自然流出的唾液,收集后置于干净烧杯中,沸水浴10 min,灭活唾液中的血型分解酶活性,然后置冰箱保存。

现场勘验时,必须仔细寻找、收集唾液斑。戴手套提取水杯、酒瓶等,用镊子夹取烟蒂、瓜子壳、果核、口罩、手帕等,不能用手直接触摸检材,以防取材人的汗液污染检材。因为分泌型汗液中含有的A、B、H血型物质会影响ABO血型测定结果,皮肤脱落细胞的DNA会干扰唾液斑DNA分型结果。可疑痰迹、人皮肤及其他物体上咬痕部位的可疑唾液斑,应用少量生理盐水浸湿的纱布擦取,在通风干燥处晾干后备检。

(四) 确证试验

唾液中含有大量的淀粉酶,但人体粪便、几乎所有的植物、发芽种子和真菌中均含淀粉酶,人体其他分泌液如鼻涕、尿液、精液等也含少量淀粉酶。因此,可疑斑痕中检出淀粉酶并同时发现口腔黏膜脱落上皮细胞,就可以确证唾液斑。

1. 淀粉酶的检测 淀粉-碘试验(starch-iodine assay)是检查唾液斑中淀粉酶常用的方法。唾液中的淀粉酶较稳定,在自然干燥、保存几个月的唾液斑中仍可测出。淀粉遇碘(I_2)呈蓝色。唾液中含有大量淀粉酶,能将淀粉水解生成糖,糖与碘不呈蓝色反应;因此,将已知淀粉溶液与检材斑痕作用后再加碘液,如果不呈现蓝色,表明检材中已经不含淀粉,此时再利用糖的还原作用验证淀粉分解产物糖的存在,便可以证明检材中含有淀粉酶。

2. 口腔黏膜脱落上皮细胞的检查 唾液中含有口腔黏膜脱落上皮细胞。将检材用生理盐水室温浸泡 4~8 h,弃去载体、离心、取沉淀物做涂片,自然干燥后用苏木素-伊红(HE)染色,显微镜下若观察到口腔黏膜脱落上皮细胞,同时结合淀粉酶试验阳性结果,可判断为唾液斑。

(五) 个人识别

唾液及唾液斑的个人识别,传统的方法是检测唾液斑中的 ABO 血型,目前主要用 DNA 多态性分型技术进行唾液斑的个人识别。

1. ABO 血型测定 唾液中的水溶性 A、B、H 血型物质能特异性地与抗-A、抗-B 和抗-H 血清结合,后者不能再与指示红细胞发生凝集反应。以此可判断唾液中所含血型物质的类型。此外,唾液中含有血型分解酶,在湿润状态下,可以破坏血型物质。因此,检测前应将新鲜唾液煮沸或迅速干燥,以便破坏和抑制酶的作用。分泌型人的唾液含量很大,非分泌型人的唾液中血型物质含量少,难以检出血型。

酶标抗体免疫测定法灵敏度极高,适用于测定非分泌型唾液中的 A、B、H 血型物质。唾液斑的 ABO 血型测定常用酶联免疫吸附测定(ELISA)法,也可采用解离试验、混合凝集试验等方法进行 ABO 基因分型。

2. DNA 分析 唾液中含有口腔黏膜脱落上皮细胞,可从中提取 DNA,进行基因组 DNA 与线粒体 DNA 多态性分析。检材可以是新鲜唾液、用无菌生理盐水漱口的漱口水、唾液拭子及烟蒂等。提取唾液斑 DNA 应依据检材的具体情况进行调整。例如,提取烟蒂中 DNA,仅需提取沾有唾液或口唇上皮细胞的那部分检材,不能提取整个烟蒂,否则过大的载体会影响 DNA 的提取。分析血痕、精液斑 DNA 多态性的方法,均能应用于唾液及唾液斑。目前,PCR-STR 分型技术是进行唾液及唾液斑个人识别的有效手段。

五、其他生物学检材检验

各类刑事案件中的碎尸案尸体、被杀后埋葬的尸体、高度腐败及白骨化尸体、灾害性事故中的支离破碎的尸体、墓群开掘的尸骨等,均需要对其骨骼、牙齿进行检验。在对骨骼检查处理前,应首先记录外表情况并拍照。应先留取一部分骨骼及软组织,以便进行相关的 DNA 分析。对骨骼上附着的污垢和软组织,可用清水煮沸,然后将软组织刮除、洗刷、消毒、自然干燥后进行检查。

DNA 分析技术进行骨骼种属检验已成常规检验方法。该技术的优势为:应用 mtDNA 直接测序的方法可在新鲜或较陈旧的骨骼和牙齿中提取的 DNA 进行测序,骨细胞线粒体的 DNA 保存期比蛋白质更长。除此之外,DNA 分析技术在骨骼的个人识别、性别判断、祖源推断等法医人类学中的应用也逐渐增多。但对高度腐败、过于陈旧的骨组织,DNA 检测的结果尚不尽如人意,且试验费时、费用昂贵。

(一) 骨骼的性别鉴定

从骨骼大体形态上观察区分性别方法较简便,不需要贵重仪器,判别率较高,但受鉴定人员经验的影响较大,其准确率相对不稳定。

1. 肉眼观察 通过肉眼观察骨骼形态特征的差异来判定性别。一般成年男性骨骼粗大,表面粗糙,肌肉附着处有明显突起,骨密度较厚,骨质重;女性骨骼较细柔,突起不明显,骨面光滑,骨质较轻。但长期从事体力活动的妇女,其骨骼与男性并无明显差异。

骨盆的性别差异在胎儿期就开始呈现出来,但不明显,性成熟后明显。骨盆的性别差异见表12-1。

表12-1 骨盆的性别差异

观察项目	男性	女性
一般性状	狭小而长,骨质较重	宽大而短,骨质较轻
骨盆壁	肥厚粗糙	纤薄平滑
入口	纵径大于横径,心形或楔形	横径大于纵径,圆形或椭圆
出口	狭小	宽大
盆腔	狭小而深,上口大,下口小,呈漏斗型	短而宽,呈圆桶型
骶骨	狭而长,呈等腰三角形,弯曲度大,岬突出	短而宽,呈等边三角形,弯曲度小
坐骨大切迹	窄而深	浅而宽
坐骨结节	不外翻	外翻
耳状面	大而直,涉及3个骶椎	小而倾斜,涉及2~2.5个骶椎
髋臼	大,朝向外	小,朝向前外
耻骨	联合面高,呈三角形,耻骨角小,为70°~75°	联合面低,呈方形,耻骨角大,为90°~110°
闭孔	大,卵圆形,内角约110°	小,三角形,内角约70°
髂骨翼位置	垂直	水平

颅骨包括脑颅和面颅,在性别鉴定中的价值仅次于骨盆(表12-2)。

表12-2 颅骨的性别差异

观察项目	男性	女性
颅骨整体	较大、重、厚,表面粗糙 肌线明显	较小、轻、薄,表面光滑 肌线不明显
颅容量	较大,平均≥1 400 ml	较小,平均<1 300 ml
额骨	额鳞向后斜度大 额结节不明显	额鳞下部陡直,上部向后弯曲 额结节明显
眉弓	中等,很明显	微显,中等明显
鼻根点凹陷	较深	较浅
眼眶	类方形、较低、小,眶上缘钝	类圆形、较高、大,眶上缘锐
颧骨	较高粗壮,颧弓较粗	较低薄弱,颧弓较细
乳突	发达、肥厚	不发达
茎突	粗壮	纤细
枕外隆突	粗大	较小
枕骨髁	粗壮	纤弱
枕骨大孔	较大	较小
下颌体	较高	较低
颏部	颏结节发达,近于方形,骨质厚	较小,圆而尖,骨质轻薄
下颌支	较宽	较窄
髁突	肥大而粗壮	较为弱小
下颌角	较小,<123°	较大,>125°

2. 测量法 即利用仪器(如骨骼测量仪)测量骨骼的长、宽、高度及厚度,根据所得的数据来判定骨骼的性别。常用的方法包括均值法和判断函数法两类。后者解决了均值重叠的问题,具有客观、易行和准确的优点,是目前最实用、最有价值的方法。

(二) 骨骼的年龄推断

一般而言,热带地区的人比温带地区的人发育成熟早,大约相差1年左右。骨骼的年龄与性别有关,女性骨骼的年龄变化较男性略早,这与女性性腺较男性发育成熟早有关。因营养、地域等因素的影响,同一年龄的不同个体的骨骼出现不同的年龄特征。

根据骨骼推断年龄可以以下几方面:①骨化中心与骨骺愈合。骨骼的生长发育与骨化中心的发生、发展和骨骺的愈合密切相关,这主要用于推断青少年骨骼的年龄。②骨的形态变化。骨的形态一生都在随着年龄、身体状况和生活条件而不断地变化。骨的增生、吸收使骨的形态发生变化,据此推断成年人骨骼的年龄;骨的大小、长短和骨组织学改变随着年龄的增大,人体的骨骼逐步发育成熟,骨骼形态由小变大、由短变长。③骨组织学变化。骨组织学结构在不同年龄阶段有相应的变化。研究表明,随着年龄的增加,骨单位数不断增多,旧骨单位数也不断增多,而外环骨板平均相对厚度逐步缩小,非哈佛管数也逐步下降。骨组织学检查对破碎严重的骨片更为适用。

(三) 牙齿的个人识别

牙齿是生物学检材中的一种重要的组织器官,在重大灾害事故中,可依靠牙齿检验解决有关个人识别问题。

牙齿鉴定的可靠性是由牙齿的特点决定的。牙齿是人体最坚硬的组织,不易受环境与理化因素的影响,故牙齿的特征有很高的稳定性。在碎尸、烧死、高度腐败、白骨化及交通事故中严重破坏的尸体均有可能剩下牙齿。牙齿存在广泛的个体差异性,并且此差异性具有相对的稳定性。牙齿的个人识别在法医实践中具有重要的意义。通过牙齿的检验要解决的法医学问题包括是否为人的牙齿、推断年龄和牙齿的个人识别等。

(周月琴 徐红梅)

第二节 生物学检材的 DNA 检验

DNA 存在于生物学检材的有核细胞中,在法医学实践中具有非常重要的意义。DNA 水平的遗传标记数量丰富、多态性高,具有检测方便、灵敏等特点。随着 DNA 分型技术的日臻成熟,对 DNA 遗传标记的检测分析已成为法医学个人识别和亲权鉴定的主要手段。

一、DNA 遗传标记

(一) DNA 的分子基础

1. DNA 的结构 DNA 是生物体的遗传物质,携带遗传信息,能够通过复制的方式将遗传信息进行传代。DNA的基本组成单位是脱氧核糖核酸,其结构由磷酸、脱氧核糖和碱基3个部分组成,其中碱基包括腺嘌呤(A)、鸟嘌呤(G)、胞嘧啶(C)和胸腺嘧啶(T)4种类型。脱氧核糖核酸通过3',5'磷酸二酯键连接,形成一个具有方向性的多核苷酸链。DNA通常是双链结构,是由两条反向平行排列的多核苷酸链以碱基配对的原则(A与T,G与C)通过氢键彼此相连,围绕同一个螺旋轴形成的双螺旋结构。DNA在形成双螺旋结构的基础上,进一步盘绕形成以核小体为基础单位的超螺旋结构。

2. 人类基因组 人类基因组(genome)包括核基因组和线粒体基因组。核基因组含有约30亿个碱基对,分散于24条染色体上,其中22条为常染色体,2条为性染色体(X和Y染色体)。人体绝大多数细胞为二倍体,含有2套常染色体和2条性染色体,分别来自父亲和母亲。生殖细胞或者配子是单倍体,含有1套常染色体和1条性染色体,其中Y染色体以男性伴性遗传的方式从父代传递给子代。染色体的两个末端存在一段DNA与蛋白质形成的复合结构,即端粒(telomere),具有维持染色体稳定的功能。染色体的着丝点(centromere)将染色体分为短臂(p)和长臂(q)。着丝点DNA能够与蛋白质形成着丝粒结构,确保染色体在细胞分裂时被平均分配到2个子代中。

人类线粒体基因组是细胞核外DNA,为环状结构的DNA分子。mtDNA以母系遗传的方式从母亲传递给孩子。目前,mtDNA使用的参考序列为1999年修订的剑桥参考序列(revised Cambridge reference sequence,rCRS),长度为16 569 bp。

3. DNA序列 每条染色体含有1个DNA分子,基因及基因有关序列是染色体上的一类重要结构。基因能被转录成RNA,基因的相关结构参与了基因的表达调控。除此之外,染色体上还包含有转座子和其他非编码序列。人类基因组中,50%以上的DNA序列含有重复序列结构。DNA序列在基因组中存在1个以上序列相同的拷贝,称为重复序列。根据重复序列的结构和分布特点,可以分为反向重复序列、串联重复序列和散布重复序列等类型。

(1) 反向重复序列:含有的DNA序列相同,但在DNA链上是方向相反的2个拷贝。根据2个拷贝间有无间隔序列可以分为有间隔反向重复序列和无间隔反向重复序列。无间隔反向重复序列呈反向串联结构,这种结构又称为回文结构。反向重复序列约占人类基因组的5%,散布在整个基因组中。

(2) 串联重复序列:是指以相对恒定的序列作为重复单位,通过首尾相连的串联连接方式形成的重复序列。串联重复序列又称为卫星DNA(satellite DNA),约占人类基因组的10%。按重复序列的长度和序列特征分为大卫星DNA、小卫星DNA和微卫星DNA等主要类型。小卫星DNA和微卫星DNA具有高度的多态性,是法医学个人识别和亲权鉴定的重要遗传标记。

(3) 散布重复序列:以DNA序列单拷贝形式散在分布于整个基因组中,如Alu元件、LINE-1元件等。根据重复片段长度可分为短散布元件和长散布元件。散布重复序列在基因组中广泛分布,约占人类基因组的30%。

(二)常用的DNA遗传标记

遗传标记(genetic marker)是指具有可遗传性和可识别性的染色体、DNA片段、基因及基因产物和遗传性状。随着分子生物学技术的发展，DNA 遗传标记广泛用于法医学实践，其基础为 DNA 的多态性。DNA 多态性（polymorphism）指特定基因座在群体中存在 2 个或 2 个以上的等位基因，并且次要等位基因的频率>0.01。DNA 多态性形成的机制是个体在进化过程中产生的可稳定遗传的变异。按照 DNA 遗传标记的结构特征，DNA 多态性可分为长度多态性和序列多态性两类。DNA 长度多态性（DNA length polymorphism）是指在同一基因座上，各等位基因之间的 DNA 序列存在碱基数量的差异而构成的多态性。DNA 序列多态性（DNA sequence polymorphism）是指在同一个基因座的各等位基因之间长度相同，但 DNA 序列有一个或多个碱基种类的差异而构成的多态性。在法医学实践中，常用的 DNA 遗传标记有可变数目串联重复序列、短串联重复序列、插入/缺失多态性和单核苷酸多态性等。

1. 可变数目串联重复序列 小卫星 DNA 是由长度为 9～80 bp 的串联重复单位形成的重复序列，序列总长度可达 1～20 kb。小卫星 DNA 多分布于染色体近端粒区，具有高度变异性，重复单位数量变化很大，故也称之为可变数目串联重复序列（variable number of tandem repeat，VNTR）。典型 VNTR 的重复单位一般含有一个长度为 10～15 bp 的核心序列，不同 VNTR 的核心序列具有同源性，可以发生相互杂交。以核心序列作为探针可以在特定条件下检测到多个 VNTR 基因座，这个特征是多基因座探针进行 DNA 指纹技术分析的理论基础。

2. 短串联重复序列 微卫星 DNA 是一类简单的串联重复序列，也称为短串联重复序列（short tandem repeat，STR）。STR 重复单位仅为 2～7 bp，重复次数 10～60 次，总长度通常在 300 bp 以下。按重复单位碱基数可称为二、三、四、五和六核苷酸序列等，其中四核苷酸 STR 基因座在法医学中最为常用。STR 在基因组内分布广泛，绝大多数分布在非编码区，极少数位于编码区。STR 本质上是一类 VNTR，具有极高的多态性，是目前法医学实践中最常用的一类遗传标记。

3. 插入/缺失多态性 插入/缺失多态性（Insert/Deletion，InDel）指基因组中由于插入或缺失了不同大小的 DNA 片段所形成的遗传标记。人类基因组中存在超过 40 万个 InDel 标记，绝大部分片段长度<100 bp。根据插入/缺失片段序列的特征，主要可以分为 4 类：①单个碱基对的插入或缺失；②单个或 2～15 个碱基对作为单元的扩增；③转座子的插入；④随机 DNA 序列的插入或缺失。大部分 InDel 为二等位基因，具有较低的突变率。

4. 单核苷酸多态性 单核苷酸多态性（single nucleotide polymorphism，SNP）是由单个核苷酸突变而引起的 DNA 序列多态性。理论上，单碱基的替换可能有 4 种类型，但是在相同位点发生多次突变的概率很小，大多数只有 2 个等位基因，3 个或 4 个等位基因非常少见，因此，SNP 常被认为是二等位基因。SNP 在人类基因组中广泛存在，平均每 500～1 000 bp 中就有 1 个 SNP，是人类可遗传变异中最常见的一种，占所有已知 DNA 多态性的 90% 以上。SNP 的突变率低，约为 2×10^{-8}。

二、DNA 遗传标记检测

两条互补的 DNA 单链在合适的环境中能够通过特异的碱基配对形成 DNA 双链结构，

这是DNA分析技术的一个重要理论基础。随着DNA分析技术的发展,DNA分型技术逐渐实现了准确、快速和自动化分析的目标。

(一) 限制性片段长度多态性分析

限制性内切酶能够识别并剪切基因组DNA,得到不同大小的DNA片段,所产生的限制性片段数目和各片段长度反映了基因组DNA的酶切位点分布以及相邻酶切位点间的序列长度。由于碱基变异可导致限制性内切酶的识别位点丢失或获得、基因组结构重排导致相邻酶切位点间DNA序列长度改变,从而引起个体间限制性片段数量和长度的多态性,这种多态性称为限制性片段长度多态性(restriction fragment length polymorphism,RFLP)。RFLP的本质是DNA序列多态性和DNA长度多态性的共同表现。RFLP在个体间具有高度的变异性,共显性遗传的特点。

RFLP分析是第1代DNA分子标记技术,被广泛用于基因组遗传图谱构建、基因定位、突变分析等各个方面。在法医学中,RFLP分析主要是以VNTR基因座为检测对象,通过DNA探针对VNTR基因座进行分型。在RFLP分析中,限制性内切酶和DNA探针的特异性是RFLP图谱谱带的重要决定因素。RFLP图谱中的每一条谱带代表一个特定长度的DNA片段,不同个体的图谱差异主要表现为谱带位置、数目和密度强弱的差异。

RFLP分析程序主要包括DNA提取、限制性内切酶消化、电泳分离、印迹转移、分子杂交和图谱显示等步骤。

1. **DNA提取** 基因组DNA可以通过有机溶剂法等方法提取。在DNA提取过程中,应尽量保持DNA分子的完整性和去除生物学检材中的蛋白质、糖类和脂类等成分。

2. **限制性内切酶消化** 限制性内切酶能够识别双链DNA分子中的特异性核酸序列,并以内切方式在特定位点切断DNA分子。基因组DNA经过限制性内切酶消化后,产生大量的不同长度的DNA片段。由于基因组DNA在个体间的序列差异,不同个体的基因组DNA经相同的限制性内切酶消化后,产生的DNA片段的数目和长度存在差异。

3. **电泳分离** 琼脂糖形成的凝胶含有大量的网孔,具有分子筛的功能。在电场的作用下,DNA片段越大,电泳迁移率越小。通过凝胶电泳,DNA片段能够按照分子量大小被分离。

4. **印迹转移** 凝胶中的DNA片段谱带需要转移到高机械强度的支持膜上,这个过程称为印迹转移。支持膜可采用尼龙膜等。

5. **分子杂交** DNA双链变性为单链后,在复性条件下与特异性探针通过碱基对互补的形式形成稳定的异源DNA双链,称为分子杂交。DNA探针可以使用同位素或非同位素示踪物进行标识。

6. **图谱显示** 带有示踪物的探针,可以通过显影技术得到DNA谱带。不同的示踪物,如同位素、辣根过氧化物酶等,选择相应的显影技术进行谱带显示。

在进行RFLP分析时,可用单基因座探针和多基因座探针检测DNA片段。单基因座探针用于检测特定的基因座,如D2S44基因座的探针pYNH24。在高强度杂交条件下,单基因座探针只与待检测的基因座的核酸片段杂交,产生RFLP图谱,称为DNA纹印(DNA profile)。DNA纹印技术检测单个VNTR基因座,杂合子显示2条长度不同的带,纯合子仅显示1条带。多基因座探针在低强度杂交条件下,可与染色体上多个VNTR基因座的核酸片段杂交,如33.6和33.15探针。在多基因座探针产生的RFLP图谱中,DNA片段数目和片段位置在个体间具有极高的个体特异性,如同指纹,故多基因座的RFLP图谱也称为DNA指纹(DNA fingerprint)。

RFLP分析在法医学应用中存在一定的局限性,如检测的灵敏度低、操作复杂等,影响了RFLP分析在法医学中的发展和应用。

(二) STR自动分型

STR基因座散布在整个基因组中,其多态性高、长度适中且便于检测,是目前最为广泛采用的遗传标记之一。由于单个STR基因座的个人识别概率和非父排除概率(probability of exclusion, PE)不能满足法医学实践的需要,人们通常采用多个STR基因座同时应用于法医学检验。PCR复合扩增体系能够在同一反应体系中同时扩增多个STR基因座,进一步通过扩增产物的荧光标记和扩增产物长度对不同STR基因座进行识别。通过分子量内标和STR等位基因梯,可以对STR基因座进行分型。目前,对STR分型可以采用自动化设备和程序完成。常用的STR自动分型技术主要步骤包括多色荧光标记STR复合扩增、扩增产物自动毛细管电泳分离、自动数据采集及等位基因分型。

1. STR复合扩增 STR复合扩增可以采用商品化试剂盒,也可以自行制备STR基因座组合的试剂盒。美国为建国家DNA数据库(Combined DNA Index System, CODIS),于1997年11月筛选出13个核心STR基因座,并成为国际公认的核心STR基因座,包括CSF1PO、FGA、TH01、TPOX、vWA、D3S1358、D5S818、D7S820、D8S1179、D13S317、D16S539、D18S51和D21S1。目前,常规使用的商品化STR复合扩增检测试剂盒,可以同时检测16个STR基因座、20个STR基因座,甚至更多的STR基因座,但绝大多数常用商品化试剂盒均含检测这13个核心基因座。

STR基因座的扩增产物可以通过标记不同荧光染料进行区分识别。应用于STR复合扩增体系的荧光标记,主要采用5色或6色荧光标记组合。在这些荧光标记组合中,1种荧光标记用于标记作为分子量内标的DNA片段,余下的荧光颜色用于标记STR基因座的寡核苷酸引物。通过把荧光染料标记在寡核苷酸引物的5′端,PCR扩增后使相应扩增产物的一条链上均携带荧光染料(图12-1)。这些带有特定荧光物质的扩增产物在电泳分离后可被荧光检测装置清晰地识别。每种荧光染料一般可作为3个以上的STR基因座的标记。

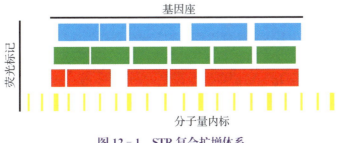

图12-1 STR复合扩增体系

STR 基因座的等位基因也可以通过核酸长度进行区分识别（见图 12-1）。在荧光标记复合扩增系统中，同一种荧光染料标记的 STR 基因座扩增产物，在电泳中能够按照分子量大小进行分离。对 STR 基因座设计寡核苷酸引物，使 STR 基因座的等位基因扩增产物在一定长度范围内。相邻 STR 基因座间，等位基因片段大小互不重叠。

荧光染料分子会改变 DNA 片段的电荷质量比，影响 STR 等位基因的电泳迁移率。因此，用于 DNA 分型的 STR 等位基因梯（allelic ladder）标记相同的荧光染料，使荧光染料对迁移率的影响不会影响 STR 等位基因的准确分型。

2. 毛细管电泳分离 STR 复合扩增完成后，PCR 扩增产物通过毛细管电泳分离。毛细管是一根细长的管，两端分别与缓冲液以及电极相连。完整的毛细管电泳系统包括高电压直流输出、激光激发光源、荧光检测器、自动样品盘，以及控制进样、电泳、检测与记录的计算机。

毛细管中的电泳介质能够形成一定孔径的筛网状结构。DNA 片段在电泳介质中泳动时，不同大小的片段受到的阻力不同，使得电泳迁移率与片段大小表现了良好的线性关系，片段小的分子较片段大的更早到达检测窗。当 DNA 片段经过毛细管末端的检测窗时，DNA 片段上的荧光标记能被激发光源激发，荧光检测装置能检测到荧光标记的发射荧光。经光电转换为电信号，并进一步转换为计算机能够识别与存储的数字信号。在计算机上生成的每个峰图，表示各个 STR 基因座的等位基因。

毛细管电泳的灌胶、进样、分离、检测、记录等全过程完全由设备自动完成，可对多个样本进行连续自动电泳。荧光检测器灵敏度高，有利于法医学微量检材的成功检出。电泳得到的数据采用数字格式存储，便于后期分析处理和保存。

3. 等位基因分型 在等位基因分型过程中，不同荧光染料标记的扩增产物可以根据发射荧光信号进行分离。对于同一荧光标记的扩增产物，首先需要计算扩增产物的分子量。在每个电泳数据中，均含有一系列已知碱基长度的荧光标记 DNA 片段，作为分子量内标。分子量内标的各个片段的电泳相对时间数据记录了已知碱基长度的内标 DNA 片段电泳迁移速度与片段大小的关系。通过已知碱基长度的 DNA 分子量内标和电泳获得的相对时间值，可以构建一个线性回归方程。一个未知大小的 STR 扩增片段，利用它经电泳获得的电泳相对时间值可以计算出它的碱基长度。在 STR 分型中，每个 STR 等位基因片段均可以根据它的相对时间值计算出片段长度。

在等位基因分型时，通常需要一个等位基因梯作为分型命名标准。等位基因梯包含 STR 复合扩增体系中的所有 STR 基因座的全部已知等位基因片段。同一 STR 基因座在 STR 复合扩增体系和等位基因梯中使用相同的荧光染料作为标记。等位基因梯在毛细管电泳分离后，通过荧光颜色分离和计算每个片段长度，然后计算机程序对等位基因梯中各基因座等位基因按照 STR 命名规则进行数字命名。再将样本数据中各等位基因与等位基因梯比对，样品中等位基因片段长度与等位基因梯中同一 STR 基因座某等位基因长度相同，用该等位基因数字命名样本的等位基因；如果样品中等位基因片段长度与等位基因梯中同一 STR 基因座任何等位基因长度都不相同，则标识为 off-ladder（分型标准外）。这样，逐一完成对样本各基因座等位基因的命名。

三、个人识别

（一）个人识别的概念及意义

分析生物学检材的遗传学特征以揭示个体身份的鉴定工作称为个人识别，其意义在于为侦查提供线索、为审判提供科学证据。个人识别是以同一认定为指导原则，利用科学技术检测生物学检材的遗传标记，依据遗传标记分型对不同生物学检材是否来源同一个体做出科学判定的工作。这里的"同一"不是指生物学检材的相同或相似，而是指不同生物学检材的遗传标记分型是否一致。一般情况下，个体不同组织细胞的基因组 DNA 是一样的，并且终身保持不变（突变除外）。因此，犯罪实施者的遗传标记分型不会因年龄改变而变化，数十年后发现犯罪嫌疑人的遗传标记分型与犯罪现场生物学检材的遗传标记分型一致时，同样可以做出科学的判断。

罗卡交换定律（Locard exchange principle）指出，每一次接触都会留下痕迹。任何刑事犯罪的发生都涉及物质的接触和交换，犯罪实施者要么会在现场留下痕迹，要么会把现场的痕迹带走。因此，对留下和（或）带走的生物学检材进行检测分析，可以为侦查和审判工作提供科学的证据。对于一些身份不明的遗骸或个体，确定其身份信息同样具有重要的法医学意义。在一些个体身份信息认定案例中，需要通过亲权鉴定的手段达到个人识别的目的。因此，个人识别在打击犯罪的同时，对保护公民权益也具有不可或缺的意义。

（二）遗传标记个人识别的系统效能

在群体中，除同卵双生子外，几乎没有两个个体的 DNA 分型是完全相同的。目前，主要通过对有限数量的遗传标记进行 DNA 分型来实现个人识别。一个遗传标记在个人识别中的效能有大小之分，一般可以通过评估遗传标记的个人识别概率来分析遗传标记的效能。个人识别概率（discrimination power，DP）是指从群体中随机抽取两个个体，二者的遗传标记表型不相同的概率。DP 是评价遗传标记系统识别无关个体效能大小的指标，DP 值越高说明该遗传标记在识别无关个体方面的效能越强。DP 值的计算公式为：

$$DP = 1 - \sum Pi^2$$

$\sum Pi^2$ 表示为群体中随机抽取两个个体偶然一致的概率。

单个遗传标记通常难以满足个人识别的需要，通常联合多个独立的遗传标记进行个人识别。通过乘法原理可以累积多个遗传标记的个人识别概率，称为累积个人识别概率（cumulative discrimination power，CDP）。CDP 值的计算公式为：

$$CDP = 1 - (1 - DP_1)(1 - DP_2)(1 - DP_3)\cdots(1 - DP_n)$$

式中 DP_n 为第 n 个遗传标记的 DP 值。遗传标记的数目越多，其累积个人识别能力就越高。目前，常规使用的试剂盒可以同时检测 16 个、20 个甚至更多的 STR 基因座，其 CDP 远远大于 99.99%，可以满足个人识别的法医学鉴定实践需要。

（三）个人识别的结果评估

个人识别主要通过对案发现场收集到的生物学检材与犯罪嫌疑人的遗传标记进行分型，比对判断前后两次或多次出现的生物学检材是否来自同一个体。若在排除拔起峰、等位基因丢失、非特异峰、生物学检材混合等情况外，两份生物学检材在所检测的遗传标记存在一个或以上的遗传标记分型不匹配时，可以明确判定两份生物学检材不是来源于同一个体。若两份生物学检材在所检测的遗传标记表型相同，则称为两份检材的遗传标记表型匹配，即不能排除案件现场生物学检材来自犯罪嫌疑人。

案件现场遗留的生物学检材与犯罪嫌疑人的遗传标记表型匹配时，有两种可能性存在：一种是案件现场的检材为犯罪嫌疑人所留；另一种是案件现场的检材为犯罪嫌疑人之外的其他人所留，只是由于偶然原因犯罪嫌疑人与现场检材的遗传标记分型相同。在此情况下，需要评估两份生物学检材因为随机原因而遗传标记表型偶然相同的概率，即随机匹配概率。随机匹配概率可以理解为案件现场生物学检材来源个体的遗传标记表型与群体中一个随机个体的遗传标记表型相匹配的概率。因此，该遗传标记表型与全球范围内一个随机个体的遗传标记表型相匹配的概率，大小即为该遗传标记的估计频率。随机匹配概率计算公式为：

$$Pr(E \mid Hd) = 1 \times P(X)$$

式中竖线右边为条件，左边为事件，$P(X)$ 为人群中该遗传标记表型的估计频率。

随机匹配概率不是指现实生活中能找到该遗传标记表型的概率，而是指该遗传标记表型在人群中出现的估计概率，其大小等于该遗传标记表型在群体中的估计频率。随机匹配概率越小，表明该遗传标记表型在群体中出现的概率就越低，越支持现场检材为犯罪嫌疑人留下的假设。当随机匹配概率小于全球人口总和的倒数时，从概率上估计全球人群中几乎不可能找到拥有该遗传标记表型的另一个个体，因而有理由认为遗传分析提供的证据是充分的。

在法医物证学实践中，更倾向于使用似然率（likelihood rate，LR）方法来评估证据的强度。案件现场遗留的生物学检材与犯罪嫌疑人的遗传标记表型匹配时，可以考虑两种假设：一种是现场检材是犯罪嫌疑人所留（原告假设）；另一种是现场检材是一个与案件无关的随机个体所留（被告假设）。LR 是原告假设的概率与被告假设的概率之比，其计算公式为：

$$LR = Pr(E \mid Hp)/Pr(E \mid Hd)$$

其中，用竖线分开条件与事件，竖线右边是条件，左边是事件。Hp 为现场检材是犯罪嫌疑人所留（原告假设），Hd 为现场检材是一个与案件无关的随机个体所留（被告假设），$Pr(E \mid Hp)$ 为原告假设（Hp）条件下获得该遗传标记表型的概率，$Pr(E \mid Hd)$ 为被告假设（Hd）条件下获得该遗传标记表型的概率。对于仅来自一个个体的生物学检材来说，在原告假设（Hp）条件下获得该遗传标记表型的概率为 100%，在被告假设（Hd）条件下获得该遗传标记表型的概率大小为随机匹配概率，即该遗传标记表型在群体中的估计频率。

LR 是基于贝叶斯算法而得，在法医学意义上可以理解为，犯罪嫌疑人留下该生物学检材的概率比随机个体留下该生物学检材的概率大多少倍。LR 在数值上＞1,证据支持原告假设(Hp),即支持犯罪现场检材为犯罪嫌疑人所留;反之,LR 在数值上＜1,则支持被告假设(Hd),即支持犯罪现场检材是一个与案件无关的随机个体所留。LR 是两种概率的比值,一定程度上反映出证据的强度。在实践中,LR 大于全球人口总数,从法医物证学角度,可以认为遗传分析提供的证据是充分的。对于犯罪嫌疑人的遗传标记表型与现场生物学检材表型不同的案例,可以理解为犯罪嫌疑人留下该生物学检材的概率为 0,也即 LR 值等于 0,可以排除现场生物学检材为犯罪嫌疑人所留。

(四) DNA 数据库

DNA 数据库(DNA database)由脱氧核糖核酸的信息构成。广义的 DNA 数据库包括了生物学各个研究领域所获得的 DNA 数据,欧洲生物信息学研究所(European Bioinformaties Information,EBI)、美国国立生物技术信息中心(National Center for Biotechnology Information,NCBI)、日本 DNA 数据库(DNA data banks of Japan,DDBJ)为三大生物信息数据库。为法律相关案件侦破提供服务的法庭科学 DNA 数据库(forensic DNA database),也称为 DNA 犯罪调查数据库(DNA criminal investigative database),是将法医学 DNA 多态性分析技术、计算机网络传输技术和大型数据库管理技术相结合而建立的,对各类案件现场法医物证检材、违法犯罪人员样本的 DNA 分型数据及相关的案件信息或人员信息进行计算机存储,并实现远程快速对比和查询的数据共享信息系统。

法庭科学 DNA 数据库主要包括涉案人员 DNA 信息(前科库)和未破案件现场生物学检材 DNA 信息(现场库)两大部分,根据需要还可加入失踪人员及相关人员 DNA 信息和未知名尸体 DNA 信息(失踪人员库),以及 DNA 基础信息(基础数据库)等。前科库主要存储违法犯罪人员的 DNA 信息,现场库主要存储未破刑事案件现场法医物证的 DNA 信息,失踪人员库主要存储失踪人员、失踪人员父母或配偶和孩子的 DNA 信息,基础 DNA 数据库主要存储基因座的染色体定位、相关群体基因频率及基因型、法医学应用参数等信息,DNA 质控库主要存储需要排除的如现场勘验人员、DNA 检验人员等相关人员的 DNA 信息。法庭科学 DNA 数据库可以基于计算机网络和相应运行软件实现跨越时间和空间的 DNA 分型等信息的储存、查询等功能。

法庭科学 DNA 数据库可以为刑事案件的侦查和审理提供依据,主要意义在于使法医 DNA 检验由被动发现犯罪嫌疑人转变成主动发现犯罪嫌疑人。法庭科学 DNA 数据库可以对高危犯罪嫌疑人群与犯罪现场样品进行排查,为时间、空间跨度的系列犯罪提供串并线索,为查找失踪人员提供证据,为军人、从事高危工作的人群、易走失人群(老年痴呆、精神病患者、儿童)等提供 DNA 数据预存服务。法庭科学 DNA 数据库的这些功能可以为案件提供更加快速、准确、科学的证据,提高破案效率。

四、亲子鉴定

(一) 亲子鉴定的概念和意义

亲子鉴定(parentage testing)也称为亲权鉴定,是法医物证学的主要任务之一,是指应用医学、生物学、遗传学和统计学等科学理论和技术,主要通过对人类遗传标记的检测和依据遗传学理论的分析,对有争议的父母与子女之间是否存在生物学亲缘关系进行科学判定的工作。

亲子鉴定可以为民事纠纷、刑事诉讼、行政事务等中涉及亲子关系证实的案件提供科学证据。在亲子鉴定中,最常见的一种类型是母子关系确定,要求判断争议男子与孩子之间是否存在生物学亲缘关系的鉴定,这种类型为三联体亲子鉴定。在一些案件中,缺少母亲或父亲的遗传学信息,要求鉴定争议男子或女子与孩子之间是否存在生物学亲缘关系,这种类型为二联体亲子鉴定。另外,一些案件中也涉及要求鉴定隔代直系亲属关系(祖孙)、旁系亲属关系(叔侄、姑侄等)、全同胞关系等,此类案件的鉴定统称为亲缘关系鉴定(kinship testing)。

(二) 亲子鉴定的原理

父母将自己的遗传物质传递给子代,不同的遗传标记的遗传方式存在差异。常染色体上独立的遗传标记遵循孟德尔定律遗传。孟德尔定律包括分离定律(law of segregation)和自由组合定律(law of independent assortment),也称为孟德尔第一定律和第二定律。

分离定律是指一个基因座上的2个等位基因在形成配子时彼此分离,并独立地分配到不同的配子中。以 ABO 血型为例,当父亲是 A 型(基因型可以为 AA 型或 AO 型,以 AO 型为例),母亲是 AB 型(基因型也是 AB 型)时,父亲的等位基因 A 和 O,母亲的等位基因 A 和 B,是分别独立地传给子代的(表 12-3)。

表 12-3 亲代与子代的基因型与表型关系

项目	父		母	
表型	A		AB	
基因型	AO		AB	
等位基因	A	O	A	B
子代基因型	AA	AB	AO	BO
子代表型	A	AB	A	B

孟德尔自由组合定律是指不同染色体上基因座的等位基因在配子形成时自由、随机地组合进入两个配子中。如决定 ABO 的基因座定位于染色体 9q34,决定 MN 血型系统的血型糖蛋白 A 基因定位于染色体 4q31,假如父亲的血型为 AB 型和 MN 血型,则配子有 A-M、A-N、B-M、B-N 共 4 种组合。

男性性染色组为 XY,女性为 XX。Y 染色体为男性所特有,其非重组区以单倍型的方式从父亲传给儿子,即男性伴性遗传。因此,在一个男性家系中,所有男性个体拥有相同的 Y 染色体非重组区(突变除外),这使得 Y 染色体遗传标记在男性家系排查中具有重要意义。对于 X 染色体来说,男性携带的 X 染色体以单倍型的方式传递给女儿,女性的 X 染色体以常染色体类似的方式传递给子女。X 染色体这种特殊的遗传方式使得 X 染色体遗传标记在一些特殊的案件中具有重要意义,如祖母与孙女的鉴定、同父的半同胞姐妹的鉴定等。

mtDNA 是人类唯一的核外基因组 DNA,不存在重组和交换,以单倍型的方式遗传。母亲将 mtDNA 向下遗传给子女,故同一母系后代的 mtDNA 在排除突变的情况下是一致的,这使得 mtDNA 在同一母系的亲缘关系鉴定中具有重要意义。

(三) 遗传标记亲子鉴定的效能评估

亲子关系的鉴定主要依赖于遗传标记的检测和依据遗传学理论的分析。遗传标记在亲子鉴定中的效能有大小之分,其效能可以通过评估非父排除概率(PE)来判断遗传标记在亲子鉴定中的效能。PE 是指通过检测遗传标记系统,能把不是孩子生物学父亲的男子排除父权的概率。一般来说,PE 越高,遗传标记系统排除非生物学父亲的能力就越强。单个遗传标记往往难以满足亲子关系鉴定的需要,通常需要多个独立的遗传标记联合使用。多个独立的遗传标记联合的 PE 称为累积非父排除概率(cumulative probability of exclusion, CPE)。计算公式为:

$$CPE = 1 - (1 - PE_1) \times (1 - PE_2) \cdots \times (1 - PE_n)$$

式中 PE_n 表示第 n 个遗传标记的 PE。

对于 Y 染色体和 mtDNA 的遗传标记,由于其以单倍型的方式向下遗传,一般不计算单个遗传标记的 PE。Y 染色体和 mtDNA 的遗传标记组成的单倍型,在一个父系家系或母系家族中是相同的(排除突变情况),因而 Y 染色体和 mtDNA 的遗传标记不能用于认定亲子关系。对于 X 染色体来说,其遗传方式与常染色体和 Y 染色体均不相同,X 染色体遗传标记的 PE 的评估方式也有所不同。目前,X 染色体、Y 染色体和 mtDNA 的遗传标记一般用于辅助亲子关系的鉴定,对检测结果也只进行描述性分析。

(四) 遗传证据的强度

通过对 DNA 遗传标记进行分型,根据遗传标记分型结果判定是否符合遗传规律。亲代与子代的遗传标记分型不违反遗传规律,则他们之间可能存在亲生关系,但不一定存在亲子关系,随机男子也可能提供孩子所遗传来的等位基因。在亲子鉴定中,一般通过计算父权指数(paternity index, PI)、父权概率等参数定量评估证据的强度,以判断是否具有亲权关系。

PI 是亲子关系鉴定中判断遗传证据强度的指标,其大小等于两个条件假设的概率的比值,即争议父是孩子生物学父亲的概率与随机男子是孩子生物学父亲的概率的比值。PI 反映通过检测遗传标记体系,争议父能成为孩子生物学父亲的概率比随机男子成为孩子生物学父亲的概率大多少倍。一般来说,单个遗传标记不能满足亲子鉴定的要求,需要联合多个独立的遗传标记应用,多个独立的遗传标记通过乘法原理累积多个遗传标记的亲权指数,可以计算出累积父权指数(cumulative paternity index, CPI)。

父权相对机会(relative chance of paternity, RCP)是由 PI 评估原理推导得出的另一个评价证据强度的统计学参数,代表判断争议父是孩子生物学父亲的把握度大小,也称为父权概率(probability of paternity)。RCP 的计算方法为:

$$RCP = PI/(PI + 1)$$

当多个独立的遗传标记联合用于亲子鉴定时,RCP 可以表示为:

$$RCP = CPI/(CPI+1)$$

在亲子鉴定中,对于 Y 染色体、X 染色体和 mtDNA 上的遗传标记来说,一般用于辅助亲子关系的鉴定,目前仅以是否符合遗传规律进行描述性分析,不推荐进行相关参数的计算。

(五) 亲子关系的判定

在亲子鉴定中,三联体和二联体亲子关系鉴定是常见的类型。

1. 三联体亲子关系判定 三联体亲子鉴定一般包括母亲和孩子对疑父组合、疑父母对孩子组合。

母亲和孩子对疑父组合时,由于母亲和孩子关系明确,只需通过比对母亲的遗传标记即可以得出生父的等位基因。在满足亲子鉴定基本要求的条件下,经 CPE>99.99% 的遗传标记检测体系检测,发现不符合遗传规律的基因座<2个,且被检测男子的 CPI>10 000 时,支持被争议父是孩子生物学父亲的假设;当经 CPE>99.99% 的遗传标记检测体系检测,发现不符合遗传规律的基因座>2个,且被检测男子的 CPI<0.000 1 时,支持被争议父不是孩子生物学父亲的假设。对于 CPI>0.000 1 而<10 000 的案例,需增加检测遗传标记体系,进一步明确亲子关系。

在一些案例中,涉及双亲皆疑的亲子关系鉴定,如对身份信息不明孩子的亲子关系鉴定。对于这类案例,主要通过比对遗传标记上孩子的等位基因是否分别来自疑父和疑母,如果多个遗传标记上不符合遗传定律,即可排除疑父母与孩子的亲子关系;当所有的遗传标记上都符合遗传规律,则不能排除疑父母与孩子的亲子关系,可以采用双亲皆疑的方式计算 PI。对于这类亲子关系鉴定,目前尚无统一标准进行亲子关系的判定。

2. 二联体亲子关系判定 二联体亲子鉴定是指疑父或疑母与孩子的亲子关系鉴定。

在二联体亲子鉴定中,由于缺少双亲一方的遗传信息导致判定结果存在不确定性,只能比对疑父或疑母在所检测的遗传标记的基因型是否包含孩子的等位基因。当疑父或疑母在多个遗传标记中不包含孩子的等位基因,即可排除其与孩子的亲子关系;当疑父或疑母在所有遗传标记中均包含孩子的等位基因,则不能排除其与孩子的亲子关系。对于这类亲子关系鉴定,目前尚无统一标准进行亲子关系的判定。

在三联体或二联体亲子关系鉴定中,遗传标记在向下遗传过程中都存在突变的可能性。为了避免潜在突变的影响,任何情况下不能仅根据一个遗传标记不符合遗传规律即排除亲子关系。同时,不能为了获得较高的 PI,将不符合遗传规律的遗传标记删除后再进行计算。在亲子关系鉴定过程中,由于基因缺失、基因突变、沉默基因等生理或病理变异,以及检测过程中的试剂、仪器或人为因素等的影响,可能导致错误地否定亲子关系。因此,对于不符合遗传规律的遗传标记,需要进一步确定,排除错误否定父权的风险。

五、DNA 检测与临床实践

临床上,多数疾病(除外伤外)与个体的遗传背景相关,不同个体对药物治疗的反应也存在差异。随着 PCR 技术的问世和人类基因组计划的顺利开展,DNA 检测已成为临床上疾病诊断分析的一个重要工具。

（一）DNA 分型与个体化医学

人类基因组的核苷酸序列在不同个体中至少有 99.9% 是相同的,然而不同个体可能对疾病的易感性不同。同时,部分药物的疗效和毒性等反应在个体间存在着极大的差异。现在普遍认为,这些个体差异主要是由遗传因素引起。随着疾病基因组学、药物基因组学、药物遗传学、药物蛋白组学、分子病理学、生物信息学等的发展,使个体化医学的实现成为可能。在 DNA 层面,可以通过个体的遗传背景进行疾病风险预测和个体化治疗。

疾病风险预测是指通过个体的基因组相关信息预测疾病的发生风险。现代医学研究认为,几乎所有疾病(除外伤等)都与个体的遗传因素相关,其中易感基因与疾病的发生存在密切关系。当个体长期处于能够激活易感基因的不良环境时,携带疾病易感基因人群的疾病发病率可显著高于不携带该疾病易感基因的人群,如乳腺癌基因 1(breast cancer gene 1,BRCA1)的多态性与乳腺癌的发生存在一定的相关性。因此,当个体了解自身的遗传背景,有针对性地调整与外部环境的相互作用,可以在一定程度上预防疾病发生。

个体化治疗是指通过了解个体的基因组相关信息等对已发生的疾病进行个性化的治疗。由于个体的遗传背景差异,特别是参与药物反应的基因差异,药物在个体间的反应可能不同,如个体的细胞色素 P450 家族成员 CYP2C9 及维生素 K 环氧化物还原酶复合物亚基 1(vitamin K epoxide reductase complex, subunit 1, VKORC1)的基因型与华法林(warfarin)用药剂量及抗凝效应存在明显的相关性。因此,在了解个体的遗传背景下,临床上有针对性地进行药物治疗,可以在一定程度上促进疾病的治疗和降低风险等。

随着基因组学、药物遗传学等学科的发展,个体化医学将成为现实,基于 DNA 检测的诊断和治疗在临床中的应用将更加广泛和并有重要意义。

（二）DNA 分型与器官移植

同一个体的不同组织细胞中的基因组 DNA 序列是一致的,不同个体间最本质的遗传差异是基因组 DNA 序列差异,这是通过 DNA 序列认定同一性的基础。DNA 分型不仅广泛用于法医学的个人识别,也常用于临床上的细胞个体来源的鉴定。

随着医学技术的发展,临床上异体器官的移植已经变得普遍,如肾移植、骨髓移植等。器官移植后,来自供体和受体的细胞可在机体内出现嵌合现象,受体体内存在供体来源的细胞,而移植器官内存在受体来源的细胞;嵌合体的形成也被认为是导致受体免疫耐受的一个重要因素。根据嵌合状态,嵌合可分为完全嵌合(complete chimerism)、混合嵌合(mixed chimerism)、分裂嵌合(split chimerism)和微嵌合(microchimerism)。除完全嵌合外,受体外周血的有核细胞来源于两个个体的混合细胞,监测供体/受体细胞比率具有重要意义。传统上采用细胞遗传学(cytogenetics)方法、荧光原位杂交技术(fluorescence in situ hybridization,FISH)等用于评估嵌合状态。随着生物学技术的发展,传统的方法被基于 VNTR、STR 和 SNP 分型的方法取代。目前,STR 分型仍是监测供体/受体细胞比率最常采用的方法。

DNA 分型也被广泛用于其他的临床检测,如非创伤性产前诊断等。胎儿细胞可以通过胎盘屏障进入母体血液循环，通过对母体外周血中的胎儿细胞 DNA 分型可以进行产前诊断。

（周怀谷　谢建辉）

中英文名词对照索引

γ-氨基丁酸　gamma aminobutyric acid，GABA　187
γ-精浆蛋白　γ-seminoprotein　204

A

安乐死　euthanasia　19
凹陷性骨折　depressed fracture　53

B

白骨化　skeletonized remains　31
百草枯　paraquat　184
百草枯肺　paraquet lung　184
保存型尸体　preserved corpse　29
保险杠损伤　bumper injury　49
暴力性死亡　violent death　23
爆炸伤　explosion injury　46
苯丙胺类　amphetamines　191
崩裂性骨折　bursting fracture　54
濒死期　agonal stage　19
病毒性脑炎　viral encephalitis　115
病理性窒息　pathological asphyxia　64

C

擦痕　grazes or brush abrasion　39
擦伤　abrasion　39
残疾　disability　143
插入/缺失多态性　Insert/Deletion, InDel　211
差异裂解提取法　differential extraction　205
超生反应　supravital reaction　20
沉淀反应　precipitation reaction　202
迟发性脑出血　delayed traumatic cerebral hemorrhage　55
迟发性溺死　delayed drowning　67
冲击波　blast wave　48
冲击波损伤　blast wave injury　48
冲击伤　coup injury　55
除草剂　herbicide　181
触发区　trigger region　41
创　wound　40
刺创　stab wound　44
猝死　sudden unexpected natural death, or sudden death　104
猝死综合征　sudden death syndrome　105
挫伤　contusion or bruise　40
挫伤轮　contusion collar　46

D

DNA 长度多态性　DNA length polymorphism　211
DNA 犯罪调查数据库　DNA criminal investigative database　217
DNA 数据库　DNA database　217
DNA 纹印　DNA profile　212
DNA 序列多态性　DNA sequence polymorphism　211
DNA 指纹　DNA fingerprint　213
大隆　brodifacoum　185
单核苷酸多态性　single nucleotide polymorphism, SNP　211
胆碱酯酶　cholinesterase, ChE　181
等位基因梯　allelic ladder　214
癫痫　epilepsy　116
电感耦合等离子体质谱法　inductively coupled plasma mass spectrometry, ICP-MS　180
电击伤　（electrical injury）　94
电击死　death from electricity, or electrocution　94
电流斑　electric mark　96
电流损伤　current injury　94
电流性昏睡　electric lethargy　96
电烧伤　electrical burn　94
电性窒息　electric asphyxia　63
淀粉-碘试验　starch-iodine assay　206
定量限　limit of quantification, LOQ　175
动物实验　animal test　176
冻伤　frostbite　91
冻死　death from cold　91
毒鼠强　tetramine　186
毒物　poison or toxicant　168
端粒　telomere　210
短串联重复序列　short tandem repeat, STR　211
对冲伤　contrecoup injury　55
钝器伤　blunt instrument injury　42
多态性　polymorphism　211

E

扼痕　throttling mark　72
扼死　manual strangulation　72
儿童忽视　child neglect　123
儿童性虐待　childhood sexual abuse, CSA　124

F

法庭科学 DNA 数据库　forensic DNA database　217
法医病理学　forensic pathology　1
法医毒物学　forensic toxicology　4
法医毒物分析　forensic toxicological analysis　4
法医精神病学　forensic psychiatry　4
法医昆虫学　forensic entomology　5
法医临床学　forensic clinical medicine　3
法医人类学　forensic anthropology　4
法医生物学　forensic biology　3
法医死亡学　forensic thanatology　17
法医物证学　science of medicolegal physical evidence　2
法医学　forensic medicine, or legal medicine　1
法医血清学　forensic serology　3
法医血液遗传学　forensic haemogenetics　3
法医牙科学　forensic dentistry　5
法医遗传学　forensic genetics　3
反常脱衣现象　paradoxical undressing　92
反弹枪弹创　ricochet gunshot wound　46
方向盘损伤　steering wheel injury　50
非法他杀死　death from murder　23
非法行医　illegal medical practice　167
非法行医罪　guilt of illegal medical practice　167
非父排除概率　probability of exclusion, PE　213
非正常死亡　abnormal death　23
肺浮扬试验　hydrostatic test of lung　128
肺结核病　pulmonary tuberculosis　112
肺栓塞　pulmonary embolism, PE　113
肺性死亡　pulmonary death　18
分离定律　law of segregation　218
分裂嵌合　split chimerism　221
酚酞试验　phenolphthalein test　201
粉碎性骨折　comminuted fracture　54
氟鼠灵　flocoumafen　185
氟乙酰胺　fluoroacetamide　186
辅助死因　contributory cause of death　22
腐败　putrefaction　29
腐败静脉网　putrefactive venous network　30
父权概率　probability of paternity　219
父权相对机会　relative chance of paternity, RCP　219
父权指数　paternity index, PI　219

G

干性溺死　dry drowning　66
高山结晶试验　Takayama crystal test　201
高血压性心脏病　hypertensive heart disease　110
个人识别　personal identification　2
个人识别概率　discrimination power, DP　215
哽死　choking　76
骨化中心　ossification center　127
骨折　fracture　40
骨珍珠　osseous pearl　98
冠心病　coronary heart disease, CHD　109
光谱分析法　spectroscopic analysis　177
棍棒伤　stick injury　42
《国际疾病与相关健康问题统计分类》　International Statistical Classification of Diseases and Related Health Problems, ICD　21
过失伤害死　manslaughter　23

H

海洛因　heroin　190
合并死因　combined cause of death　22
合法他杀死　death from justifiable homicide　23
核流　streaming of nuclei　97
河豚　puffer　196
河豚毒素　tetrodotoxin, TTX　196
河豚酸　tetrodonic acid　196
呼吸机脑　respiratory brain　18
呼吸性死亡　respiratory death　18
忽视　neglect　123
华法林　warfarin　185
黄素　flavin　204
挥鞭样损伤　whiplash injury　50
回旋枪弹创　circumferential gunshot wound　46
毁坏型死后变化　destructive postmortem change　29
混合嵌合　mixed chimerism　221
火器伤　firearm injury　45

J

机械性损伤　mechanical injury　37
机械性窒息　mechanical asphyxia　63
肌肉松弛　muscular flaccidity　24
基因组　genome　210
即时死　instantaneous death　105
急性出血坏死性胰腺炎　acute hemorrhagic necrotic pancreatitis　117
急性呼吸窘迫综合征　acute respiratory distress syndrome, ARDS　184
挤压伤　crush injury　43
挤压综合征　crush syndrome　43
继发性脑死亡　secondary brain death　18
甲醇　methanol　189
甲状腺功能亢进症　hyperthyroidism　120
假死　apparent death　20
检测限　limit of detection, LOD　175
剪创　scissoring wound　45
减压病或沉箱病　decompression disease, or caisson disease　102
剑桥参考序列　revised Cambridge reference sequence, rCRS　210

交通损伤　transportation injury　49
角膜混浊　postmortem turbidity of cornea　25
经济虐待　economic abuse　123
精浆　seminal plasma　203
精神活性物质　psychoactive substance　190
精神虐待　psychological abuse　123
精神药品　psychotropic substance　190
精液斑　seminal stain　203
精子　spermatozoa　203
局部干燥　local desiccation　24
巨人观　bloated cadaver　30

K

砍创　chop wound　44
可变数目串联重复序列　variable number of tandem repeat，VNTR　211
空气缺氧性窒息　asphyxia due to low atmospheric oxygen content　64
孔状骨折　penetrated fracture　53

L

劳动能力　labour capacity　143
勒死　strangulation by ligature　70
雷电击纹　lightning mark　100
雷击死　death from lightning　99
雷击综合征　lightning syndrome　100
累积非父排除概率　cumulative probability of exclusion，CPE　219
累积父权指数　cumulative paternity index，CPI　219
累积个人识别概率　cumulative discrimination power，CDP　215
理化分析法　physical and chemical analysis　176
联苯胺试验　benzidine test　201
临床死亡　clinical death　19
临终期　terminal stage　19
磷脂酰乙醇　phosphatidylethanols，PEths　188
硫酸乙酯　ethyl sulphate，EtS　188
氯化血红素结晶试验　Teichmann crystal test　201
罗卡交换定律　Locard exchange principle　215

M

麻醉药品　narcotic drug　190
吗啡　morphine　190
盲管枪弹创　blind tract gunshot wound　46
霉尸　molded cadaver　31
弥漫性轴索损伤　diffuse axonal injury，DAI　55
免疫分析法　immunoassay　176

N

脑挫裂伤　laceration of brain　55
脑挫伤　cerebral contusion　55

脑死亡　brain death　18
脑震荡　cerebral concussion　55
内脏破裂　rupture of viscera　41
内脏器官血液坠积　visceral hypostasis　28
泥炭鞣尸　cadaver tanned in peat bog　32
溺死　drowning　66
溺死斑　paltauf spots　78
碾压伤　injury due to run-over by a car　50
虐待　abuse　122
虐待儿童　child abuse，or child maltreatment　123
虐待儿综合征　child abuse syndrome　123

P

泡沫器官　foaming organ　30
皮肤金属化　electric metallization of skin　97
皮革样化　parchment-like transformation　24

Q

气相色谱-质谱联用　gas chromatography-mass spectrometry，GC-MS　177
气压病　dysbarism　101
气压损伤　barotrauma　101
前列腺特异性抗原　prostate specific antigen，PSA　203
枪弹创　bullet wound　46
强奸　rape　131
切创　incised wound　43
亲权鉴定　identification in disputed paternity　2
亲缘关系鉴定　kinship testing　218
亲子鉴定　parentage testing　217
青壮年猝死综合征　sudden manhood death syndrome，SMDS　120
轻伤　minor injury　141
轻微伤　slight injury　141
拳斗姿势　pugilistic attitude　84
确证试验　conclusive test　201

R

热损伤　thermal injury　83
热作用呼吸道综合征　heat induced respiratory tract syndrome　85
妊娠期高血压病　hypertensive disorders in pregnancy　117
肉体虐待　physical abuse　122
乳腺癌基因1　breast cancer gene 1，BRCA1　221
锐器伤　sharp instrument injury　43

S

色谱法　chromatography　177
杀虫剂　insecticide　181
杀新生儿　neonaticide　126
杀婴　infanticide　126
伤残　impairment　143

烧伤　burn　83
射出口　exit of bullet　46
射创管　canal of bullet　46
射入口　entrance of bullet　46
伸展伤　extensive injury　50
砷　arsenic, As　179
神经源性休克　neurogenic shock　41
生活反应　vital reaction　58
生命体征　vital sign　17
生前伤　antemortem injury　58
生物学死亡　biological death　19
尸斑　livor mortis, or cadaveric lividity　25
尸臭　odor of putrefaction　29
尸僵　rigor mortis, or cadaveric rigidity　27
尸蜡　adipocere　31
尸冷　algor mortis, or cooling of the body　25
尸绿　greenish discoloration on cadaver　29
尸体化学　postmortem chemistry　32
尸体痉挛　cadaveric spasm, or instantaneous rigor　28
尸体现象　postmortem phenomena　24
试切痕　hesitation mark　16
树枝状纹　arborescent marking, or dendritic pattern　100
摔跌伤　injury sustained by falling　50
水性肺气肿　aqueous emphysema　78
死后变化　postmortem change　23
死后化学变化　postmortem chemical change　32
死后间隔时间　postmortem interval, PMI　33
死后经过时间　time since death, TSD　25
死后人为现象　postmortem artifact　24
死后伤　postmortem injury　58
死后循环　post-mortem circulation　30
死亡　death　17
死亡方式　manner of death, MOD　2
死亡时间　time of death　33
死亡时间推断　estimation of time since death　33
死亡学　thanatology　17
死亡诱因　inducing cause of death　22
死亡原因　cause of death, COD　2
死亡证明　certification of death　15
似然率　likelihood rate, LR　216
酸性磷酸酶　acid phosphatase, AP　203

T

Tardieu 斑　Tardieu spots　66
他杀死　homicidal death　23
炭化　charring　84
糖尿病　diabetes mellitus, DM　120
烫伤　scalding　83
体位性窒息　positional asphyxia　81
体温过低　hypothermia　92
捅创　poking wound, or blunt penetrating injury　42

徒手伤　bare hands injury　42
拖擦伤　injury sustained by dragging　50
唾液　saliva　206

W

外伤性脑出血　traumatic cerebral hemorrhage　55
外伤性硬脑膜外出血　traumatic extradural hemorrhage　54
外伤性硬脑膜下出血　traumatic subdural hemorrhage　54
外伤性蛛网膜下隙出血　traumatic subarachnoid hemorrhage　54
完全嵌合　complete chimerism　221
晚期尸体变化　late postmortem change　24
微嵌合　microchimerism　221
维生素 K 环氧化物还原酶复合物亚基 1　vitamin K epoxide reductase complex, subunit 1, VKORC1　221
维希涅夫斯基斑　Wischnevsky spots　92
卫星 DNA　satellite DNA　210
未成熟儿　premature　126
胃肠浮扬试验　hydrostatic test of stomach and bowel　128
猥亵行为　indecency　132
污垢轮　grease collar　46
捂死　smothering　75

X

洗衣妇手　washerwoman's hands　77
细胞遗传学　cytogenetics　221
限制性片段长度多态性　restriction fragment length polymorphism, RFLP　212
线性骨折　fissured fracture　53
霰弹创　shotgun wound　46
心肌炎　myocarditis　110
心室颤动　ventricular fibrillation　17
心性死亡　cardiac death　17
形态学方法　morphological analysis　176
性变态　sexual perversion　136
性传播疾病　sexually transmitted disease, STD　134
性倒错　sexual deviation　136
性犯罪　sexual crime　131
性虐待　sexual abuse　123
性侵害犯罪　sexual assault　131
性行为　sexual behavior　131
性缢死　sexual hanging　80
性窒息　sexual asphyxia, or sex-associated asphyxia　80
溴敌隆　bromadiolone　185
血痕　bloodstain　200
血色原结晶试验　hemochromogen crystal test　201

Y

压擦痕　fiction or pressure abrasion　39
羊水栓塞　amniotic fluid embolism　118
咬伤　bite injury　42

液相色谱-质谱联用　liquid chromatography－mass spectrometry，LC－MS　177
一氧化碳　carbon monoxide，CO　193
医疗纠纷　medical tangle　151
医疗事故　medical negligence，or medical malpractice　2
遗传标记　genetic marker　210
乙醇　ethanol　187
乙基葡萄糖醛酸苷　ethyl glucuronide，EtG　188
异位妊娠　ectopic pregnancy　119
抑制死　death from inhibition　120
意外死　accidental death　23
缢沟　furrow or groove　68
缢死　death from hanging　67
阴性解剖　negative autopsy　105
印痕状擦伤　patterned abrasion　39
婴儿猝死综合征　sudden infant death syndrome，SIDS　120
荧光原位杂交技术　fluorescence *in situ* hybridization，FISH　221
硬脑膜外热血肿　extradural heat hematoma　86
有机磷杀虫剂　organophosphorus insecticide　181
预防接种不良反应　adverse events following immunization　157
预试验　preliminary test　200
原发性脑死亡　primary brain death　18
原发性心肌病　primary cardiomyopathy　110
原发性心脏停搏　primary cardiac arrest　17
原子吸收分光光度法　atomic absorption spectrophotometry，AAS　180

Z

早产儿　preterm infant　126
早期尸体变化　early postmortem change　24
造作伤　artificial injury　15
诈病(伤)　simulation　15
震荡伤　concussive injury　41
支气管哮喘　bronchial asthma　113
肢体断离　amputation　41
脂肪酸乙酯　fatty acid ethyl esters，FAEEs　188
直接死因　immediate cause of death　22
质荷比　mass charge ratio，m/z　177
质谱法　mass spectrometry，MS　177
致死合成　lethal synthesis　186
致死量　lethal dose　169
窒息　asphyxia　63
窒息死　death from asphyxia　63
中毒　poisoning　168
中毒量　toxic dose　169
中毒性窒息　toxic asphyxia　63
重伤　serious injury　141
主动脉夹层动脉瘤　dissecting aneurysm of aorta　111
主动脉瘤　aneurysm of the aorta　111
抓痕　scratches or finger nail abrasion　39
砖块伤　brick injury　42
砖石伤　brick-stone injury　42
撞痕　impact or crushing abrasion　39
撞击伤　impact injury　49
坠落伤　injury due to fall from height　52
着丝点　centromere　210
自发性脑出血　spontaneous cerebral hemorrhage　115
自发性蛛网膜下隙出血　spontaneous subarachnoid hemorrhage，SSH　114
自家消化　autodigestion　28
自溶　autolysis　28
自杀死　suicidal death　23
自由组合定律　law of independent assortment　218
组织间桥　tissue bridge　40

主要参考文献

1. 王保捷,侯一平.法医学.7版.北京:人民卫生出版社,2018
2. 丛斌.法医学.北京:北京大学医学出版社,2013
3. 丛斌.法医病理学.5版.北京:人民卫生出版社,2016
4. 丁梅.法医学概论.5版.北京:人民卫生出版社,2016
5. 李玲,侯一平. Forensic Medicine(英文版).2版.北京:人民卫生出版社,2020
6. 刘耀,丛斌,侯一平.实用法医学.北京:科学出版社,2014
7. 沈忆文.人身伤害的法医学鉴定.2版.上海:复旦大学出版社,2017
8. 廖林川.法医毒物分析.5版.北京:人民卫生出版社,2016
9. 刘技辉.法医临床学.5版.北京:人民卫生出版社,2016
10. 刘良.法医毒理学.5版.北京:人民卫生出版社,2016
11. 徐晋麟,徐沁,陈淳.现代遗传学原理.北京:科学出版社,2001
12. 侯一平.法医物证学.4版.北京:人民卫生出版社,2016
13. 陈龙.法医学.上海:复旦大学出版社,2008

图书在版编目(CIP)数据

法医学/沈忆文主编. —2版. —上海：复旦大学出版社，2021.2(2024.3 重印)
复旦博学. 基础医学本科核心课程系列教材
ISBN 978-7-309-15476-4

Ⅰ.①法… Ⅱ.①沈… Ⅲ.①法医学-医学院校-教材 Ⅳ.①D919

中国版本图书馆 CIP 数据核字(2021)第 020337 号

法医学(第二版)
沈忆文　主编
责任编辑/肖　芬

复旦大学出版社有限公司出版发行
上海市国权路 579 号　邮编：200433
网址：fupnet@ fudanpress.com　http://www.fudanpress.com
门市零售：86-21-65102580　　团体订购：86-21-65104505
出版部电话：86-21-65642845
上海丽佳制版印刷有限公司

开本 787 毫米×1092 毫米　1/16　印张 15.25　字数 342 千字
2024 年 3 月第 2 版第 2 次印刷

ISBN 978-7-309-15476-4/D·1075
定价：65.00 元

如有印装质量问题,请向复旦大学出版社有限公司出版部调换。
版权所有　　侵权必究